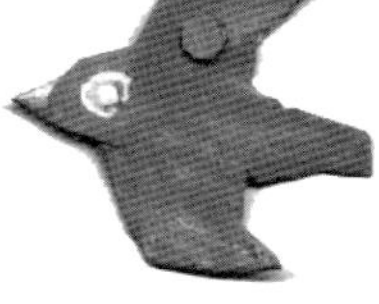

元気になれる
とっておきの
ツボ療法

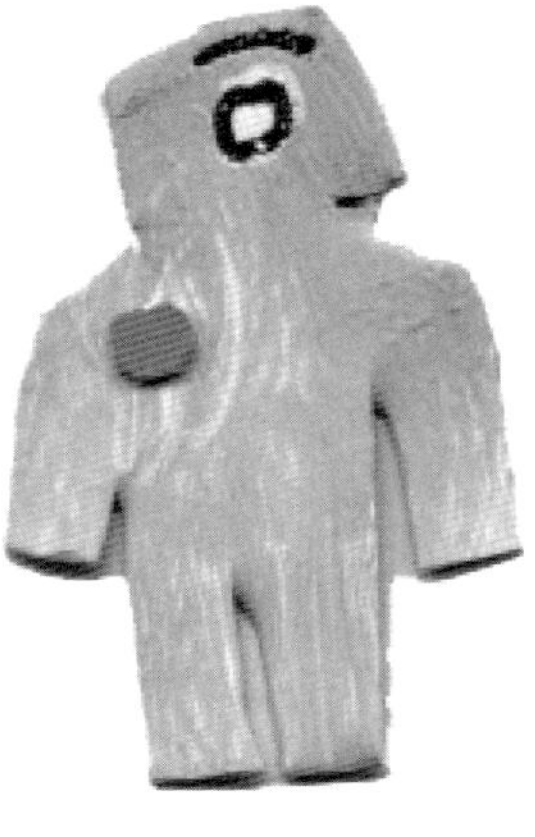

鵜沼宏樹さんのこと

帯津良一

鵜沼宏樹はわが同志である。

それも生涯の同志である。生涯の同志となると、そう多いものではない。

いつ、どこで、はじめて会ったのか、まったく憶えてはいないが中国であることはまちがいない。

当時は中国で講演をする機会が多かったがいつも通訳さんでは苦労していた。中医学にも通じ、西洋医学にも通じ、かつ気功にも通じている通訳さんとなると滅多に居るものではない。

だから鵜沼さんがはじめて私の通訳についてくれたときは本当にうれしかった。自分で言うのもなんだが、魚が水を得たように喋ることが出来た。

九年間の中国留学を終えて帰国し、大森の後藤学園で研鑽を積み、卒業を前にして、就職口を紹介してくれないかと言って来た。

たとえば、どういうところを希望しているのかと問うたところ、自分は鍼灸師だから、鍼灸の仕事をするのは当然だが、本当は気功の仕事も併せてしていきたいのだと言う。そんな病院はないだろう。あるとすれば私の病院くらいだろうと答えると、出来ればそれに越したことはないと言う。

なんだ、それならそれと早く言えばよいのにと二人で笑ったものだが、こうして彼は帯津三敬病院の一員になった。それ以来、ホリスティック医学（人間をまるごと全体的にみる医学）に向かってまっしぐら、振り返ることも無ければ傍も見ない私をよく支えてくれた。まさに戦友である。

知識や技術を身につけるに、これほど貪欲な男を知らない。名人在りとなれば、どこへでも教えを乞いに行く。生涯一書生、大家然としていないのだ。

その上決してあきらめない。患者さんを一歩でも前に進めるために全身全霊を傾ける。言わずとも彼の気持ちはひしひしと患者さんに伝わる。だから彼は患者さんに好かれるのだ。患者さんに好かれなければ治療効果など上がるわけはない。

しかも気功に対する情熱はどうだ！　気功は常にわがホリスティック医学の中核をなして来たが、帯津三敬病院の気功の歴史は鵜沼宏樹なくしては語れない。

だから、彼が開業すると聞いたときは、いささかさびしかったが、開業こそ、男子たる者の個性の発現だ。大いに好しとばかりにエールを送ったものだ。

それにしても隣で開業するとはおどろいた。やっぱり彼はわが同志なのである。離れようと離れまいと同志は同志なのだ。

ところで本書だが、これは進化しつづける鵜沼宏樹の一里塚である。単なるハウツウものではない。そこには彼の哲学が脈打っている。

いつまでもつべこべ言っていても仕方がない。まあ、一度手に取って見ていただきたい。

きっと、あなたの明日からの健康に役立ちますよ。

（帯津三敬病院名誉院長）

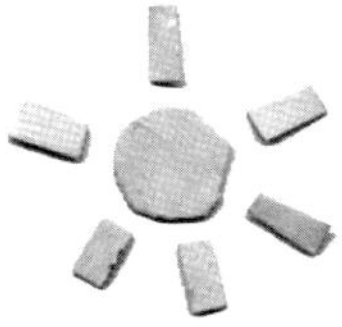

もくじ

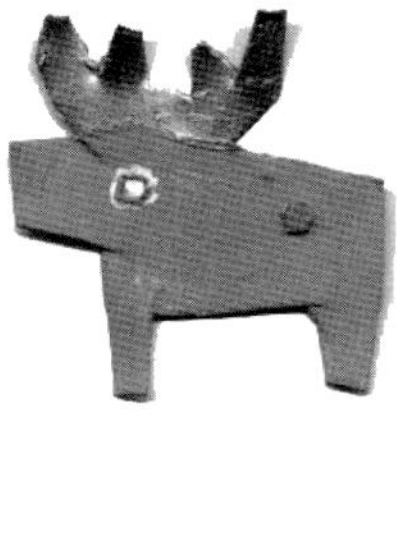

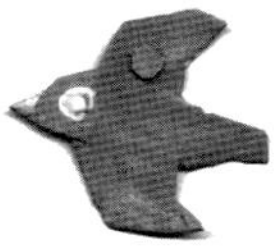

腹部・腰

皮膚

不快・不調

伝統医療あれこれ

★印は、こどもの療法も掲載しています
（小学校低学年まで）

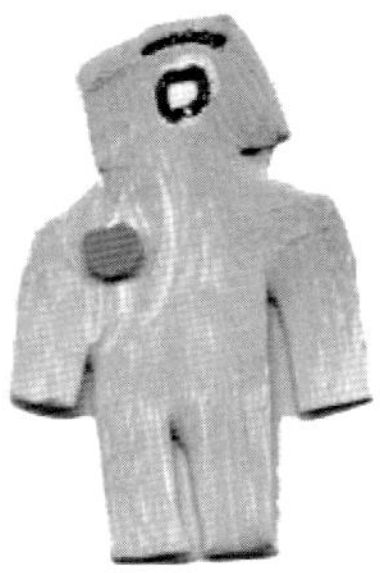

症状マップ

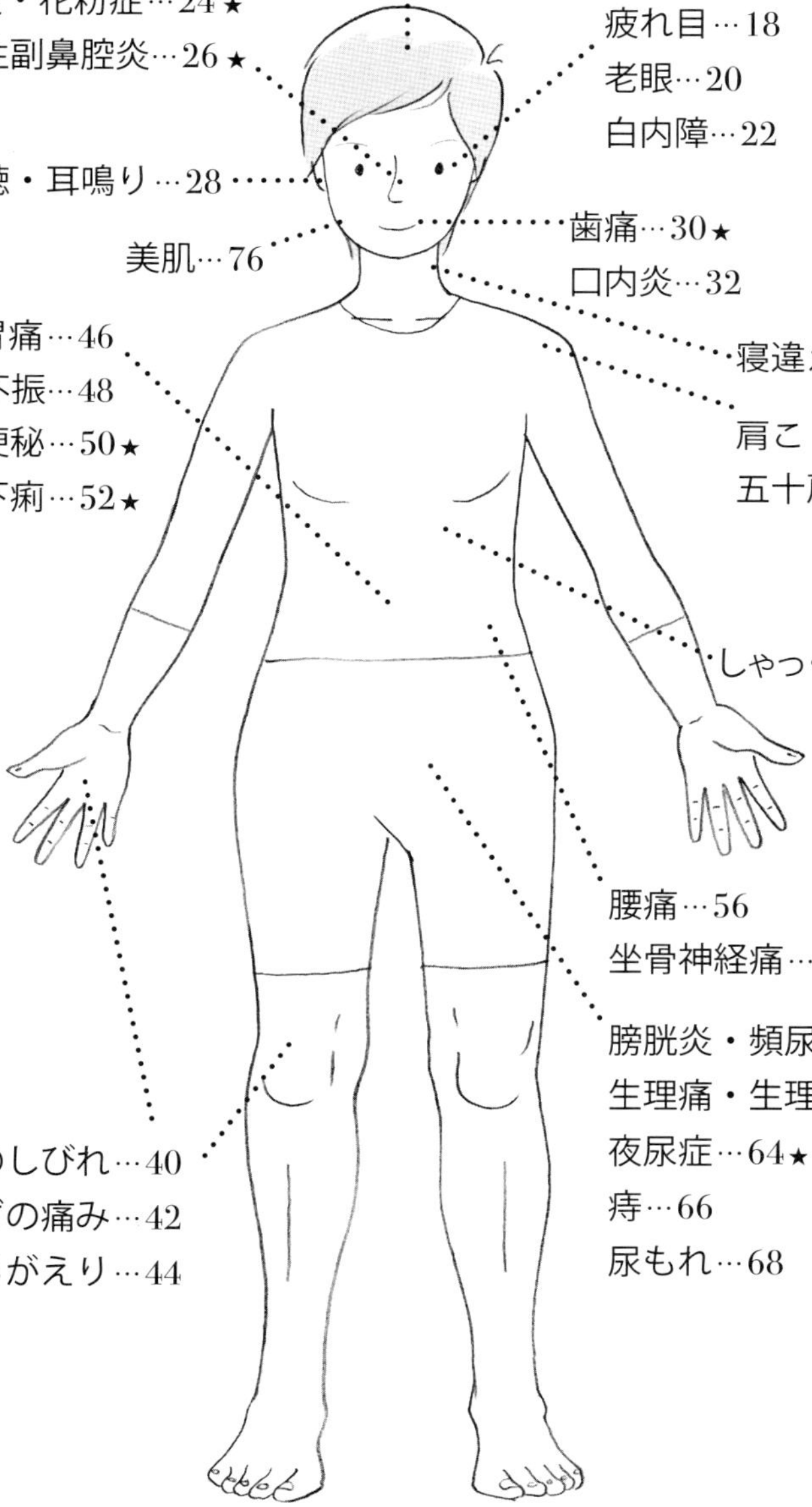

★印は、こどもの療法も掲載しています
（小学校低学年まで）

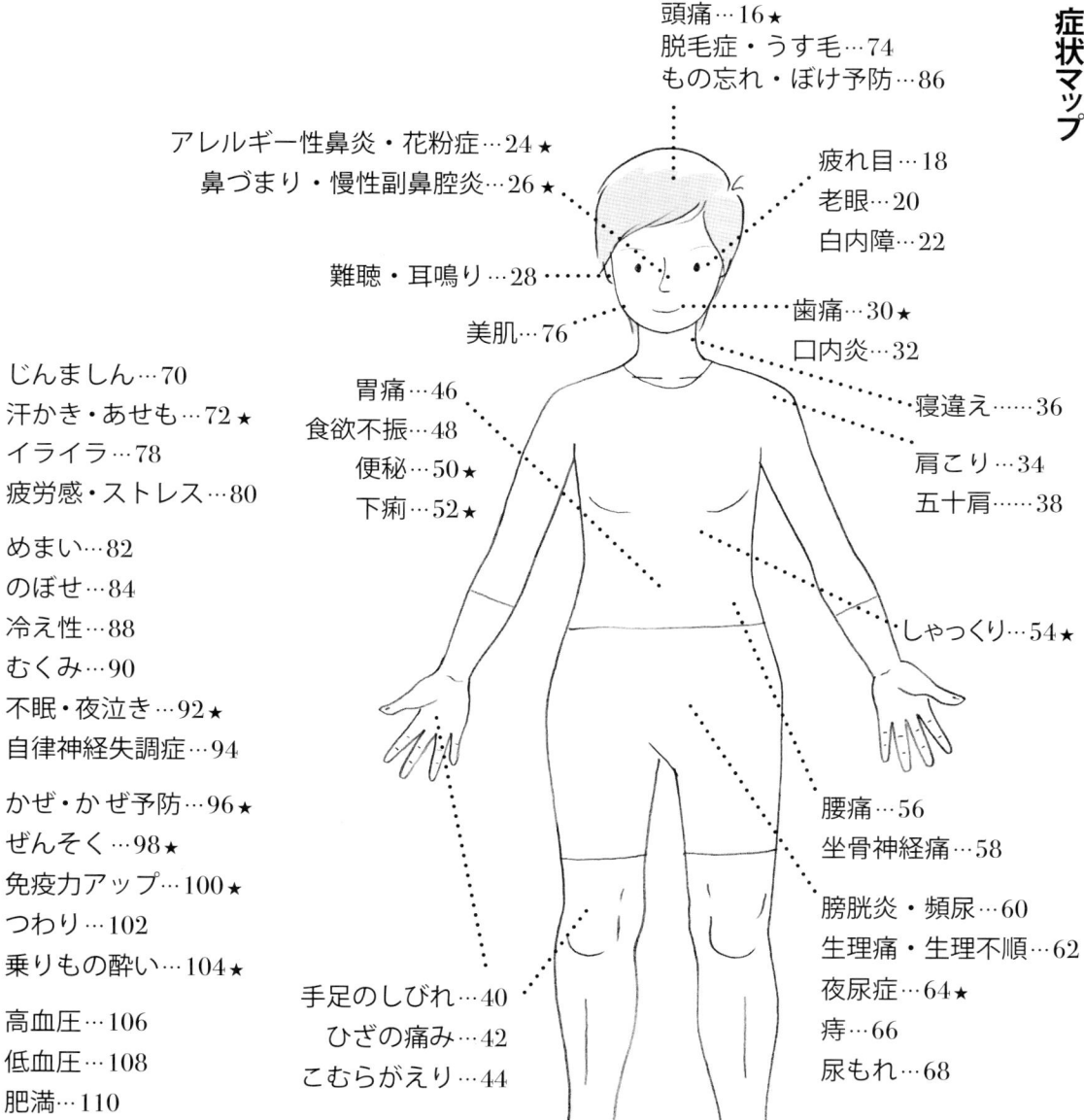

ツボ療法で健康を保つために

鵜沼宏樹

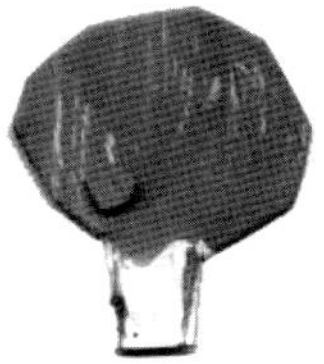

「ツボ」とは何か？

中国医学では「気」という生命エネルギーが身体を滞りなく巡っているから健康が維持できていると考えており、その「気」の通り道を「経絡《けいらく》」と呼んでいます。

経絡はちょうど鉄道の線路にたとえることができます。そして、その線路の間に点在する駅に相当するのが「ツボ」（経穴《けいけつ》）ということになります。経絡もツボも大部分が身体の表面に位置していますが、経絡は最終的に内に入り、内臓とつながっています。

駅では人の乗り降り、出入りがあります。つまり外に開かれたポイントです。これと同じようにツボも外に開かれているため、内部の変調が「しこり」「くぼみ」「押すと痛い、あるいは痛いが気持ちよい」「過敏である」などという形で外に表れます。またそのツボに対して鍼やお灸、指圧などをするとその刺激が効率よく信号として内部に伝わるのです。

足の裏、手のひら、耳などの部位が体全体の縮図であり、全身の状態を表しているという考えに基づくツボもあります。

現代医学的にはツボも経絡もその全貌はいまだ解明されていません。

ツボ刺激とツボ療法

身体の外に開かれたツボに対して刺激を加えることは、それがどんな形であれ、ある種のゆさぶりです。その「ゆさぶり」をかけることによって、気の滞りが解消し、スムーズに流れ始め、また同時に自然治癒力も活性化するので、内臓も含めた身体の各部位の不調が改善、あるいは解消されると考えられています。

人間の身体は内分泌（ホルモン）系、神経系、免疫系などが微妙なバランスをコントロールしながら全身状態を健全に保っています。鍼、お灸、指圧などの療法はこの内分泌系、神経系、免疫系に対して、バランス調整作用があることが様々な研究で明らかになっています。現代医学では悪い部分を切除したり、細菌を殺したり、必要な成分を点滴したりしますが、ツボ療法では刺激を使って調子の狂い、アンバランスを是正することで、症状を緩和し、治癒を促進するのです。

ツボ療法はなぜ家庭療法としてすすめられるのか？

1 ツボを見つける際は、圧痛点（押すと痛む点、気持ちのよい痛みを感じる点）などを手がかりにすると難しくはない。

2 ツボの反応が明確でないときも、そもそもツボ自体ある面積を持っているので、数ミリずれても効果がゼロということはなく、およその見当で対処できる。

3 その作用は緩やかで、ほとんどの場合副作用は考えられない。

4 プロはたいへん複雑で繊細な治療も行うが、「この症状にはこれ！」というパターン化された方法でもかなりの効果が期待できる。ただし、効果に個人差はある。

家庭で行うツボ療法には、ほとんど費用がかからず、自分自身で、家庭にある道具でできるという利点があります。また具合のわるいときにすぐに対処できます。

ツボ療法を行うときの注意

皮膚の損傷、気分不快、または事故などを避けるために次のことを守って下さい。個別の注意事項は各項目ごとに記してあります。

●極端に強く刺激しない。
●急激な力は加えない。
●同じツボだけを長時間刺激し続けない。
●満腹時、もしくは極度に空腹感があるときは行わない。
●手術などで皮膚感覚が鈍くなっているところへの温灸は、低温やけどをする危険があるので行わない。
●いくつも症状がある場合は急性の症状や、よりつらい症状を優先させる。体力があれば複数の療法をしてもよいが、翌日だるさなどの疲労感がでる場合には、数を減らす。回数を特に記してある項目以外は1日1～2回行う。

●刺激の順序はより効果的になるよう考慮してあるので、順序を守る必要がないと記してある項目以外は、順序を守る（もし守らなくても副作用はない）。

●慢性的な疾患（高血圧・高脂血症など）は効果が出てもやめずに、徐々に項目を減らす、あるいは1日おきにするなどで様子をみながら続ける。

ツボ療法を行ってはいけないとき

●38度以上の熱があるとき

●極度に衰弱しているとき

●極度に激しい嘔吐、腹痛などの症状が見られるとき

＊症状が重い場合はまず病院で診療を受けてから対処しましょう。

こどもの治療をするときに

こどもは神経系が未完成ですが、伝統医学では経絡も未発達であると考え、日本では小児鍼、中国では小児推拿《すいな》（按摩）と、それぞれ大人とは別の独自の分野もあります。

また皮膚がデリケートで、刺激にたいへん敏感に反応するので、よりソフトに刺激する必要があり、大人のツボとは異なる場所を刺激する場合も多々あり、刺激するツボの数も大幅に少なくなります。

こどもでは背中の身柱《しんちゅう》というツボが万能穴のように効果があるため、多くのケースで登場します。温灸をする際はやけどをしないように、あらかじめ大人が熱くなる時間を確かめてから行います。

この本では赤ちゃんから小学校低学年までをこどもとしています。それ以上の学年では大人と同じ方法で行います。もくじの★印がこどもの療法を掲載しているものです。

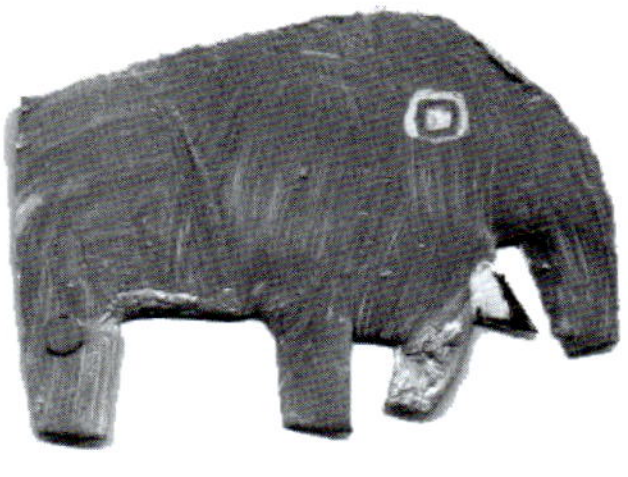

掲載ツボマップ

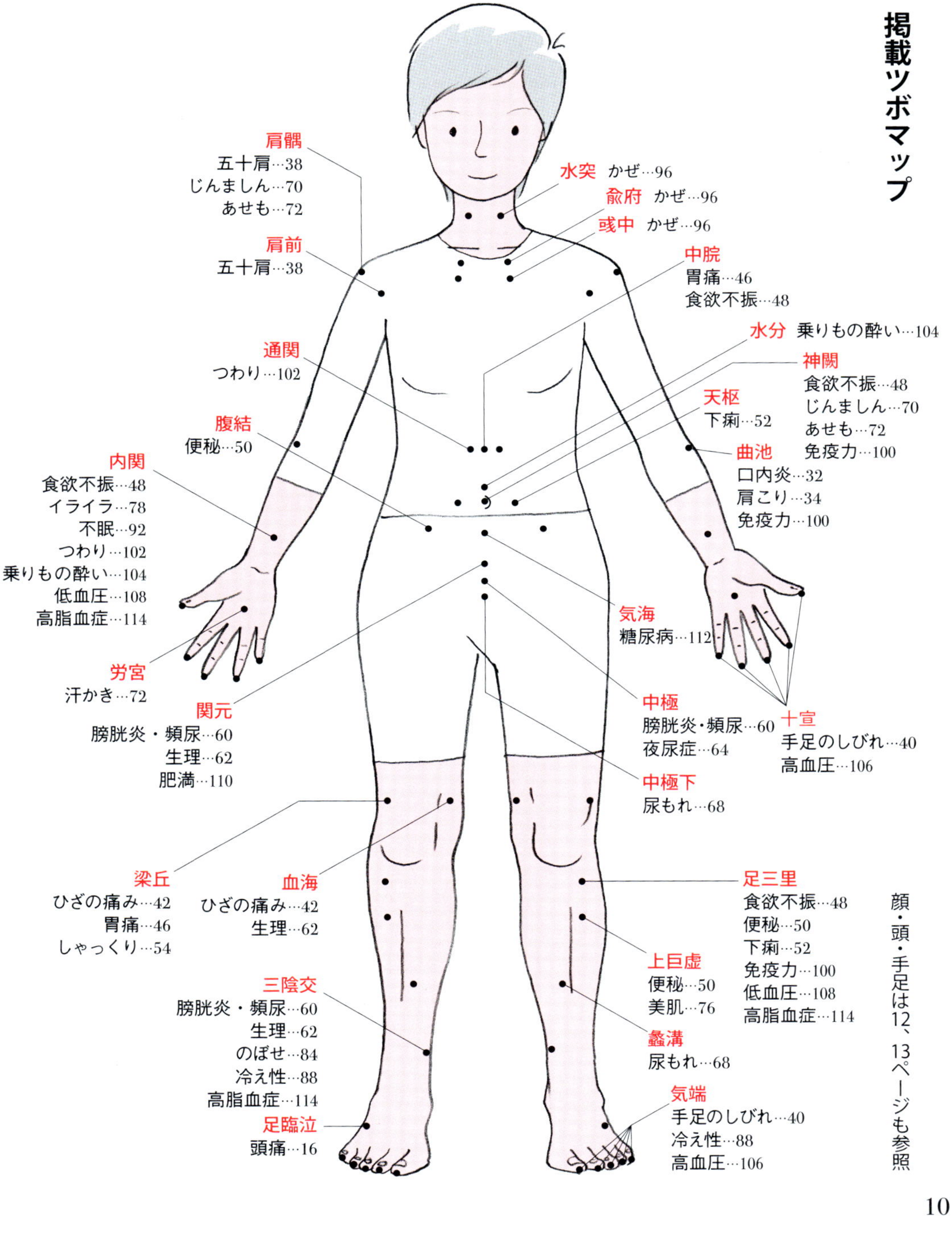

顔・頭・手足は12、13ページも参照

からだ前・後

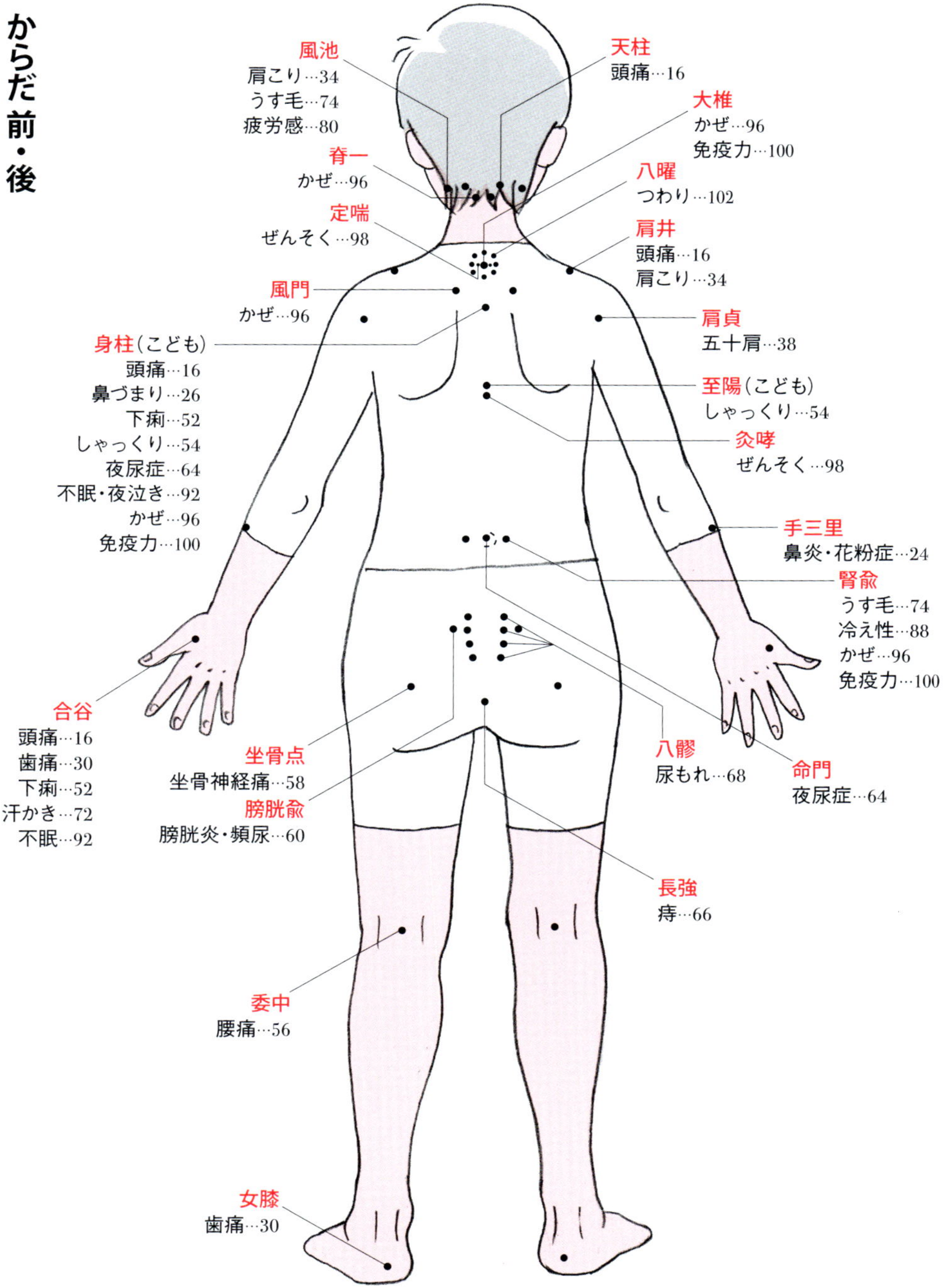

風池
肩こり…34
うす毛…74
疲労感…80
天柱
頭痛…16
大椎
かぜ…96
免疫力…100
脊一
かぜ…96
八曜
つわり…102
定喘
ぜんそく…98
肩井
頭痛…16
肩こり…34
風門
かぜ…96
肩貞
五十肩…38
身柱（こども）
頭痛…16
鼻づまり…26
下痢…52
しゃっくり…54
夜尿症…64
不眠・夜泣き…92
かぜ…96
免疫力…100
至陽（こども）
しゃっくり…54
灸哮
ぜんそく…98
手三里
鼻炎・花粉症…24
腎兪
うす毛…74
冷え性…88
かぜ…96
免疫力…100
合谷
頭痛…16
歯痛…30
下痢…52
汗かき…72
不眠…92
坐骨点
坐骨神経痛…58
膀胱兪
膀胱炎・頻尿…60
八髎
尿もれ…68
命門
夜尿症…64
長強
痔…66
委中
腰痛…56
女膝
歯痛…30

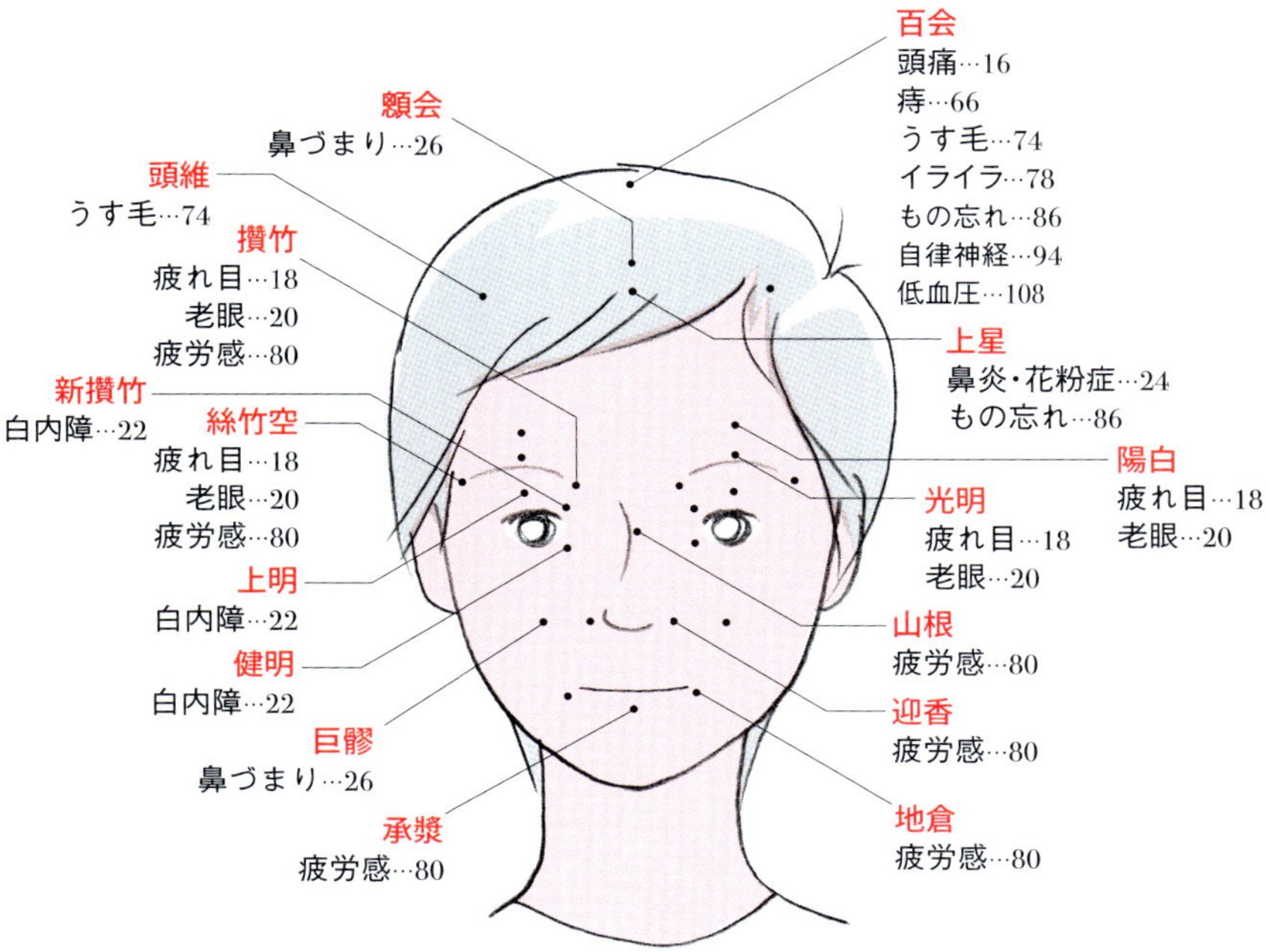

百会
頭痛…16
痔…66
うす毛…74
イライラ…78
もの忘れ…86
自律神経…94
低血圧…108
額会
鼻づまり…26
頭維
うす毛…74
攢竹
疲れ目…18
老眼…20
疲労感…80
新攢竹
白内障…22
絲竹空
疲れ目…18
老眼…20
疲労感…80
上明
白内障…22
健明
白内障…22
巨髎
鼻づまり…26
承漿
疲労感…80
上星
鼻炎・花粉症…24
もの忘れ…86
陽白
疲れ目…18
老眼…20
光明
疲れ目…18
老眼…20
山根
疲労感…80
迎香
疲労感…80
地倉
疲労感…80

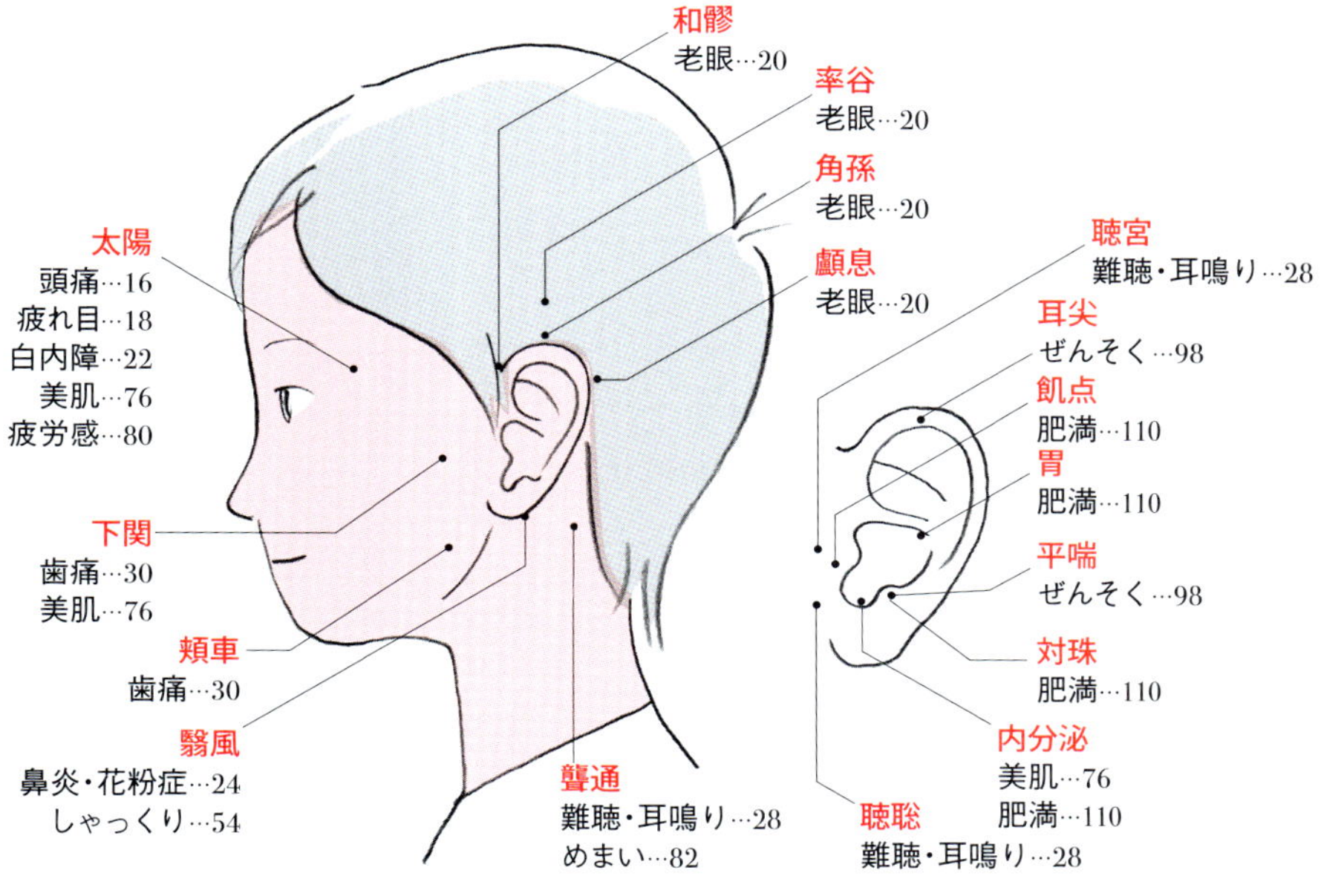

和髎
老眼…20
率谷
老眼…20
角孫
老眼…20
顱息
老眼…20
太陽
頭痛…16
疲れ目…18
白内障…22
美肌…76
疲労感…80
下関
歯痛…30
美肌…76
頬車
歯痛…30
翳風
鼻炎・花粉症…24
しゃっくり…54
聾通
難聴・耳鳴り…28
めまい…82
聴宮
難聴・耳鳴り…28
耳尖
ぜんそく…98
飢点
肥満…110
胃
肥満…110
平喘
ぜんそく…98
対珠
肥満…110
内分泌
美肌…76
肥満…110
聴聡
難聴・耳鳴り…28

頭・顔・手・足・脚

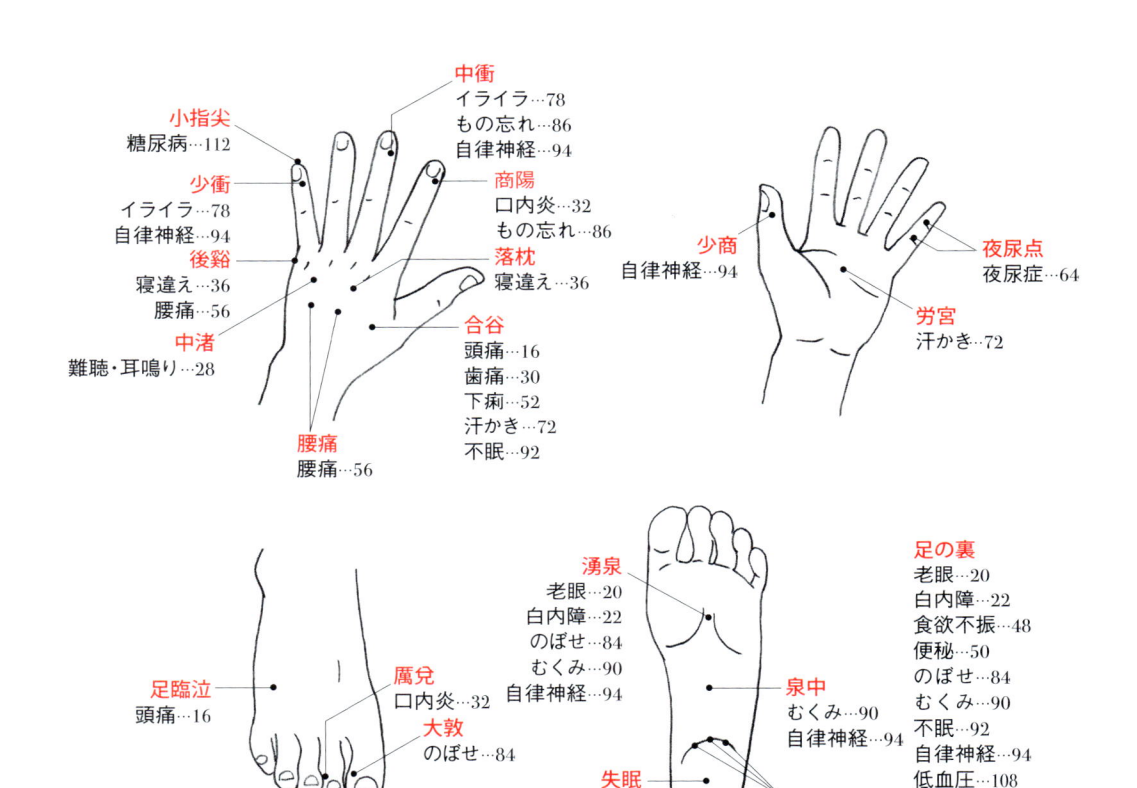

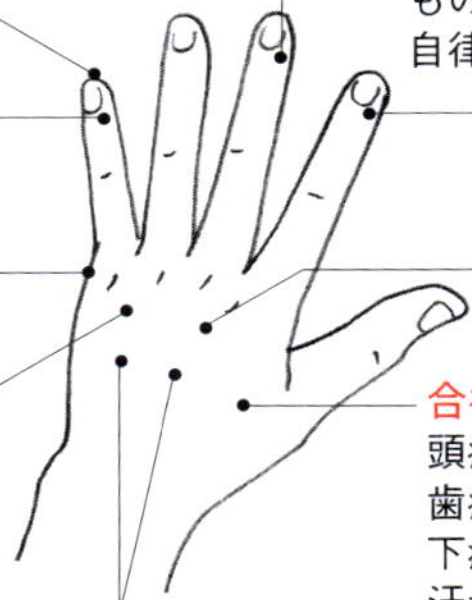
小指尖
糖尿病…112
少衝
イライラ…78
自律神経…94
後谿
寝違え…36
腰痛…56
中渚
難聴・耳鳴り…28
腰痛
腰痛…56
中衝
イライラ…78
もの忘れ…86
自律神経…94
商陽
口内炎…32
もの忘れ…86
落枕
寝違え…36
合谷
頭痛…16
歯痛…30
下痢…52
汗かき…72
不眠…92

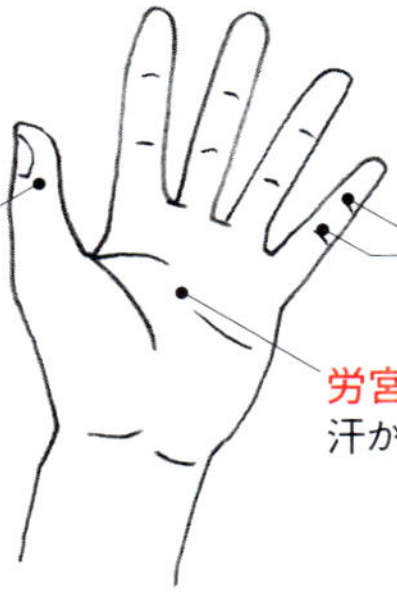
少商
自律神経…94
夜尿点
夜尿症…64
労宮
汗かき…72

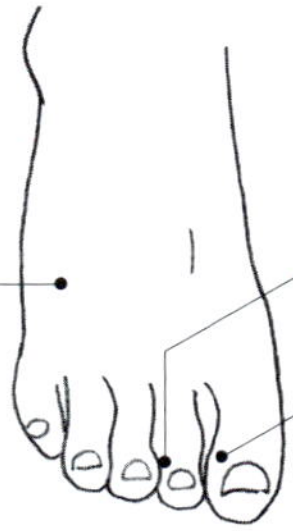
足臨泣
頭痛…16
厲兌
口内炎…32
大敦
のぼせ…84

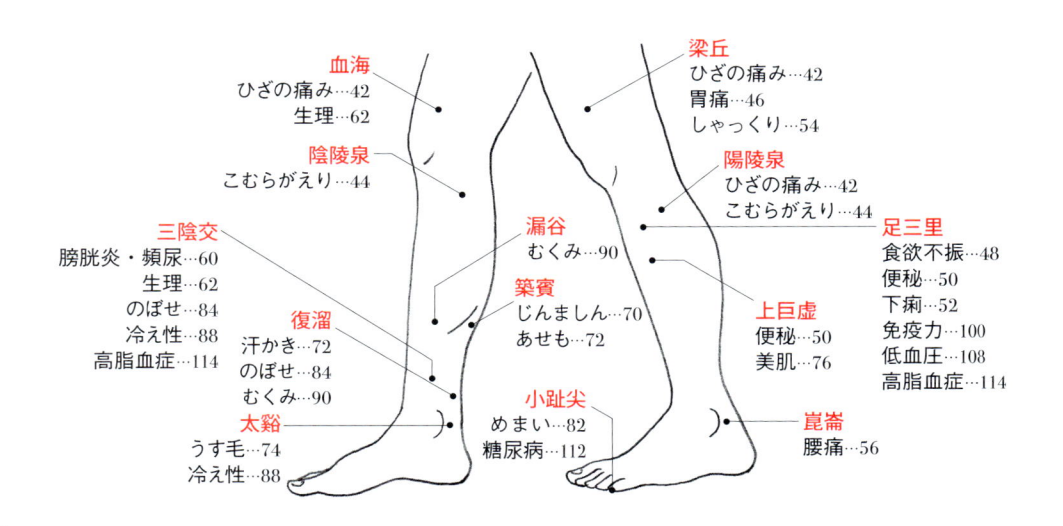

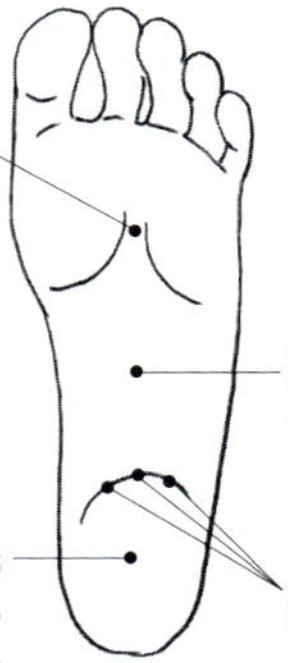
湧泉
老眼…20
白内障…22
のぼせ…84
むくみ…90
自律神経…94
泉中
むくみ…90
自律神経…94
失眠
不眠…92
自律神経…94
爐底三針
むくみ…90
足の裏
老眼…20
白内障…22
食欲不振…48
便秘…50
のぼせ…84
むくみ…90
不眠…92
自律神経…94
低血圧…108
糖尿病…112

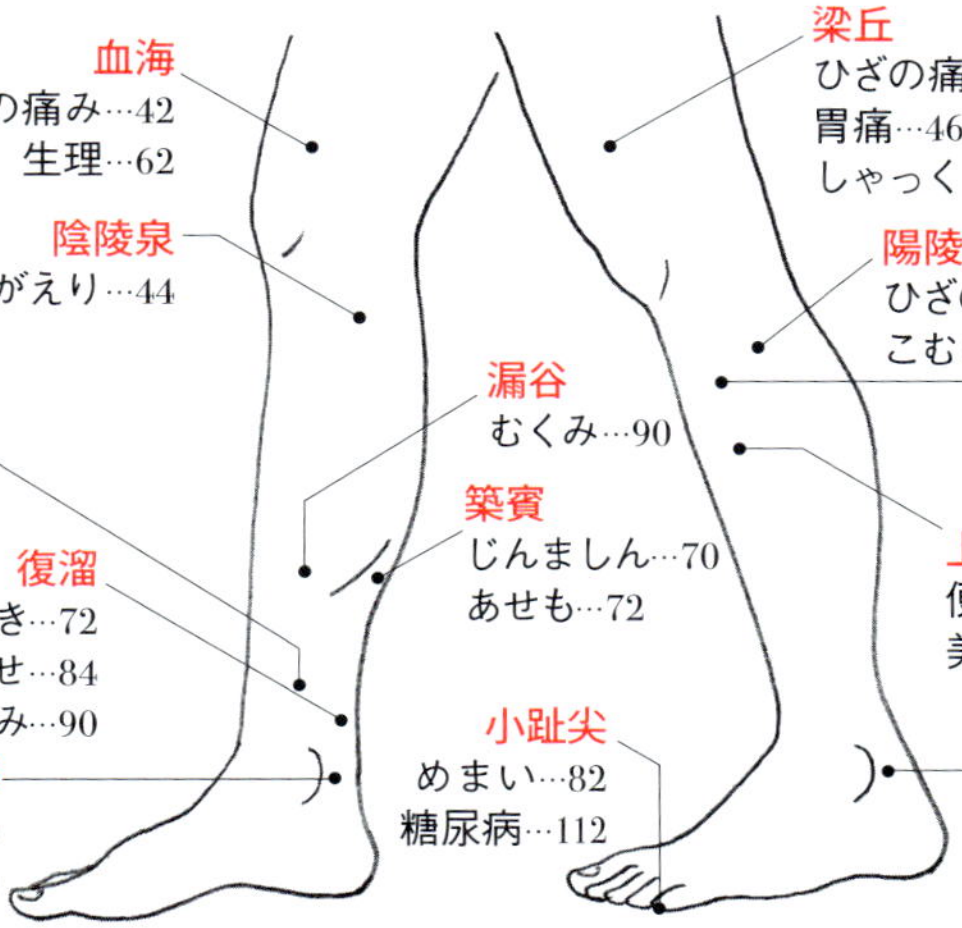
血海
ひざの痛み…42
生理…62
陰陵泉
こむらがえり…44
三陰交
膀胱炎・頻尿…60
生理…62
のぼせ…84
冷え性…88
高脂血症…114
復溜
汗かき…72
のぼせ…84
むくみ…90
太谿
うす毛…74
冷え性…88
漏谷
むくみ…90
築賓
じんましん…70
あせも…72
小趾尖
めまい…82
糖尿病…112
梁丘
ひざの痛み…42
胃痛…46
しゃっくり…54
陽陵泉
ひざの痛み…42
こむらがえり…44
足三里
食欲不振…48
便秘…50
下痢…52
免疫力…100
低血圧…108
高脂血症…114
上巨虚
便秘…50
美肌…76
崑崙
腰痛…56

この本で使う道具

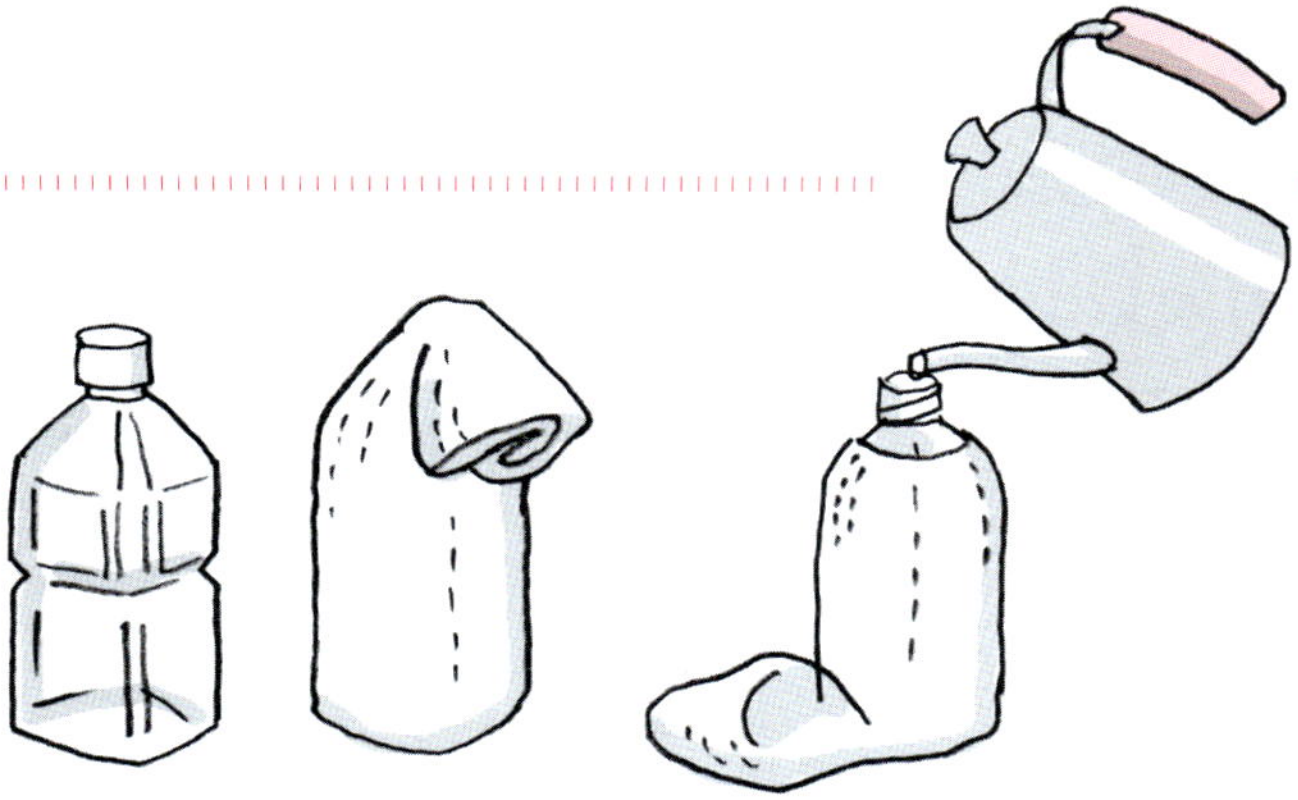

●ペットボトルの簡易温灸器
350mℓのホット専用の角型ペットボトルに木綿の靴下を２重にはかせ、80度ほどのお湯を入れて、しっかり蓋をしめて使います。途中で熱さが足りなくなったら、靴下を１枚ぬがせます。やけどをしないよう気をつけてください。

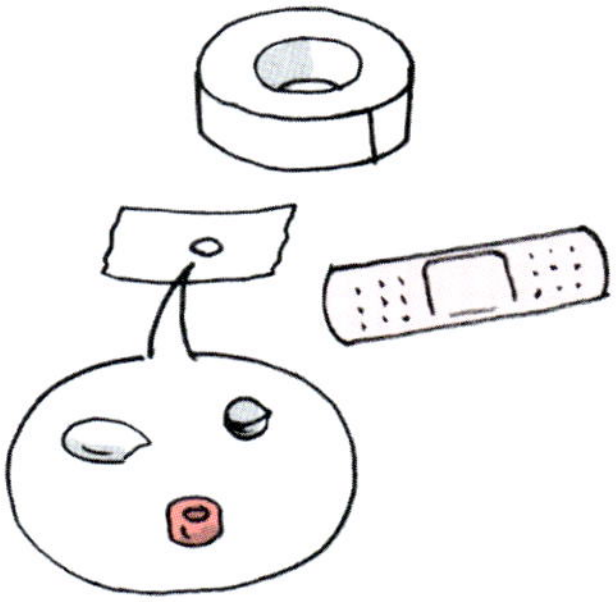

●ビーズ ●米粒 ●粟 ●野菜の種など
ツボに刺激を続けるため小さな粒をサージカルテープやばんそうこうなどではりつけます。

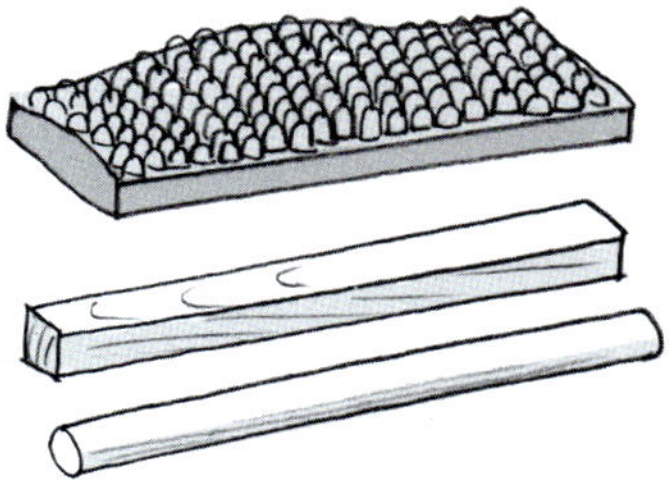

●ツボ押し棒　●キャップつきのボールペン　●突起のついた足踏みグッズ ●丸や四角の棒きれなど
足の裏や足の指を刺激するときに使います。

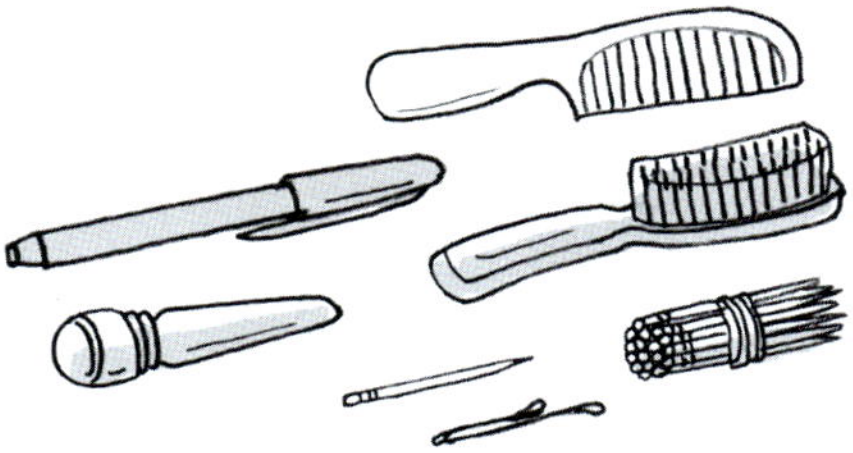

●つまようじ ●ヘアピン
ツボを刺激するとき使います。ようじを輪ゴムで束ねて使うところもあります。

●くし（柄がへらのようになっているもの）
中国の刮《かっ》痧《さ》療法の応用でくしの柄で皮膚をこすります。日本の乾布まさつとの違いはツボを中心にこすることです。

●ヘアブラシ
ツボや皮膚をトントン叩くときに使います。とくにこどもの療法ではやわらかいものを使います。

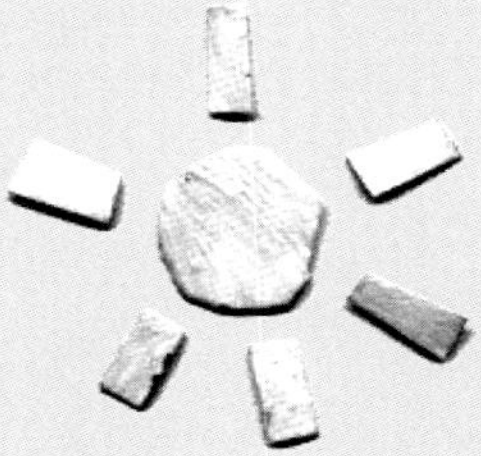

元気になれる　とっておきの　ツボ療法

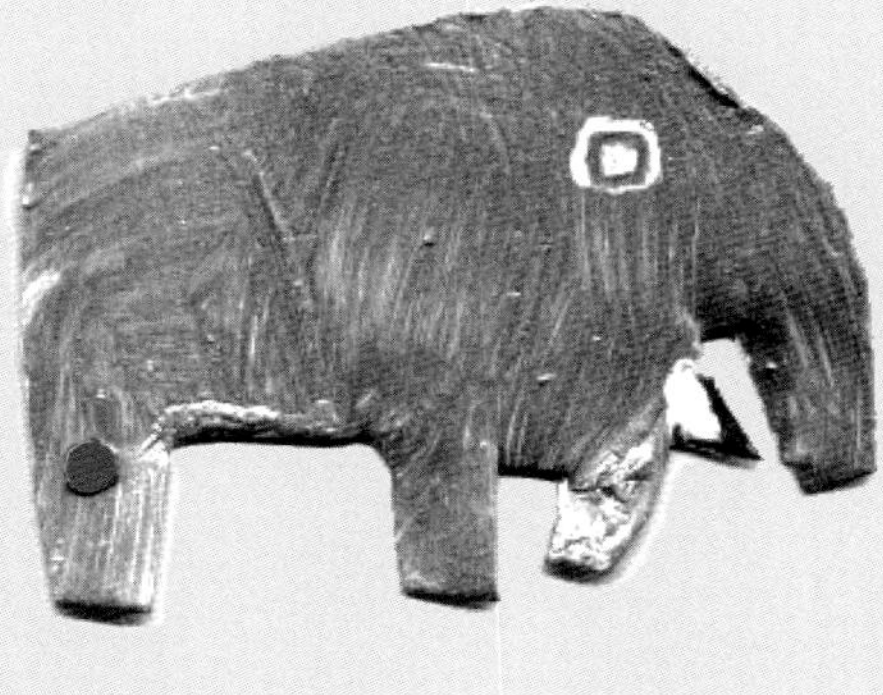

頭痛

頭痛は、様々な年齢層で非常に多くの方が経験している症状です。頭痛の大半はストレスや疲労、緊張が原因で起こる機能性のものです。この場合には、頭や首、肩などにあるツボを刺激することで解消できることも少なくありません。とくに中高年では頸椎の変性や筋肉の慢性的な緊張が原因となることが多く、このツボ治療が有効だと考えられます。タイプ別治療をする部分があります。

*尋常ではない突然の激痛は危険なケースも想定されるので、ただちに救急車を呼びます。

1 頭の百会《ひゃくえ》を刺激します。

利き手の指先を熊手のように曲げ、中指を百会にあてます。その上にもう一方の手をかぶせて目を閉じて両手でジワッと押し、ゆるめます。5回行います。

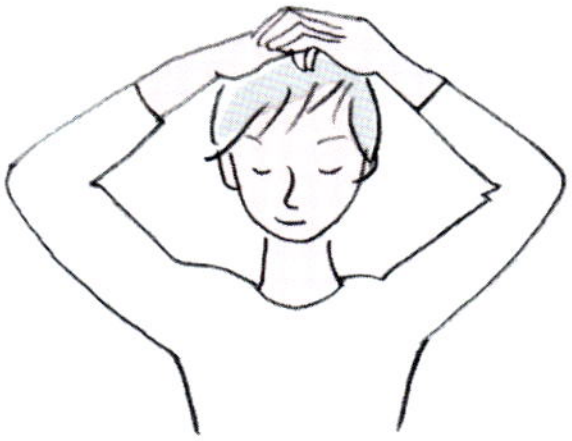

2 肩の肩井《けんせい》を刺激します。

目を閉じてひじを一方の手で支え、中指で肩井を楽に押せる高さに固定します。肩井をジワーッと押し込み、5秒静止、ゆるめます。5回ほどくり返します。左右に行います。

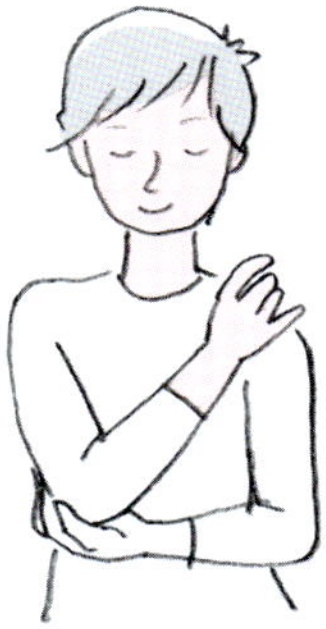

重く押さえつけられる痛みの場合首の天柱《てんちゅう》と手の合谷《ごうこく》を刺激します。

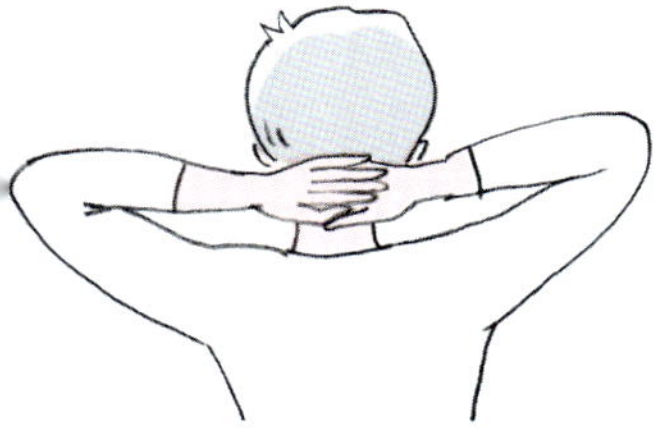

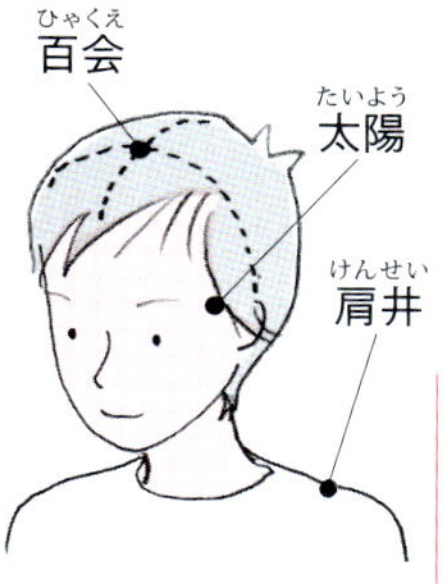

●百会は両耳のいちばん高いところを上で結んだ線と、正中線（身体の中心線）が交わるあたり。指で押すとへこみ、もっとも響くところ

●肩井はひじを胸にあてて、反対側の肩に手をあてたとき、中指の先端があたるところ（肩の真ん中あたり）。押すと痛みが響く

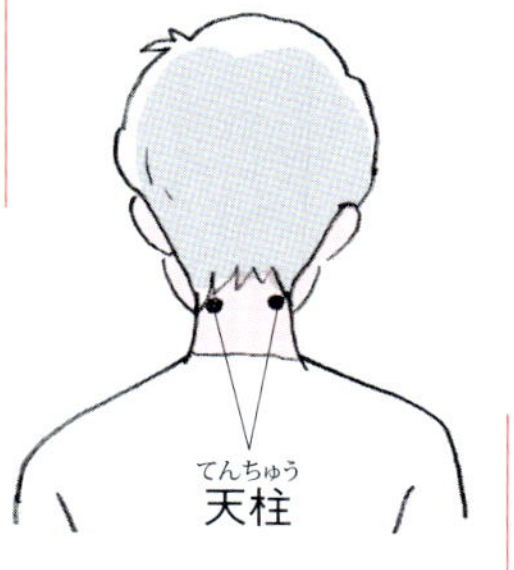

百会と同じように利き手の指を熊手のように曲げ、天柱にあたるようにおき、手をかぶせ、目を閉じて両手でジワッと押し込んで5秒静止してゆるめます。5回くり返します。左右に行います。

合谷に親指の先を立て、ジワーッと押し込んでゆるめることを5回くり返します。

左右に行います。

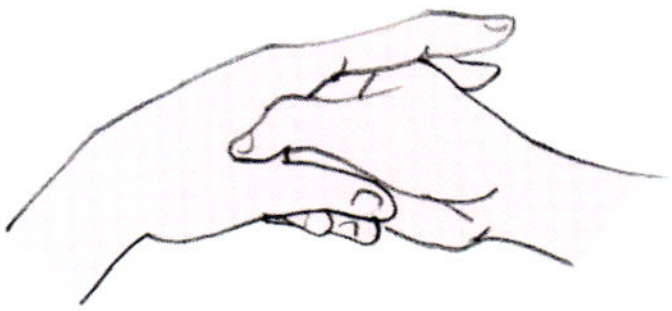

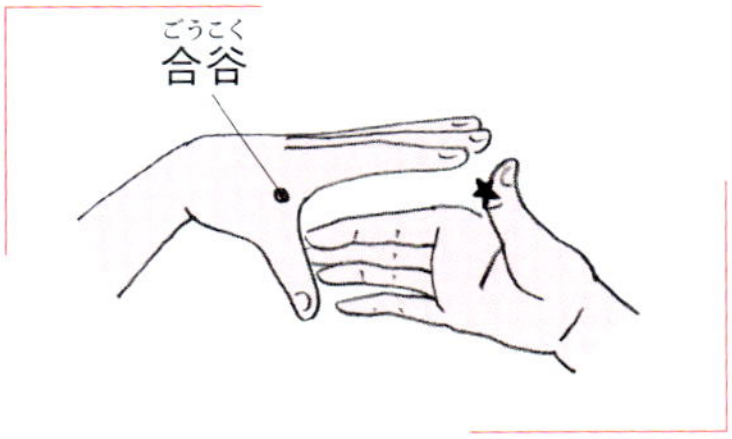

●天柱は首の後ろの、縦にある太い筋肉の外縁、髪の生えぎわ

●合谷は親指と人差し指の間を広げて、反対の親指の第1関節の横しわを、その広げた水かきの部位にあてて押し込んだとき、親指の先があたるところ（親指と人差し指を閉じてできる筋肉のふくらみの頂点）

ズキンズキンと脈打つ痛みの場合 足の足臨泣《あしりんきゅう》と顔の太陽《たいよう》を刺激します。

左右とも中指に人差し指を重ね、足臨泣を中心に、指を前後に動かし30回ほどしっかりと押しもみします。しばらく刺激し続けるために米粒などをサージカルテープではりつける方法もあります。

太陽に親指をあて、ジワッと押し込んで、5秒静止してゆるめます。5回ほどくり返します。痛みのある側のみ行います。

片頭痛の予兆があるときにも足臨泣を刺激しましょう。

●太陽は眉の外端と目尻の中間点から親指の幅分耳寄りのくぼみ（右ページ）

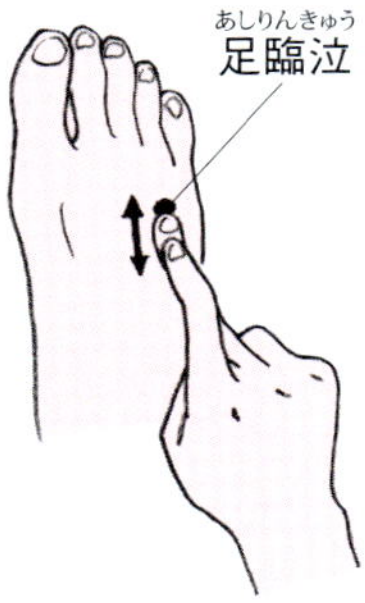

●足臨泣は足の甲側、薬指と小指の間を指で押しながら足首側に寄っていくと、とても痛いところ

こども●ヘアブラシ

1 背中の身柱《しんちゅう》を中心に、肩甲骨の上から下までの背骨の上をやわらかいヘアブラシで1〜2分トントン叩きます。

2 頭全体をブラシでやさしく前から後ろに髪をとかすようにして頭皮を刺激し、首すじも上から下へ同様にこすります。これを1〜2分行います。

●身柱は背中の正中線（身体の中心線）と、左右の肩甲骨の背骨寄りで、もっとも出っぱっているところを結んだ線が交わるところ（64ページ）

疲れ目

目を使う仕事をしていると、目が疲れる、視力が落ちる、目が痛む、頭痛などの症状が起こることがあります。ツボの按摩（マッサージ）で目の周辺の血流をよくし、目の運動により、目に関連する筋肉の疲労を解消するので、症状の速やかな改善におおいに役立ちます。

按摩法と目の運動を合わせて1セットとし、読書や仕事の合間などに1日数セット行います。

1 目のまわりを按摩します。

ツボを1つずつ刺激するのではなく、図の部分を按摩していくことによって無理なく攢竹《さんちく》、陽白《ようはく》、光明《こうめい》、絲竹空《しちくくう》が刺激できます。

両目を閉じて左右の親指と人差し指で、はじめに眉の目頭寄りからつまみ上げ、5回ほどに分けて、徐々に外側に移動しながら最後は眉の外側をつまみ上げます。

これを3回くり返します。

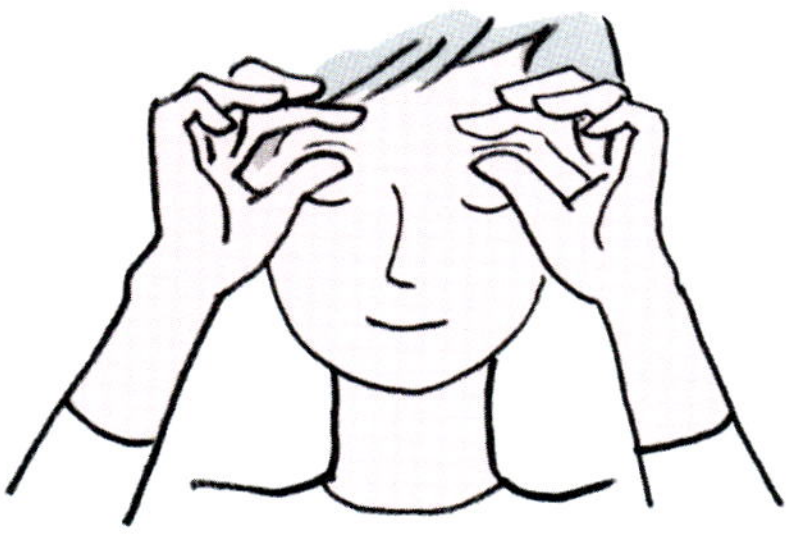

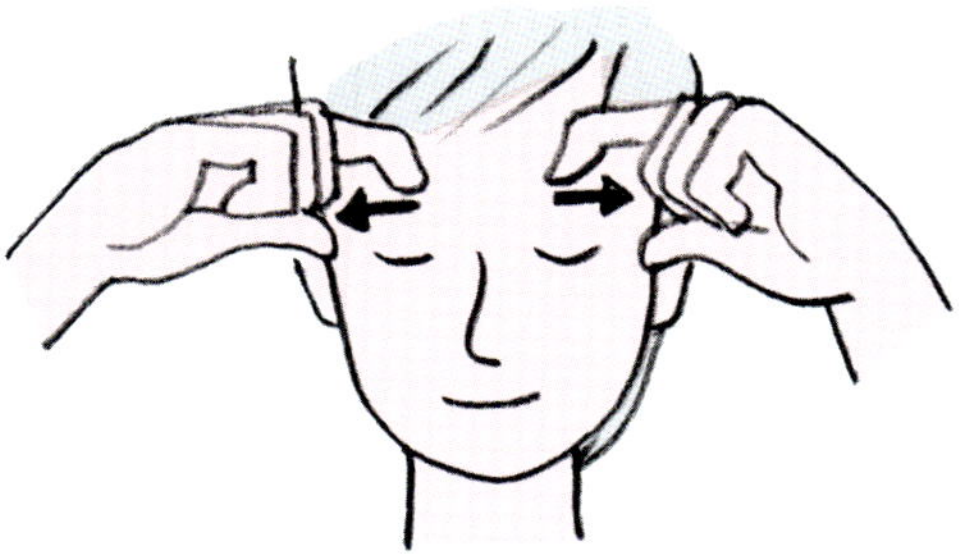

2 眉の上をこすります。

左右の太陽《たいよう》に親指をあて、人差し指の側面を目頭寄りの眉の上、額の部分にぴったりとあてます。

そのまま親指を動かさずに人差し指で内から外に向かって人差し指が親指にきちんとつくまでこすります。9回くり返します。

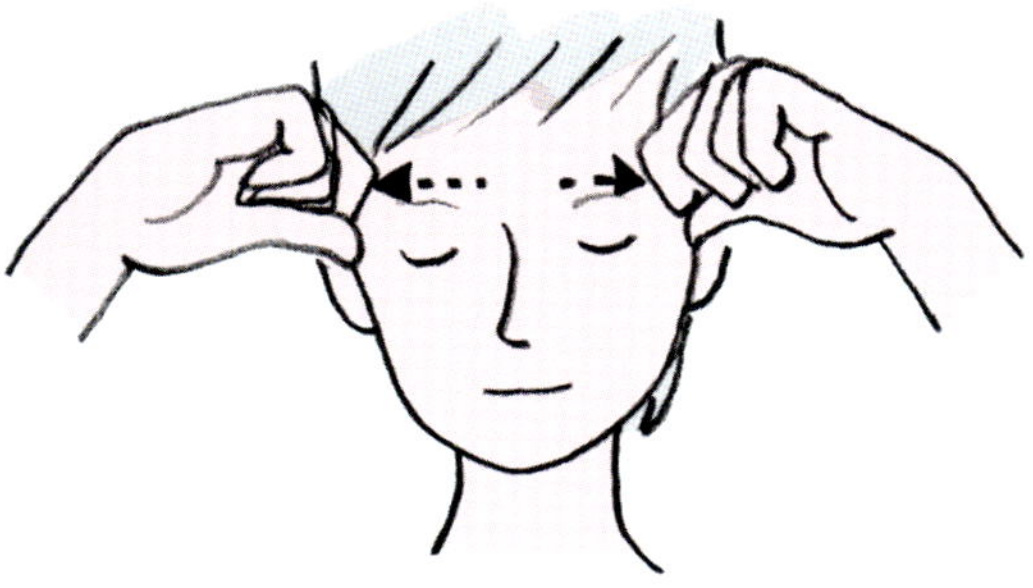

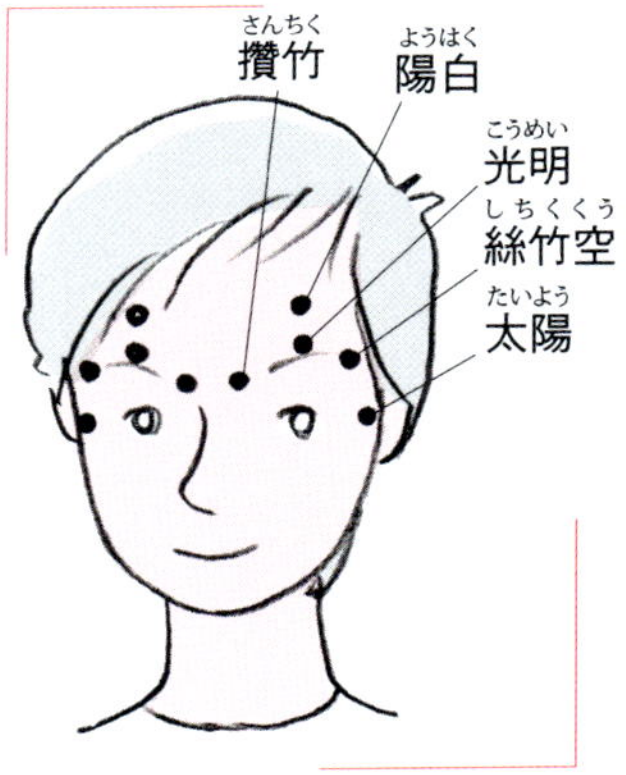

- ●攢竹は眉の内端
- ●陽白は眉の中央、親指の幅分上
- ●光明は眉の中央、上縁
- ●絲竹空は眉の外端
- ●太陽はこめかみ

3 目の運動をします。

図のように両方の眼球を、上下、左右、斜めに動かします。このとき、それぞれ目の端で3秒ほど静止します。図の1〜4を1セットとして3回くり返します。

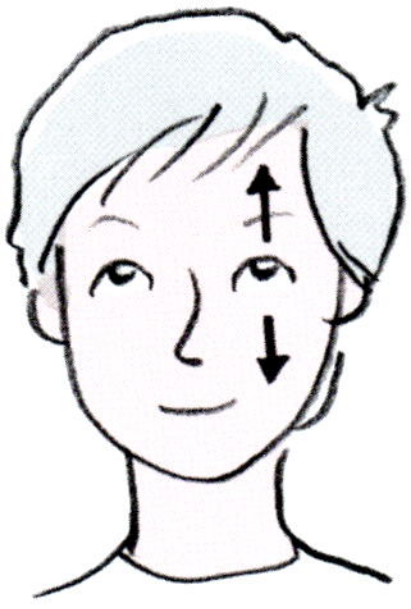
1

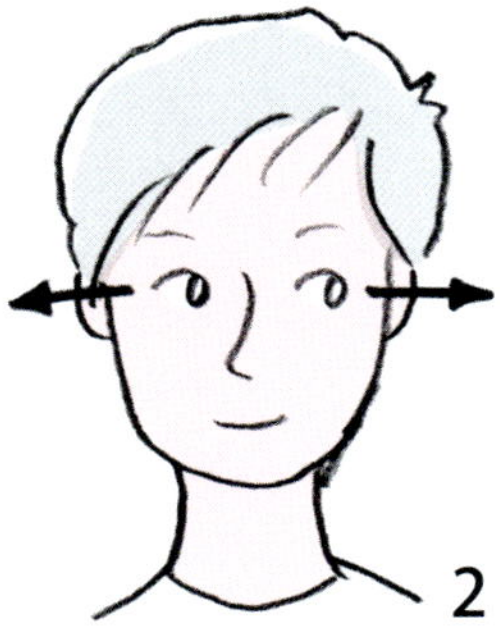
2

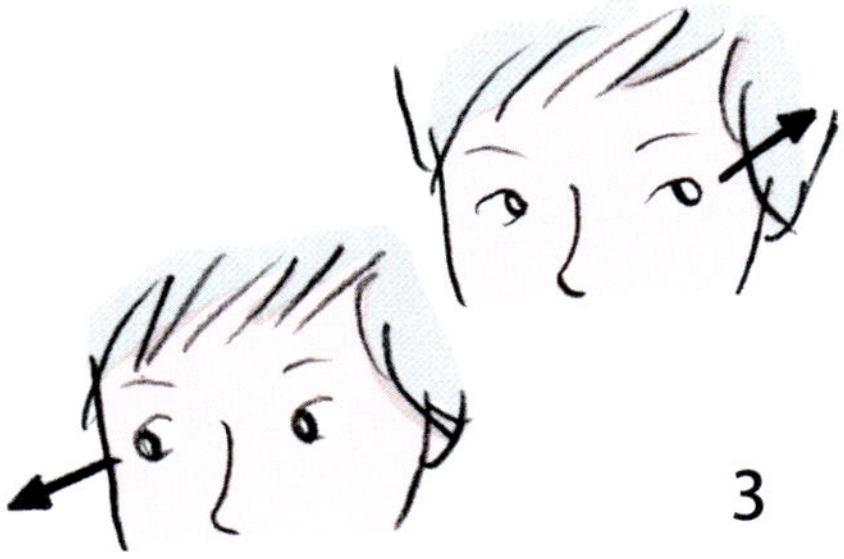
3

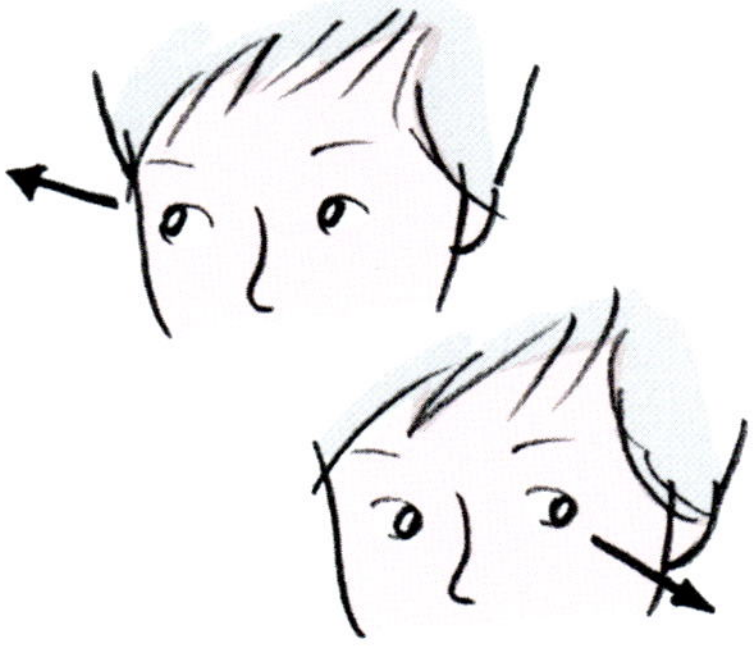
4

補足療法●飲みもの

「めぐすりの木茶」や「菊花《きくか》茶」を飲むことも有効なので、おすすめです。「めぐすりの木茶」は市販されています。「菊花茶」は菊花（漢方薬局で販売）を3〜4個ポットに入れ、熱湯を注ぎ2〜3分待ってから飲みます。これにクコの実を少々加えるとより効果的です。

老眼

40歳をすぎるころになると、水晶体の弾力性が低下し、近くを見るときのピントがうまく合わず、小さな字が見にくくなる老眼になってきます。

ツボを刺激すると、眼球周辺の血流やリンパ液の流れが改善するので、それに関連する機能異常は、よりよい状態に調整されていきます。ですから、老眼にも効果があります。しかし、長期にわたって放置されている場合には、なかなか簡単にはいかないので、自覚したらツボ療法で、できるだけ早く対処しましょう。1日1回1～3を続けて行います。

1 眉の周辺を刺激します。

柄の先がへら状になったくしか、それにかわるもののへらの部分で、眉の周辺の**攢竹**《さんちく》、**陽白**《ようはく》、**光**《こう》**明**《めい》、**絲竹空**《しちくくう》を中心とした、図の部分を眉の内から外に向かって約1分、皮膚を上下にずらすようにジグザグに移動することをくり返します。左右に行います。

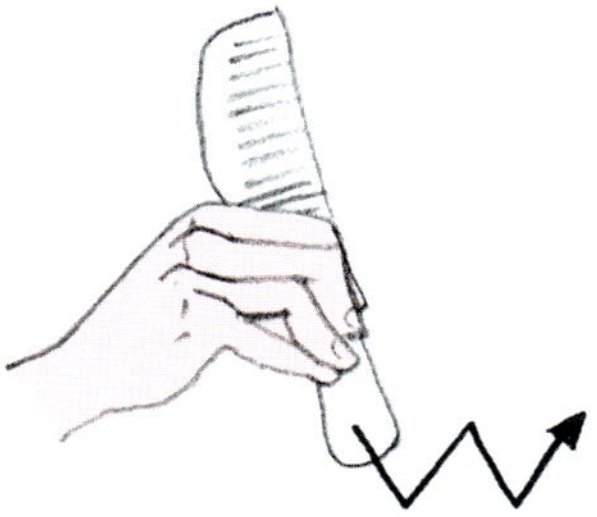

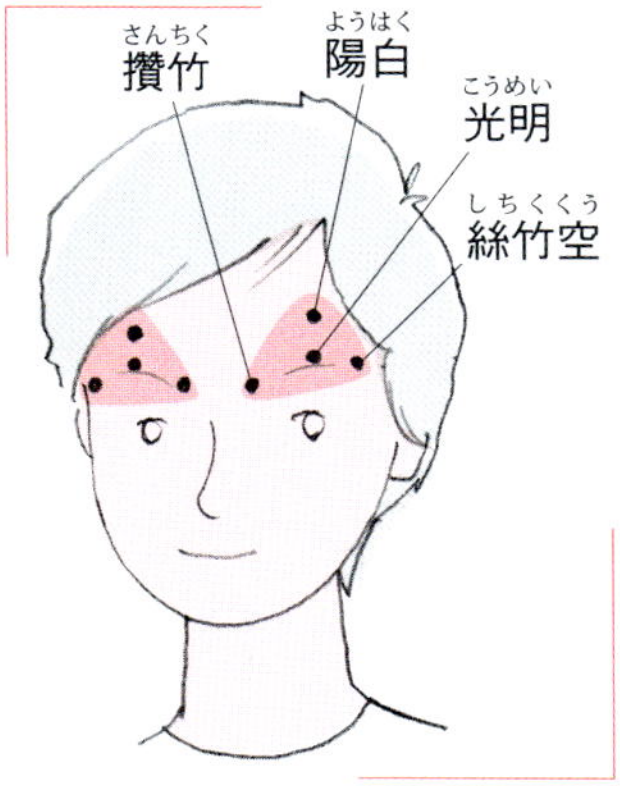

- 攢竹は眉の内端
- 陽白は眉の中央、親指の幅分上
- 光明は眉の中央、上縁
- 絲竹空は眉の外端

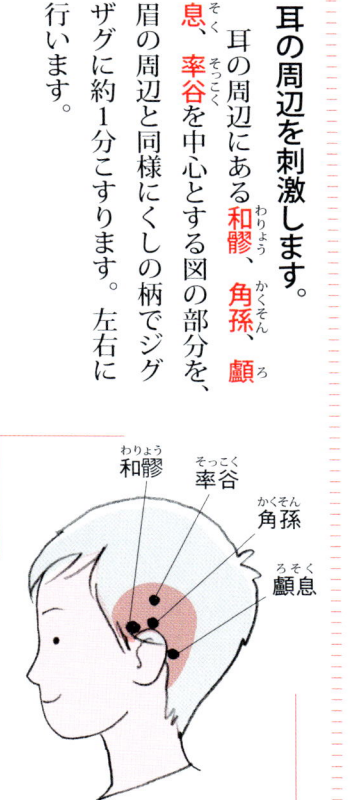

2 耳の周辺を刺激します。

耳の周辺にある**和髎**《わりょう》、**角孫**《かくそん》、**顱**《ろ》**息**《そく》、**率谷**《そっこく》を中心とする図の部分を、眉の周辺と同様にくしの柄でジグザグに約1分こすります。左右に行います。

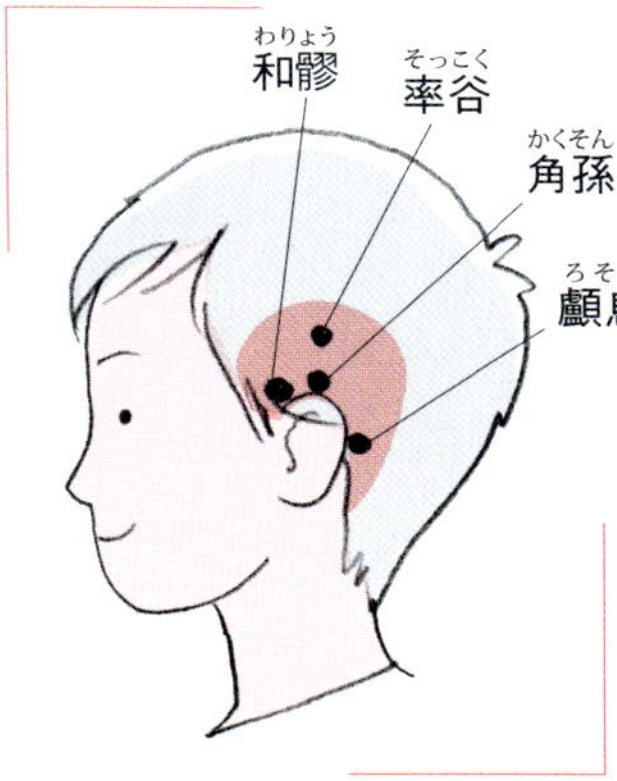

- 和髎は耳輪起始部
- 角孫は耳の先端直上で髪の生えぎわ
- 顱息は角孫から耳輪のカーブにそって下にいくとぶつかるくぼみ
- 率谷は耳の先端直上、約3センチのあたりで押すと痛みが響くところ

3 足の裏を刺激します。

突起のついた足踏みグッズ、丸や四角の棒きれなどを踏んで、湧《ゆう》泉《せん》と指のつけ根、指の叉の部分を刺激します。全体で3分ほど刺激します。

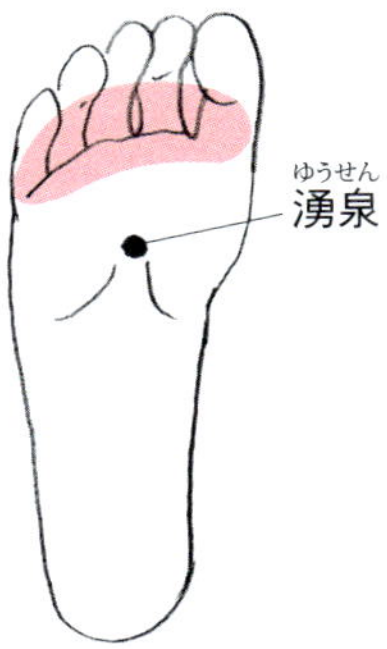

◉湧泉は足の裏の前方(指側)3分の1あたりのところ、中央のくぼみ

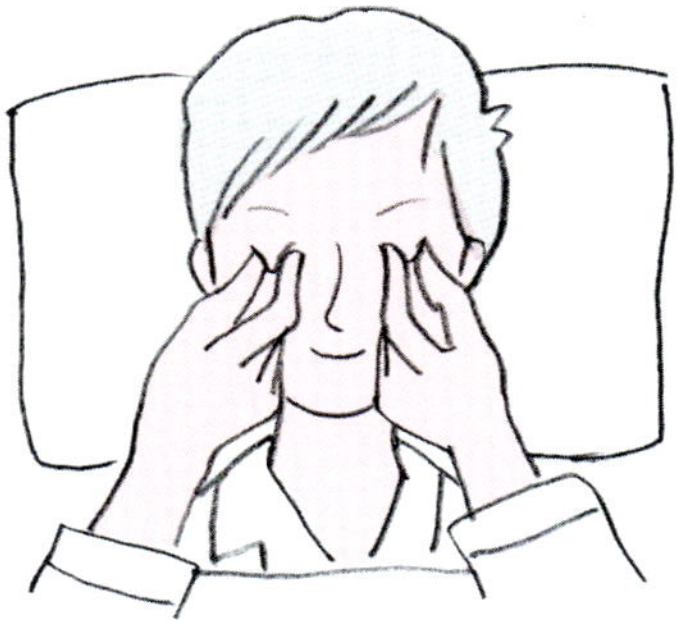

補足療法●捏皮法《ねっぴほう》

起床直後、就寝直前にふとんの中で、仰向けに寝て行います。瞼をつまみ上げて刺激し、目の周辺の代謝を促進することで老眼の改善と予防に役立つ方法です。

上瞼を親指と人差し指で左右同時に眼球と骨の間の溝にそって30回ほどつまみ上げます(横方向からつまむとうまくできる)。

次に下瞼も眼球と骨の間の溝にそって30回ほどつまみ上げます。

補足療法●遠くを見る

近視のトレーニングのように遠くの景色と近くのものを交互に見る方法も役立ちます。息を吸いながら遠くを注視し、息を吐くときに近くのものを注視します。これを10呼吸ほどくり返します。午前と午後に1回ずつ行うとよいでしょう。

白内障

白内障は水晶体に濁りがでる病気です。多くの場合、加齢に伴う変化ですが、中には糖尿病やアトピー性皮膚炎によるものもあります。

ツボ療法では、この水晶体の濁りそのものをきれいにすることはできませんが、症状があらわれていても自律神経を調整してものを見えやすくし、進行を抑えることはかなり期待できます。1～3の順序は必ず守ってください。朝晩1日2回以上4～5回まで行います。

1 目のまわりのツボを刺激します。

眼球が入っているくぼみ（眼《がん》窩《か》）の骨のきわにあるツボを刺激します。

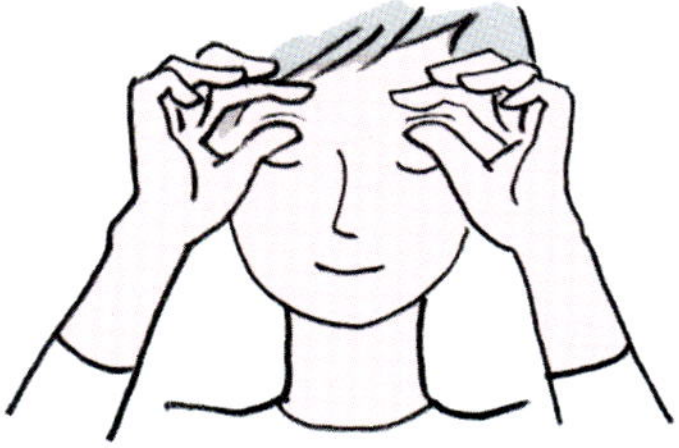

左右の**新攅竹**《しんさんちく》に親指の腹をあて、ジワーッと骨を押し上げるように30回ほど押します。

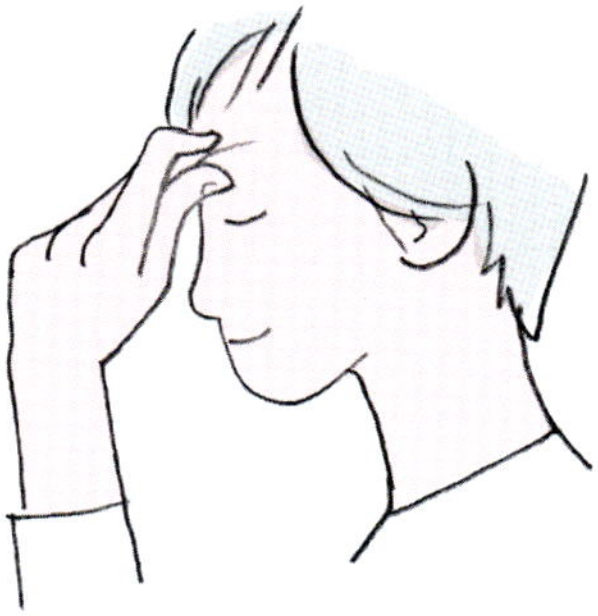

上明《じょうめい》も親指で同様に30回ほど刺激します。

健明《けんめい》に人差し指の腹をあてて、骨を押し下げるように30回ほど押して刺激します。

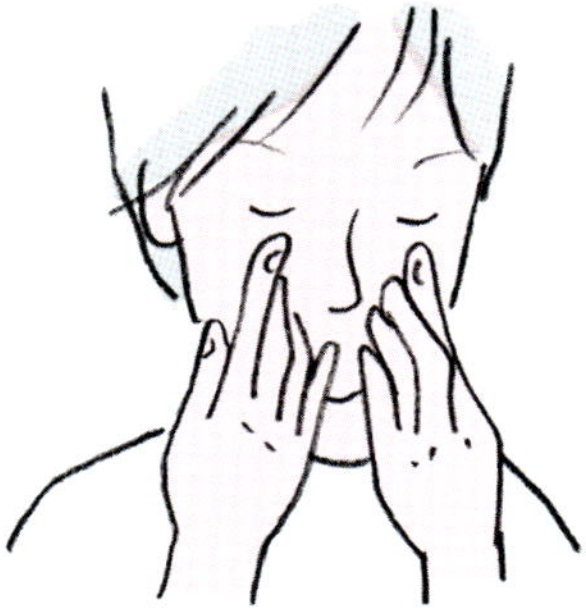

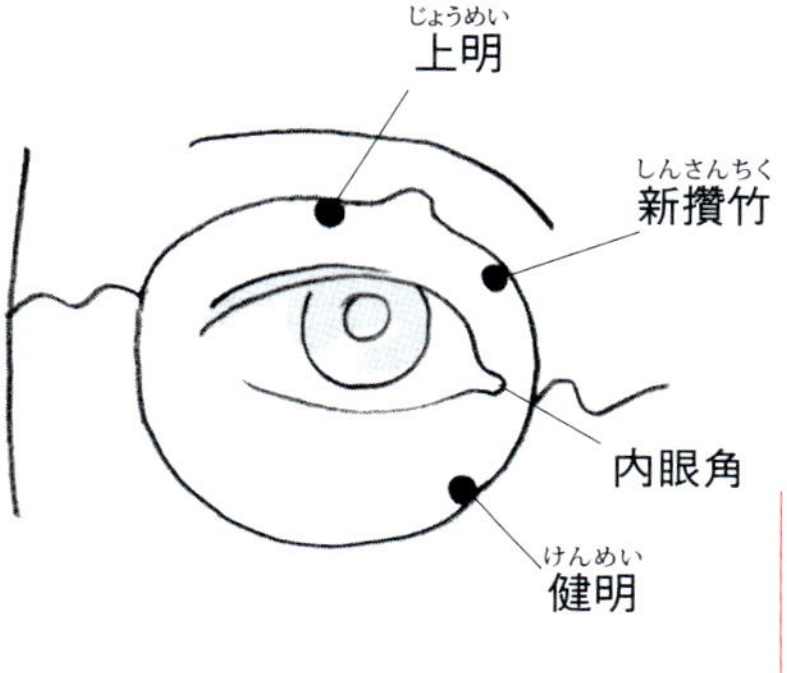

- 新攅竹は内眼角（目頭）の真上で、骨にあたるところ
- 上明は眉の中央の下で骨ぎわと交わるところ
- 健明は眼窩の下の骨のきわで、目頭から目尻への半円の4分の1のところ

2 眉の上をこすります。

左右の親指を太陽《たいよう》にあて、人差し指の側面を眉の上の目頭寄りの額の部分にぴったりあてます。そのまま親指を動かさずに人差し指で内から外に向かって、人差し指が親指にきちんとつくまでこすります。30回ほど行います。

●太陽はこめかみ（18ページ）

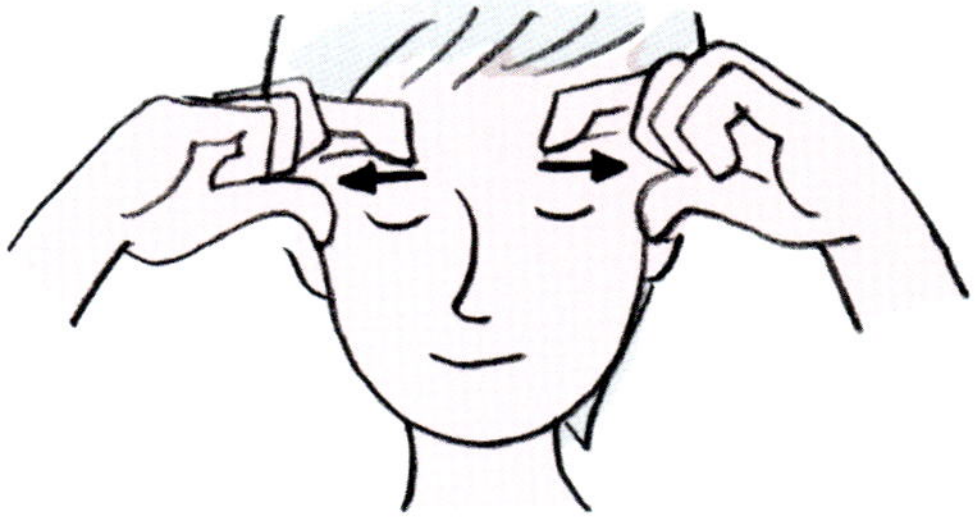

3 足の裏を刺激します。

まず、湧泉《ゆうせん》にツボ押し棒やキャップつきのボールペンなどをグーッと押し込んでツボに「の」の字をかくように15秒ほど刺激します。

次に親指と人差し指の叉とつけ根を同じように押しまわし、最後に小指と薬指の間も同様に刺激します。左右に行います。

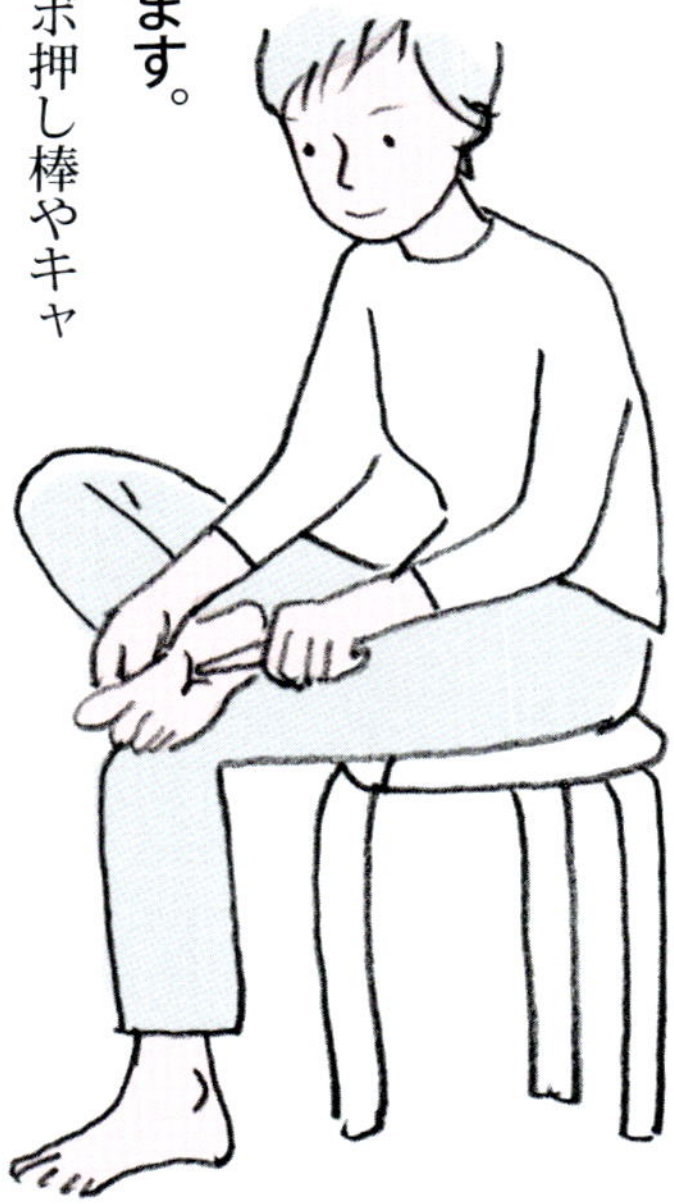

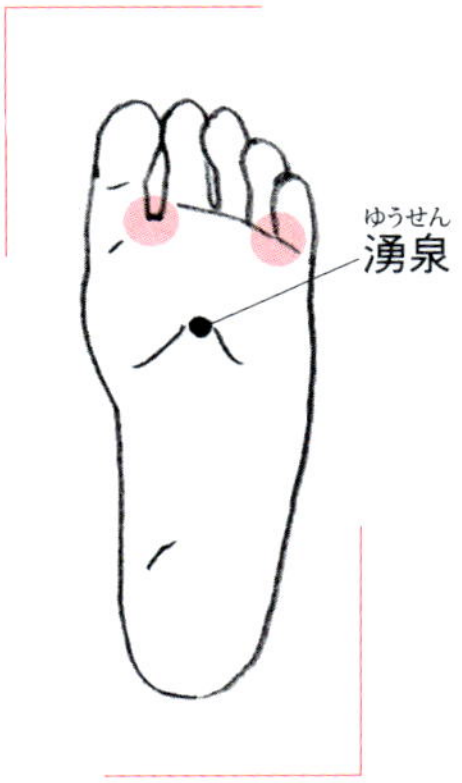

●湧泉は足の裏の前方（指側）3分の1あたりのところ、中央のくぼみ

アレルギー性鼻炎・花粉症

アレルギー性鼻炎とは、鼻の粘膜がある特定の物質（ダニ・カビ・繊維などのハウスダストや花粉など）に対してアレルギー反応を起こすものです。たて続けに起こるくしゃみ、長引く多量の鼻水、鼻づまりが代表的な症状です。花粉症も一種のアレルギー性鼻炎です。

決まった季節だけに起きる季節性アレルギー性鼻炎と、一年中起きる通年性アレルギー性鼻炎があります。これらの改善に役立つツボ療法と呼吸法です。アレルギー体質の強化気功も症状の改善、緩和に役立ちます（99ページ）。

1 頭の上星《じょうせい》を刺激します。

上星に利き手の中指の先端を押しあて、その圧を保ったまま、皮膚をずらすように小刻みに前後に動かします。

「後ろに押して前に引く」を1回として、30回ほど動かします。

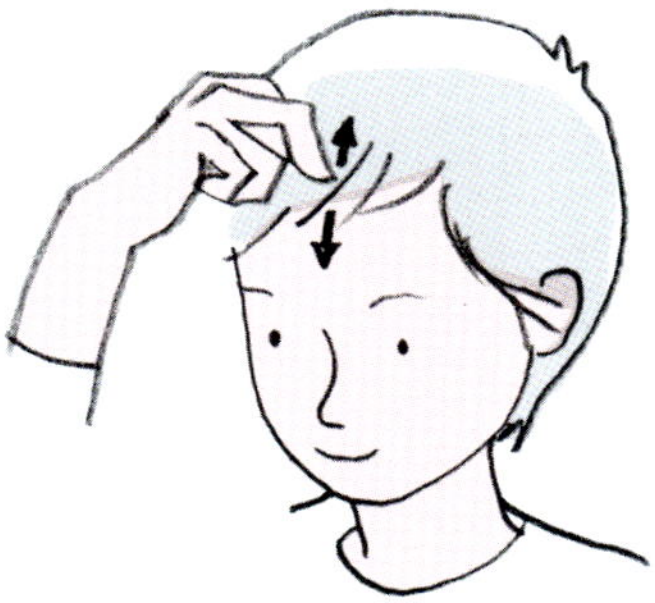

2 首の翳風《えいふう》を刺激します。

左右の翳風に親指をあて、9回軽く小刻みに押し、10回目に少し強めに3秒ほど押し込みます（「九軽一重」）。3セットくり返します。

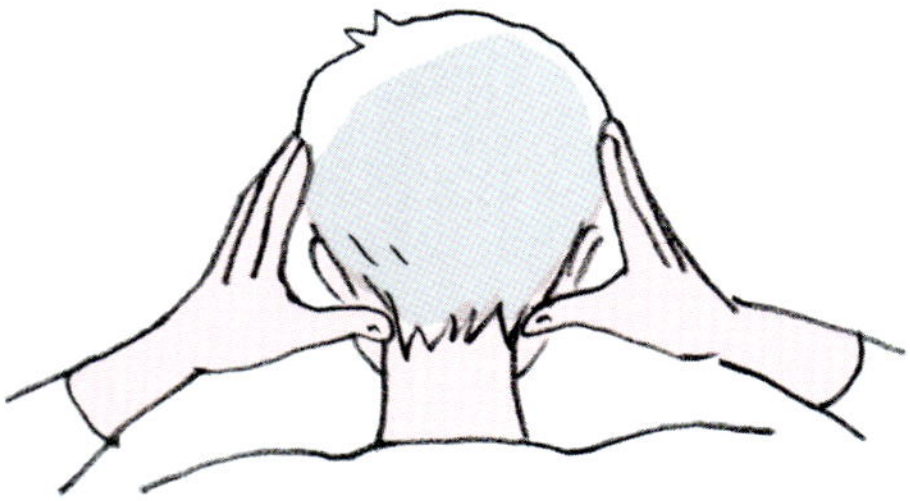

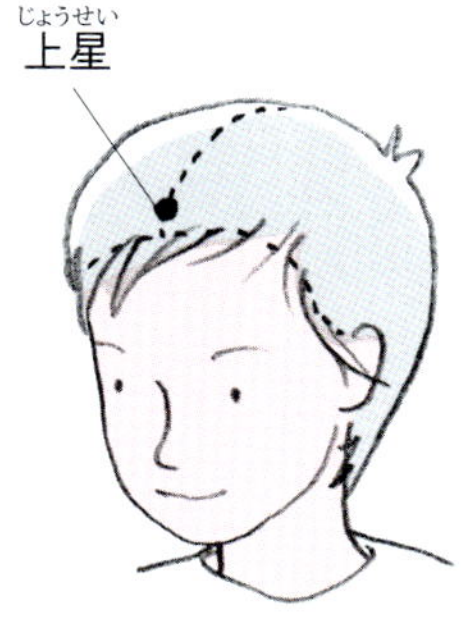

●上星は正中線（身体の中心線）上で髪の生えぎわから親指の幅分上

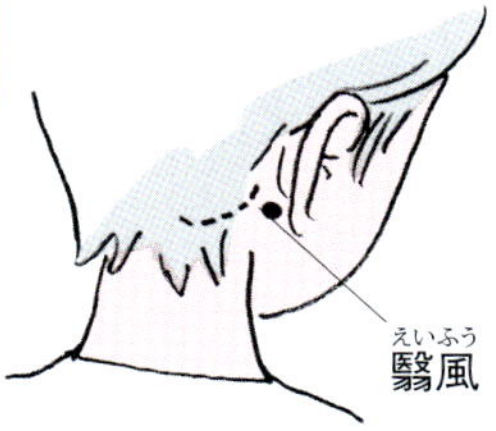

●翳風は耳たぶのすぐ後ろにある骨の出っぱり（乳様突起）の前にあるくぼみ

3 腕の手三里《てさんり》を刺激します。

親指を手三里にあてて「九軽一重」を3回します。左右に行います。

手で刺激するのが面倒なとき

翳風と手三里に米粒やビーズ、野菜の種をサージカルテープやばんそうこうなどではりつけます。

入浴前にはがして、入浴後、再びはりつけます。2日はったら1日皮膚を休め、また2日はります。

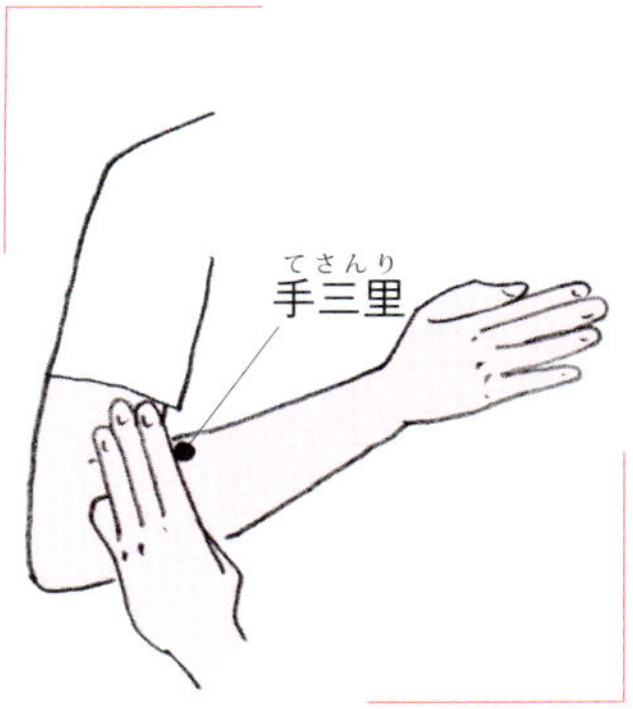

●手三里は手のひらを反対側の胸に当てたときにできるひじのしわの先端から、手首側に指の幅3本分（人差し指、中指、薬指）寄ったあたりで、押すと響くところ

こども●ヘアブラシと温灸

1 頭の上星をやわらかいヘアブラシで1～2分軽く叩きます。

2 お腹の神闕《しんけつ》と背中の命門《めいもん》にペットボトルの簡易温灸器（14ページ）をあてます。あたたかさを通り越して熱くなるころに離し、3秒たったら再びあてます。それぞれ3～5回、やけどをしないように、あらかじめ大人が熱くなる時間を確かめてから行います。

●神闕はおへそ（49ページ）

●命門はおへその真裏（64ページ）

補足療法●守竅《しゅきょう》呼吸法

午前中、朝食前と仕事にかかる前に行います。

楽な姿勢で両手の手のひらを合わせて50回ほどこすり、熱くします。口から鼻を密閉するように両手をかぶせ大きく呼吸します。

呼吸の仕方は「提肛《ていこう》呼吸」です。鼻から息を吸うときに肛門を引き上げて下腹をへこませ、口から息を吐くときに肛門と下腹もゆるめます。

この呼吸9回を1セットとし、続けて2セット行います。

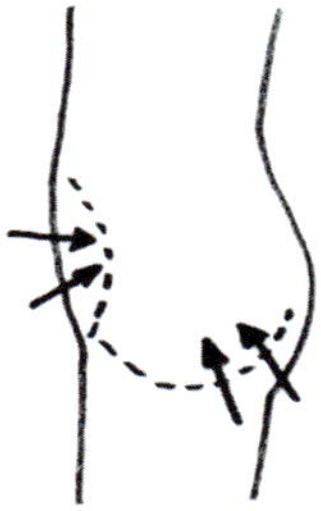

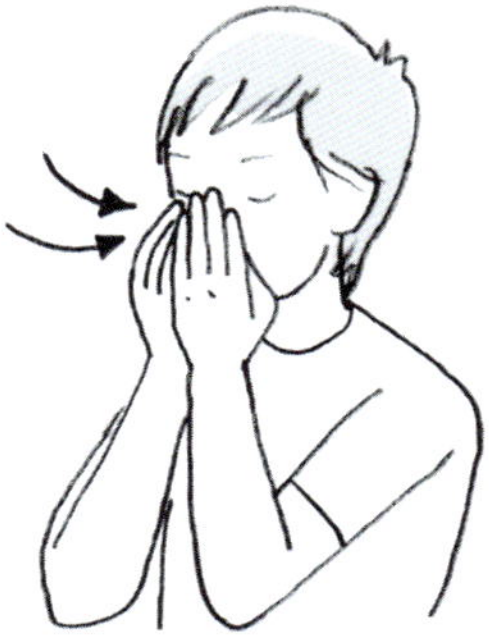

補足療法●飲みもの

ハーブのスペアミント茶やネトル茶、中国茶の甜《てん》茶や苦丁《くてい》茶も症状の緩和に有効です。

5 アレルギー性鼻炎・花粉症

鼻づまり 慢性副鼻腔炎

鼻がつまると息苦しくなったり、頭が重くなったり、ボーッとして思考力が低下してうっとうしいものです。その原因は様々でこどもの場合アデノイドや、アレルギー性鼻炎、慢性副鼻腔炎など、大人ではアレルギー性鼻炎や慢性副鼻腔炎（蓄膿症）のほかに肥厚性鼻炎や鼻たけなどもあげられます。

このツボ療法は何が原因の場合でも鼻づまりの改善や解消に役立ちます。

1 頭の顖会《しんえ》を刺激します。

顖会に中指の先端をあて、強く押し込んでからその圧力を保って前後に指を10回動かして、力をゆるめます。これを3回行います。

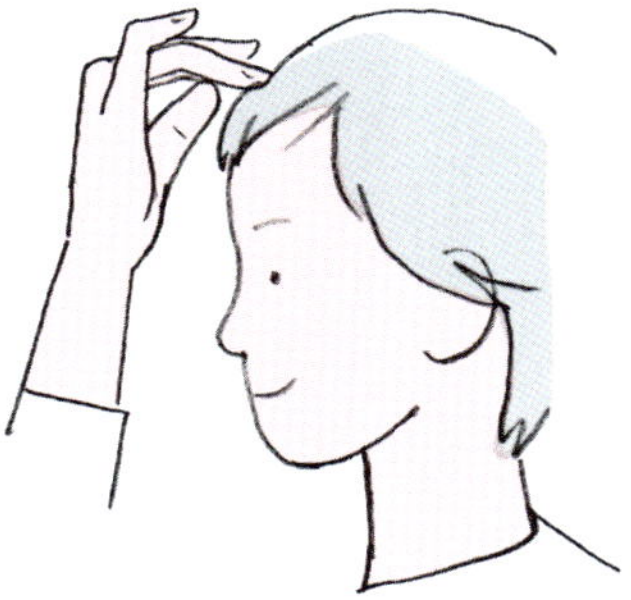

2 顔の巨髎《こりょう》を刺激します。

鼻がつまっている側の巨髎に中指の腹をあて、ゆっくりと圧力をかけ押し込み、指が止まったところで3秒ほど静止し、ゆっくり力をゆるめます。これを5~7回行います。つまっていない側の巨髎も同様に刺激します。

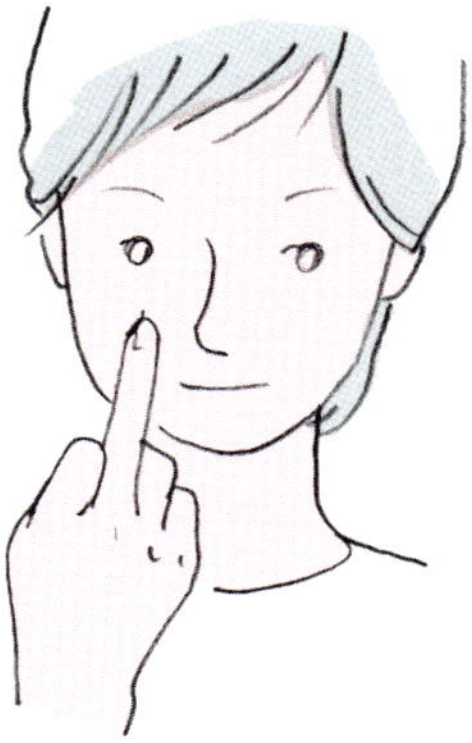

●顖会は手首の横じわを鼻の先端にあて手のひらを顔にかぶせるようにしたときに中指の先があたるあたり。押すとぶよっとへこむところ

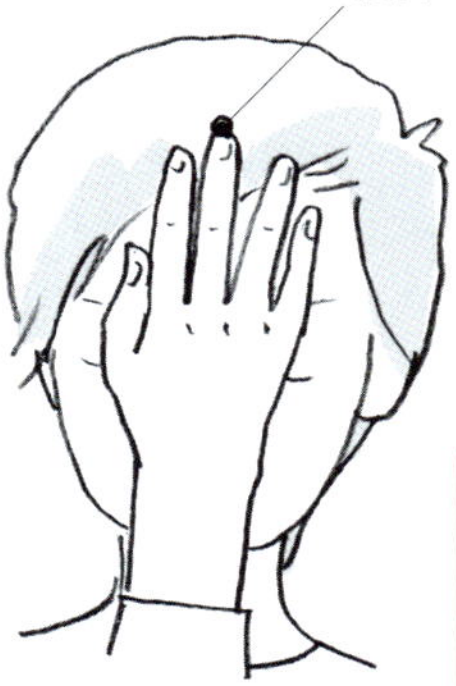

●巨髎は小鼻（鼻翼）から親指の幅分耳寄りのあたりで、押すとズーンと響くところ

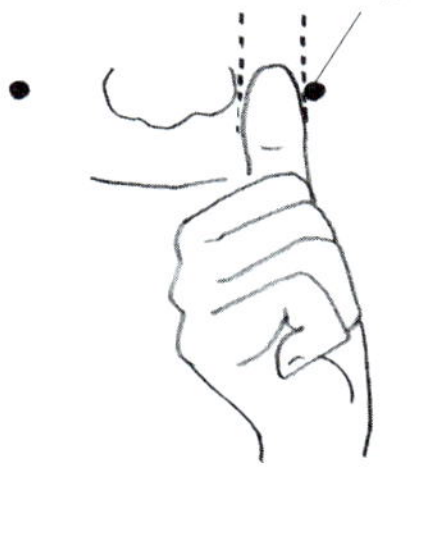

こども●ヘアブラシと温灸

1 頭の上星《じょうせい》と背中の身柱《しんちゅう》をやわらかいヘアブラシでそれぞれ1〜2分叩きます。

2 上星と身柱にペットボトルの簡易温灸器（14ページ）をあてます。あたたかさを通り越して熱くなるところに、次のツボに移します。3〜5回刺激します。やけどをしないように、あらかじめ大人が熱くなる時間を確かめてから行います。

●上星は正中線（身体の中心線）上で髪の生えぎわから親指の幅分上（24ページ）

●身柱は背中の正中線と、左右の肩甲骨の背骨寄りで、もっとも出っぱっているところを結んだ線が交わるところ

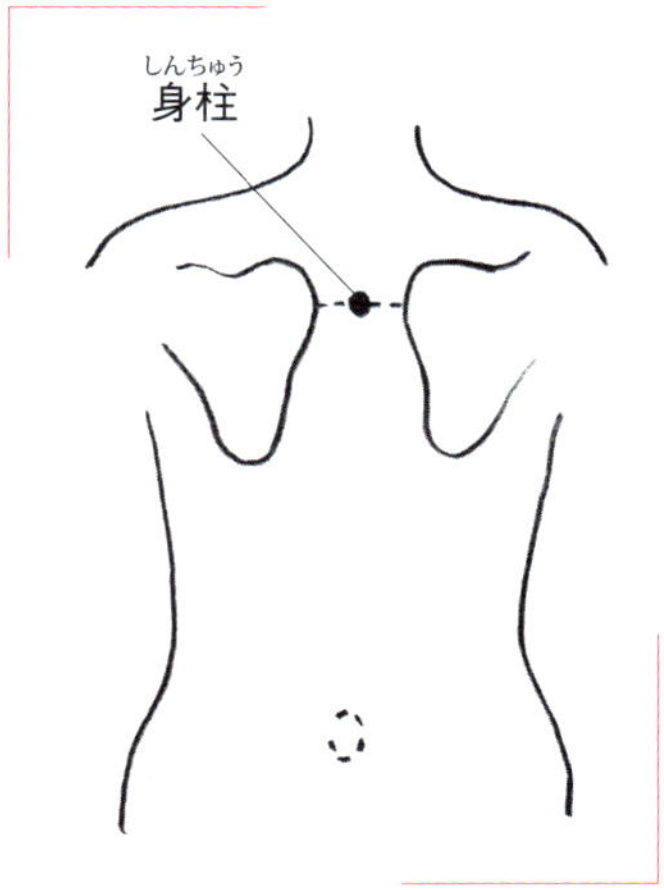

伝統医療あれこれ1 自分でする療法とプロの違い

プロの治療家は、その訓練と経験によって、患者さんの状態をこまやかにキャッチすることができます。またツボもより効果的になるようピンポイントで捉えていきます。

自分で行うツボ療法との最大の違いは、複数の疾患あるいは症状のある場合です。プロの治療家は身体の状態を総合的にみて、「今あなたはこの経絡がうっ滞しており、こちらの経絡がエネルギー不足ですから、このアンバランスを修正しましょう」というようにシンプルにまとめて治療することができます。あるいは優先順位をつけて、無駄のない段階的な治療を組んでくれるでしょう。

この本を使うときの注意（7ページ）にも書きましたが、自分でツボ療法をするときには、急性の症状や、よりつらい症状を優先させ、複数の療法をしたあと、翌日に疲労感がでる場合には、数を減らします。

難聴 耳鳴り

難聴、耳鳴りには様々なタイプがあり、その両方が起こることもあります。病院でも治療効果がはっきりしないケースが少なからずあります。

しかし、毎日、ツボの刺激をすることにより、耳の周辺や首のこりがとれると、耳の中の血流がよくなるので、症状の改善に役立つでしょう。

1 手の中渚《ちゅうしょ》を刺激します。

中渚につまようじの丸い方かヘアピンのわの方をあてて、もたれるように力をかけ、ツボに「の」の字をかくように15秒ほど刺激します。左右に行います。

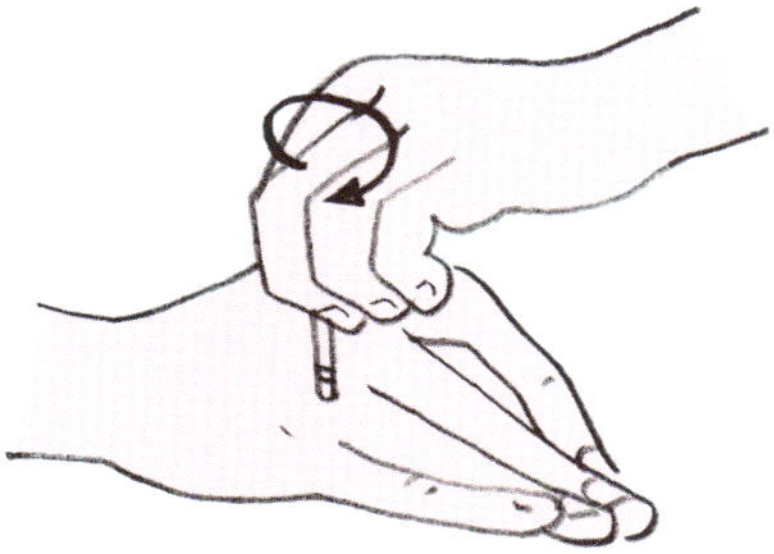

2 耳の聴宮《ちょうきゅう》と聴聡《ちょうそう》を刺激します。

まず、左右の聴宮に人差し指をあてて、息を吐きながら、口を大きく開けます。このとき、広がったすき間に、人差し指をゆっくり押し込み、5秒ほど押したら口を閉じ、鼻から息を吸います。同じように聴聡も刺激します。それぞれ5回行います。

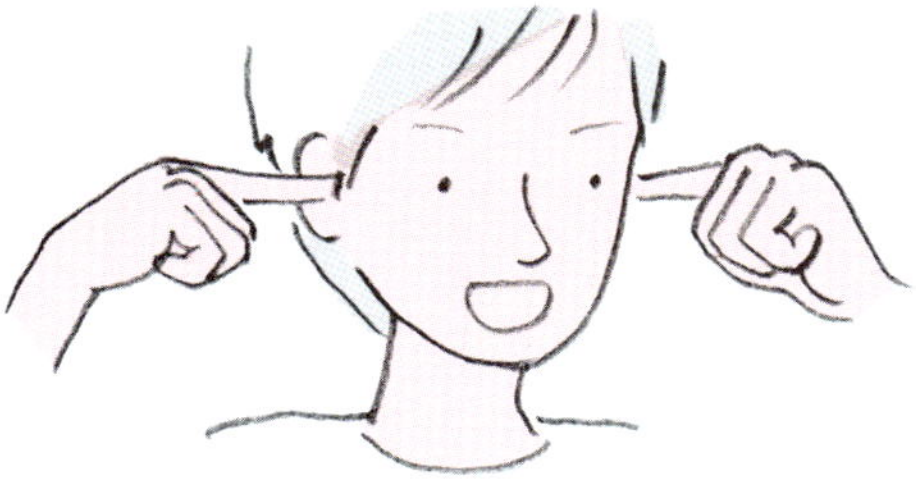

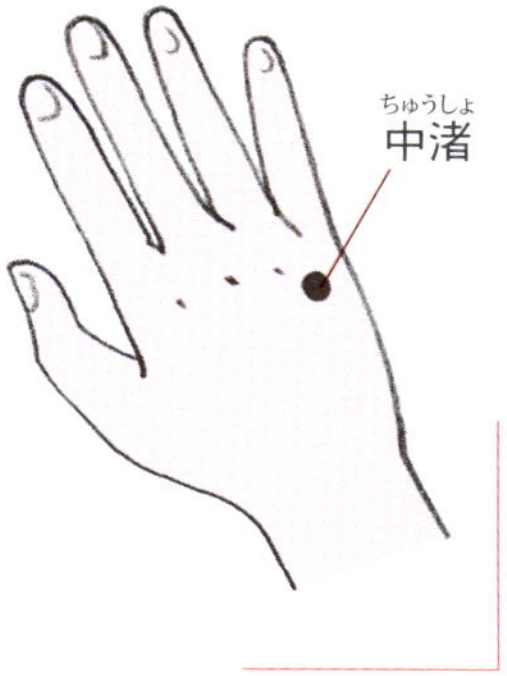

●中渚はこぶしを握ったとき、高くもり上がる関節の小指と薬指の骨の間で手首側のところ

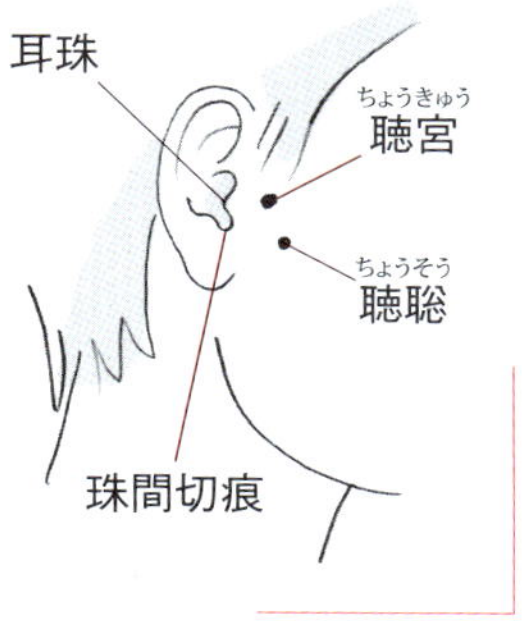

●聴宮は耳珠《じじゅ》（耳の穴の頬側にある軟骨の突起）の前方にあるくぼみ
●聴聡は珠間切痕《じゅかんせっこん》の前方にあるくぼみ

3 首の聾通《ろうつう》を刺激します。

片側の聾通に親指をあてて、ひじをテーブルなどにつきます。頭の方からもたれるように力をかけて、親指でしっかりと支えます。3回ゆっくり押してゆるめることをくり返します。3回目は心地よい痛みを感じるところで動きを止めます。そのまま目を閉じて30秒ほど、静かに自分の呼吸に注意を向けます。左右に行います。

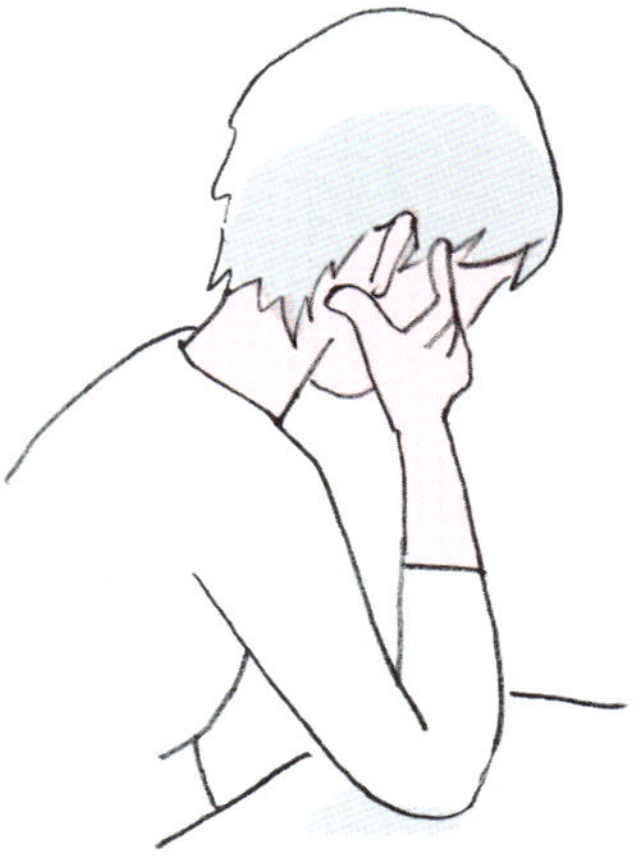

●聾通は耳の後ろにある骨の高まりの下端から1センチほど下がり、そこからさらに1センチほど首の中心寄り、押すと痛みが響くところ

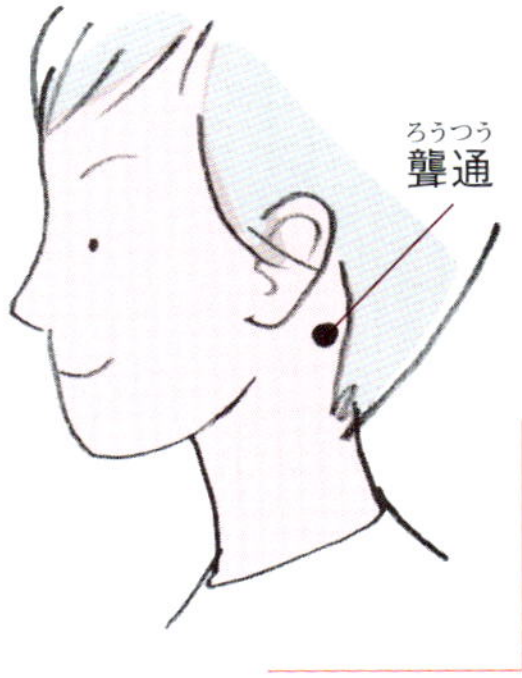

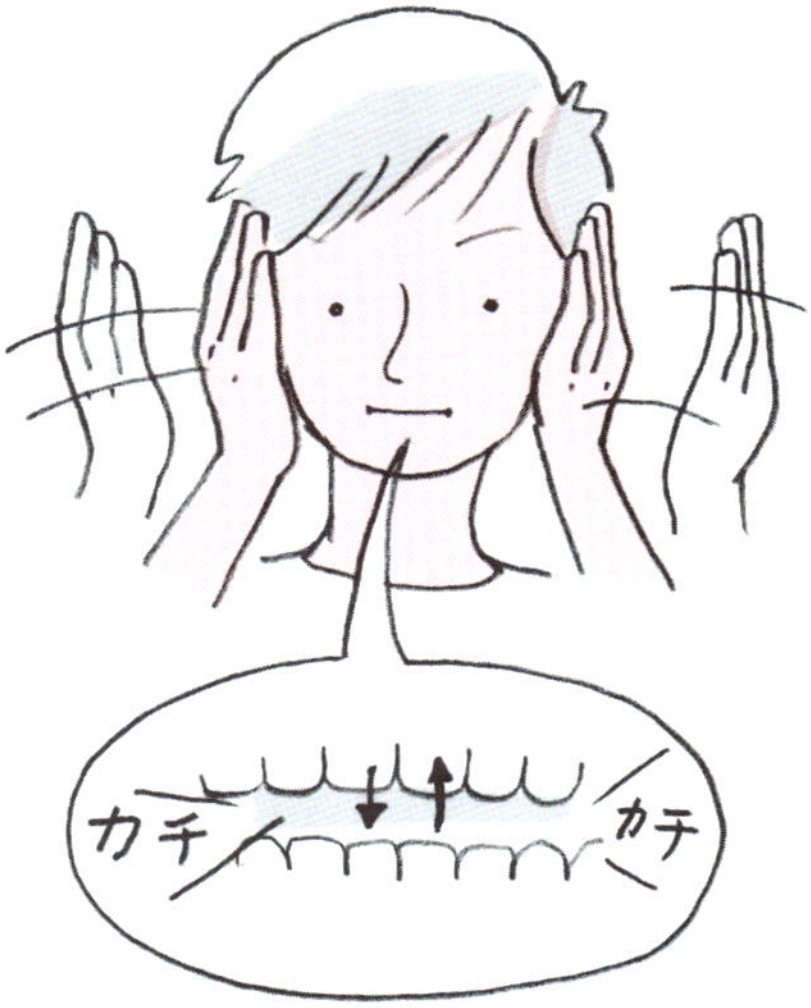

補足療法●健耳《けんじ》功

左右の手のひらを耳に向けて構えます。歯をカチカチかみ合わせながら、同時に手のひらで軽くトントンと耳を叩いていきます。100回ほど叩いて終了します。かむ回数は数える必要はありません。朝晩、1日2回行います。

歯痛

歯の痛みには一般に、虫歯など歯そのものの疾病と歯周病のように歯の周辺の疾病が原因で生じる痛みがあります。また歯や歯周は全身と関連していますから、肩や首の後ろのこりや、腰や下肢の疲労でも歯が浮いたようになり、痛みを生じることもあります。

歯痛で困るのは、夜中や仕事中、あるいは旅先で痛くなりはじめたときです。このような対処に困る不意の痛みにも、ツボ療法で痛みが和らぐことが多いのでとても重宝です。

タイプ別に治療する部分があります。

しかし、虫歯や歯周病が治るわけではないので、歯科医の適切な処置が不可欠です。

手の合谷《ごうこく》を刺激します。

痛む側の合谷に親指をあて、ジワッと力を入れて、痛みを感じるまで押し込みます。2秒ほど静止して、力をゆるめます。これを10回ほどくり返し、痛みがない側の合谷にも同様に行います。

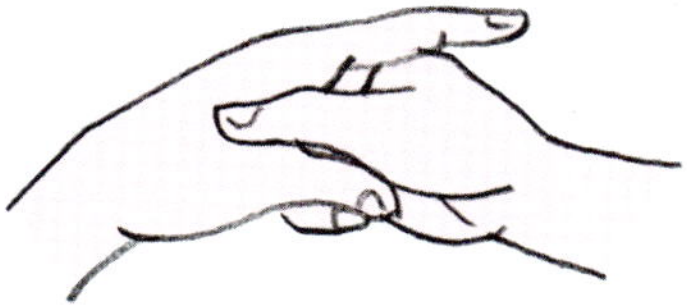

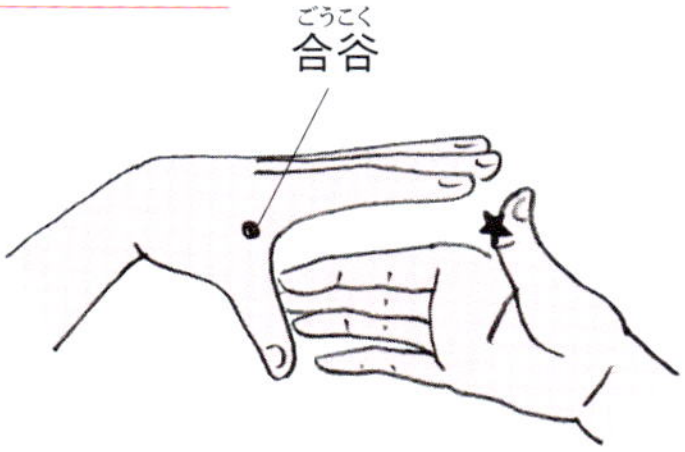

◉合谷は親指と人差し指の間を広げて、反対の親指の第1関節の横しわを、その広げた水かきの部位にあてて押し込んだとき、親指の先があたるところ（親指と人差し指を閉じてできる筋肉のふくらみの頂点）

虫歯が原因の場合

顔の下関《げかん》と頬車《きょうしゃ》を刺激します。

痛みがある側のみに行います。下関に人差し指、頬車に親指をあて、ひじをテーブルにつきます。

指の力で押さず、頭を指の方にもたれかけます。痛みを感じるま

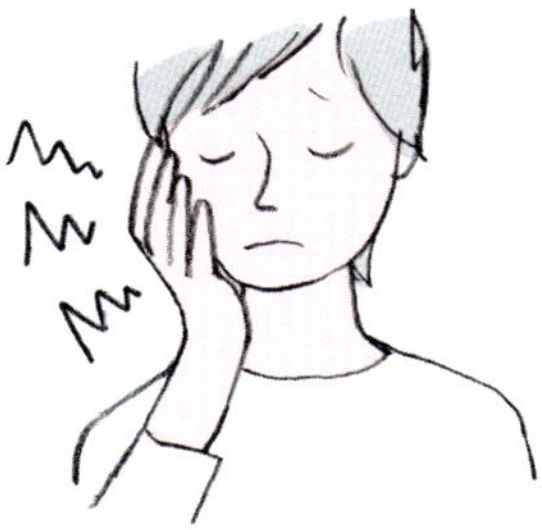

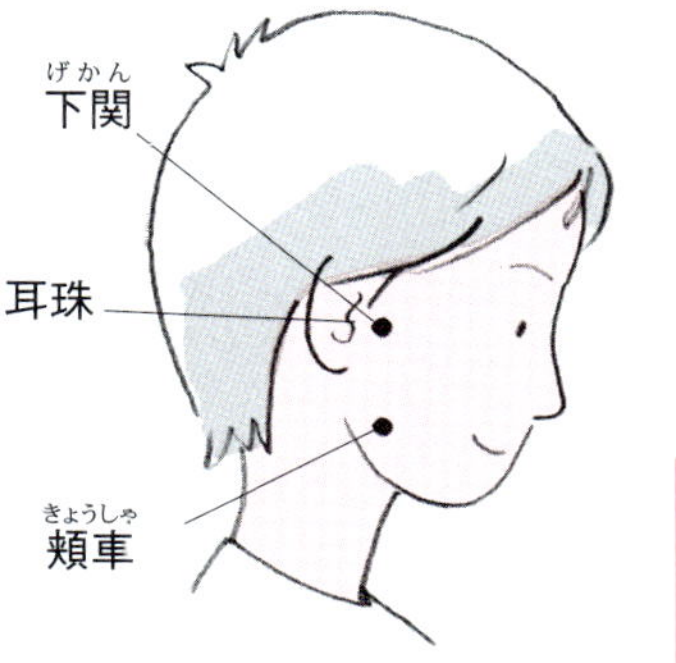

でもたれかかり、2秒ほど静止してゆるめます。これを10回ほどくり返します。

爪を切り、肌を傷つけないようにします。

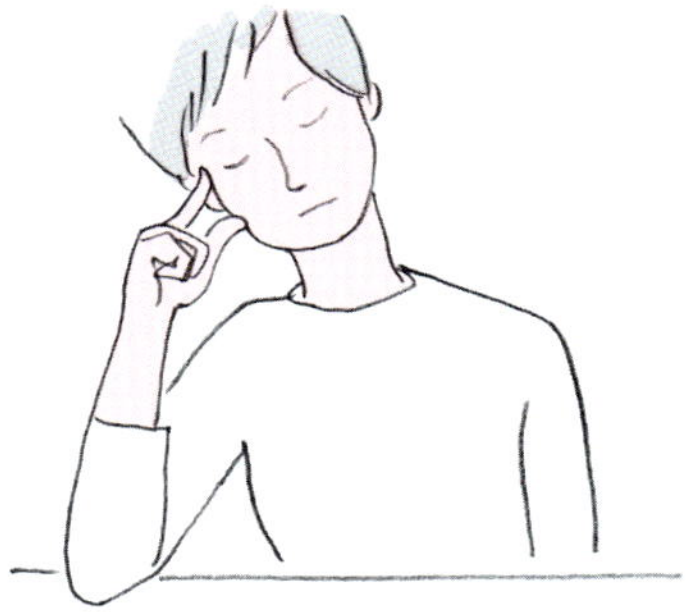

歯周病、肩のこり、腰の疲労が原因の場合 足の女膝《じょしつ》を刺激します。

女膝にペットボトルの簡易温灸器（14ページ）をあて、あたたかさを通り越して「熱い」と感じたらすぐに反対側の女膝に移します。20回くり返します。

温灸ができなければ女膝に反対の手の親指をあて、ほかの指で踵を支え、9回軽く小刻みに押し、10回目に少し強めに3秒ほど押し込みます（「九軽一重」）。3回くり返します。

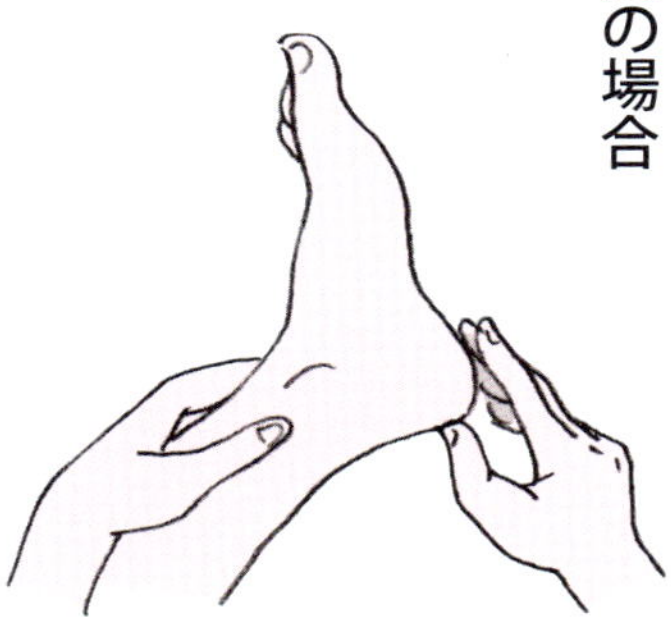

●女膝は踵の真後ろで、白っぽい皮膚と、足の裏の赤っぽい皮膚との境目

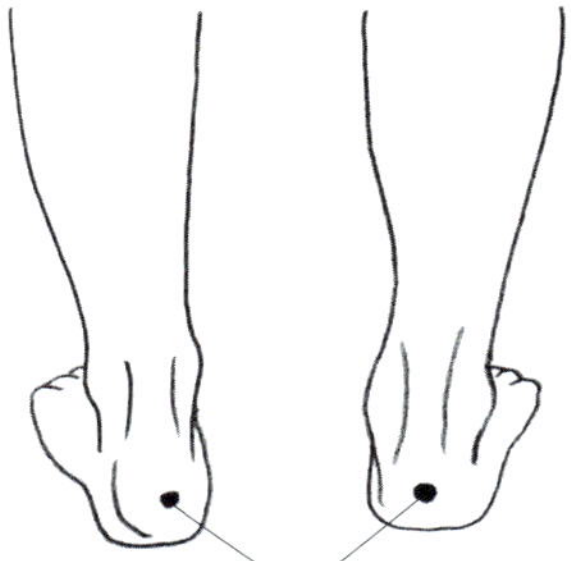

●下関は耳珠《じじゅ》（耳の穴の頬側にある軟骨の突起）の前、およそ親指の幅分のところで、骨の下縁にあるくぼみ。ここは口を閉じるとくぼみ、口を開けるともり上がる。口を閉じて見つける

●頬車は下顎の角の前上方で、歯をかみしめるともり上がるところのうち、もっとも高いところ

ひととおり行っても、痛みが治まらない場合には、痛みが軽減するまでくり返します。

また肩こりや、腰、脚の疲労がひどい場合には、あたためてそれらをほぐすことも重要です。

こども●

大人と同様に刺激します。

口内炎

口の中の粘膜に炎症が起きて痛み、食べものがしみるなどの症状が出る状態です。過労、睡眠不足、暴飲暴食などで胃腸の具合がよくないときに起きやすい傾向があります。

　このようなときは胃腸の機能をととのえ、炎症を鎮める作用のあるツボを刺激するとたいへん役立ちます。

1 手の商陽《しょうよう》を刺激します。

　商陽につまようじの丸い方かヘアピンのわの方をあて、もたれかかるように力を加え、ツボに「の」の字をかくように15秒ほど刺激します。左右に行います。利き手でない手がうまく動かない場合は、ようじをあてた利き手をまわすとよいでしょう。

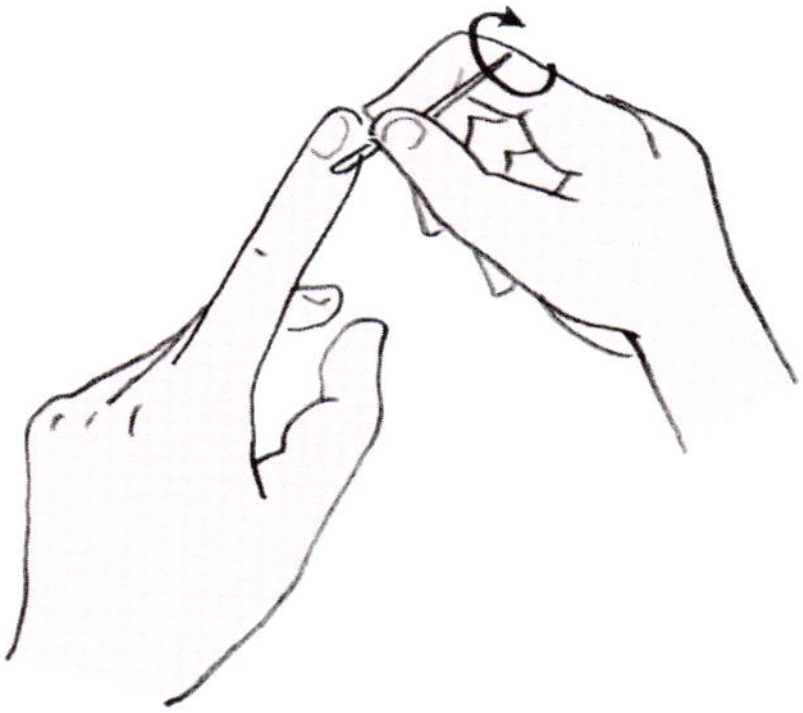

2 足の厲兌《れいだ》を刺激します。

　厲兌を商陽と同様につまようじかヘアピンで同じように刺激します。左右に行います。

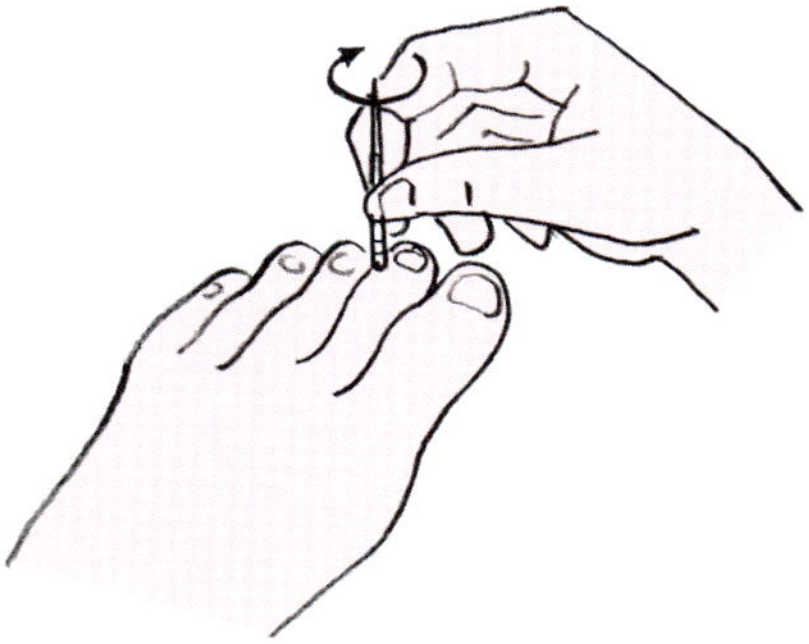

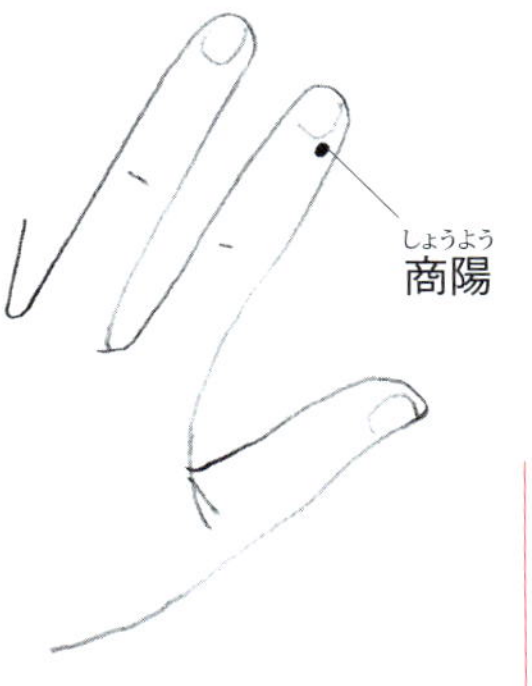

●商陽は手の人差し指の爪の生えぎわ、親指側の角から2ミリほど離れたところ

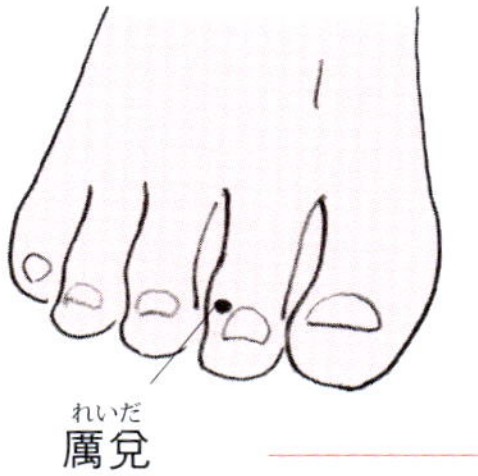

●厲兌は足の人差し指の爪の生えぎわ、小指側の角から2ミリほど離れたところ

3 ひじの曲池《きょくち》を刺激します。

曲池に中指をしっかりあて、指が曲池から離れないようにそのまま手のひらでひじを包むようにします。このとき曲池を押さえられている方の手は胸から離れて、身体の前に立つような感じになり、手の甲は前を向きます。

この構えで、曲池をしっかり押さえたままひじの曲げ伸ばしを30回ほどします。左右に行います。

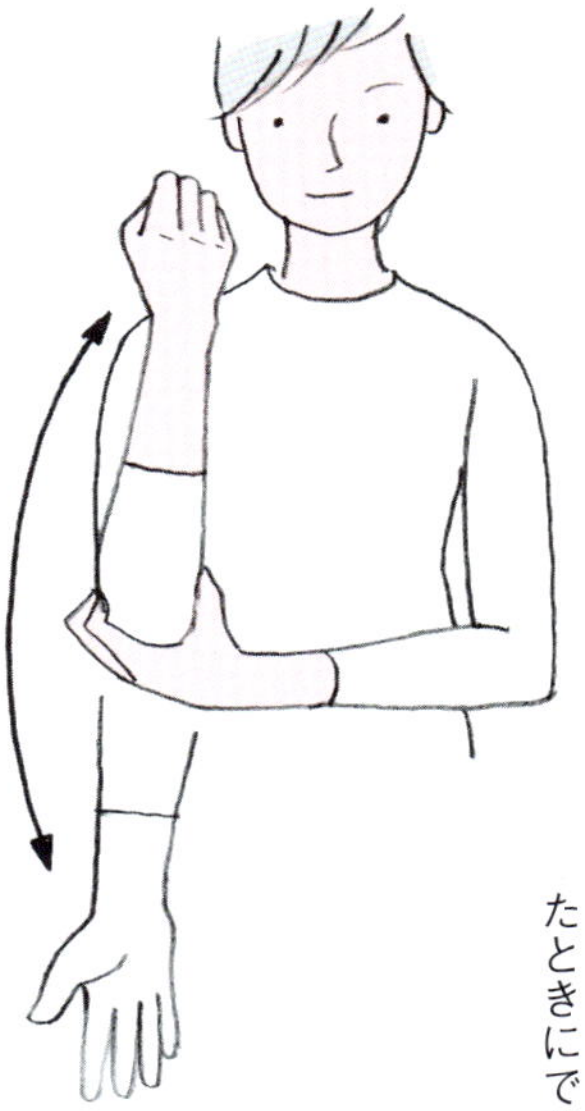

●曲池は手のひらを反対側の胸へあてたときにできるひじのしわの先端

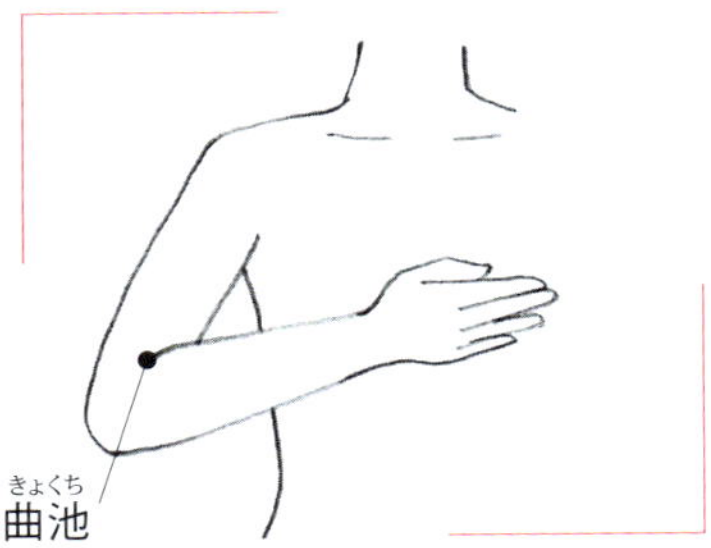

同じツボを使った別法

左右の商陽と厲兌に米粒やビーズ、野菜の種をサージカルテープやばんそうこうなどではりつけておき、曲池は手で刺激します。

3日はったら1日はずして皮膚を休ませて、また3日はり、ようすを見ましょう。皮膚が弱くてかゆくなる場合には、はる日数を2日または1日にします。

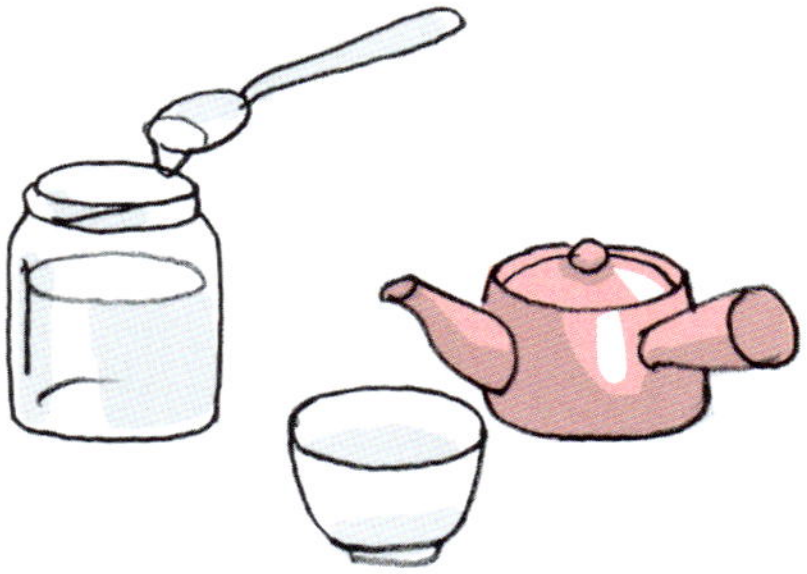

補足療法●緑茶とハチミツ

口内炎には緑茶のうがいも有効ですから1日2〜3回行います。

また、ハチミツも炎症を鎮める優れた作用があるので、ティースプーンなどの裏（ふくらんだ側）を使って1日に2〜3回ハチミツを炎症部位へぬりつけます。

肩こり

肩こりは、首から肩にかけてのこり感の総称ですが、原因は様々です。目の疲れ、精神的ストレス、同じ姿勢をとり続ける、運動不足などがその主なものです。発生のメカニズムは、首、肩の筋肉の持続的収縮により慢性的な筋肉疲労状態が起こり、それと同時に血流障害が生じるというもので、症状が頑固になりやすいのが特徴です。

まず基本療法を行い、そのあとでタイプ別療法を加えてみましょう。

1 ひじの曲池《きょくち》を刺激します。

曲池に中指をしっかりあて、指が曲池から離れないようにそのまま手のひらでひじを包むようにします。このとき曲池を押さえられている方の手は胸から離れて、身体の前に立つような感じになり、手の甲は前を向きます。

この構えで、曲池をしっかり押さえたままひじの曲げ伸ばしを30回ほど行います。ひじを曲げたときに指先で肩を「とん」と叩くようにします。

左右交互に30回ずつを1セットとし、合わせて2セット行います。

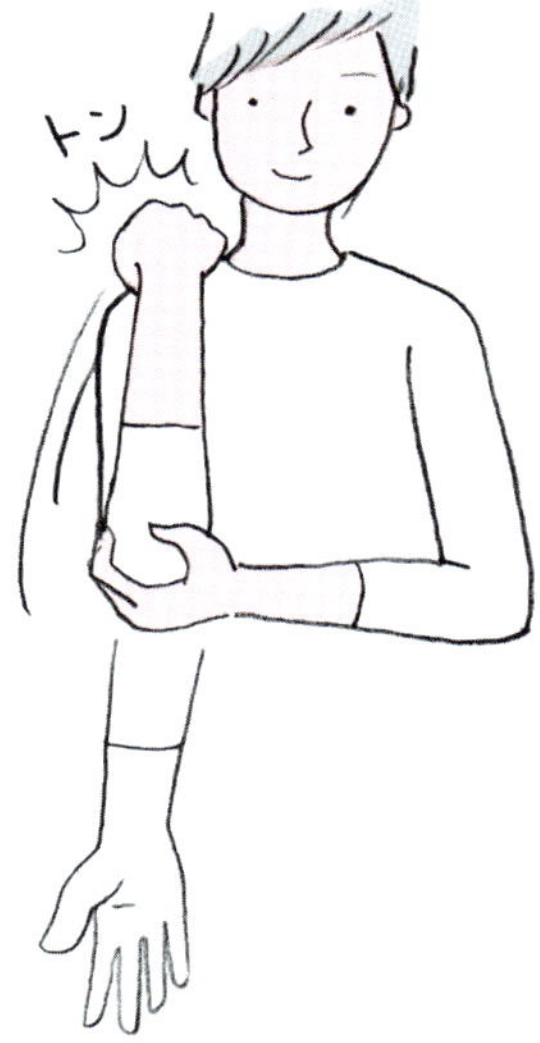

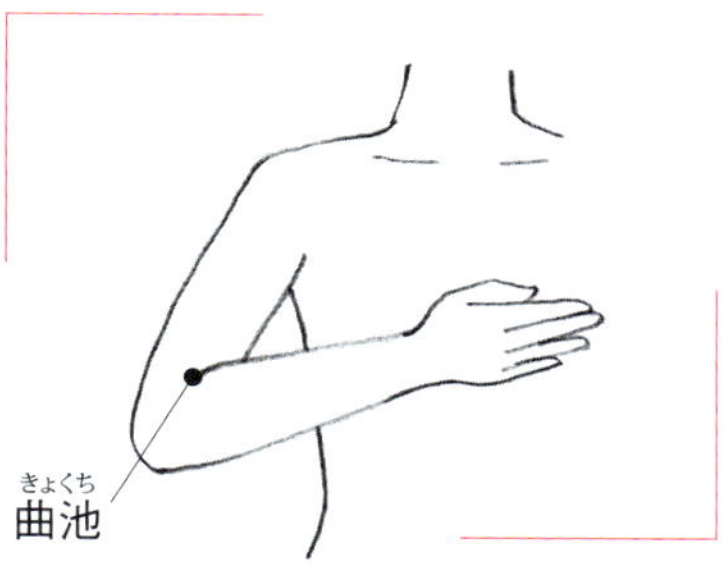

●曲池は手のひらを反対側の胸へあてたときにできるひじのしわの先端

2 肩の肩井《けんせい》を刺激します。

中指で肩井を押さえた状態で、腕の前まわし10回、後ろまわし10回行います。

次にそのまま、腕まわしをした

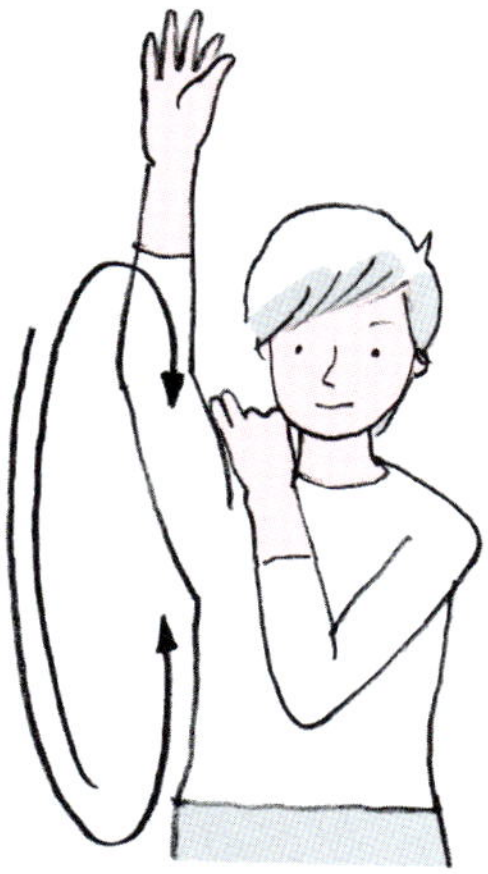

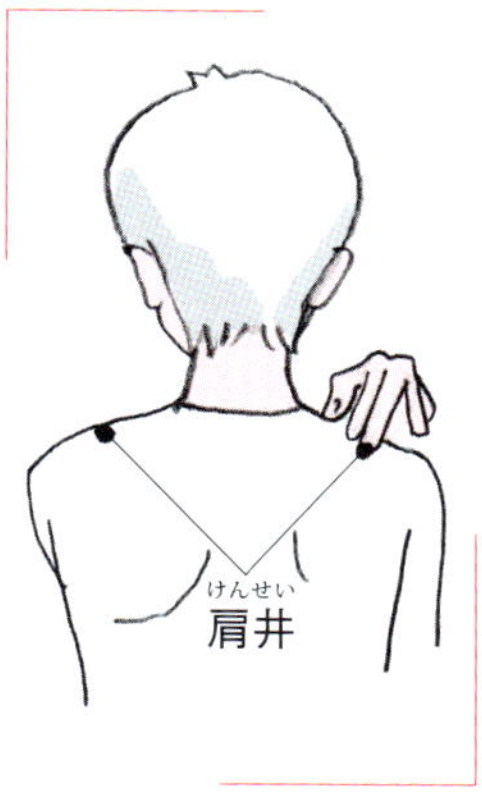

手でひじを支え、気持ちのよい痛みを感じながら、2分静止します。この間に、肩がしだいにやわらかくなります。

左右に行います。

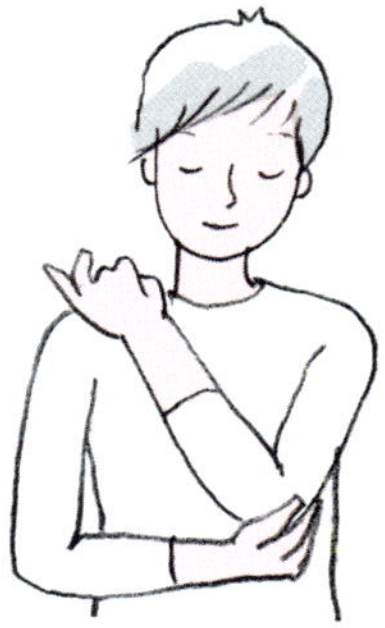

◉肩井はひじを胸にあてて、反対側の肩に手をあてたとき、中指の先端があたるところ（肩の真ん中あたり）。押すと痛みが響く

精神的ストレスから

眉間にしわがより、口元がこわばっていることが多いので、手鏡で見て、ゆるめます。そうすると肩から力が抜けていくのが感じられます。

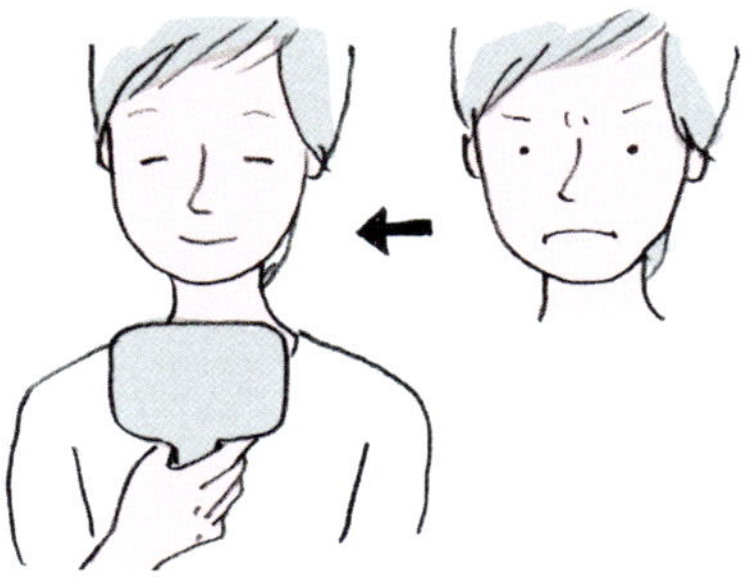

目の疲れから

首の左右の風池《ふうち》に親指をあて、頭を後ろに、もたれかかるようにそらし、親指で支えます。3～5回くり返します。

◉風池は耳たぶのすぐ後ろの骨の出っぱり（乳様突起）の下端から指の幅2本分（人差し指、中指）正中線（身体の中心線）寄りのくぼみ

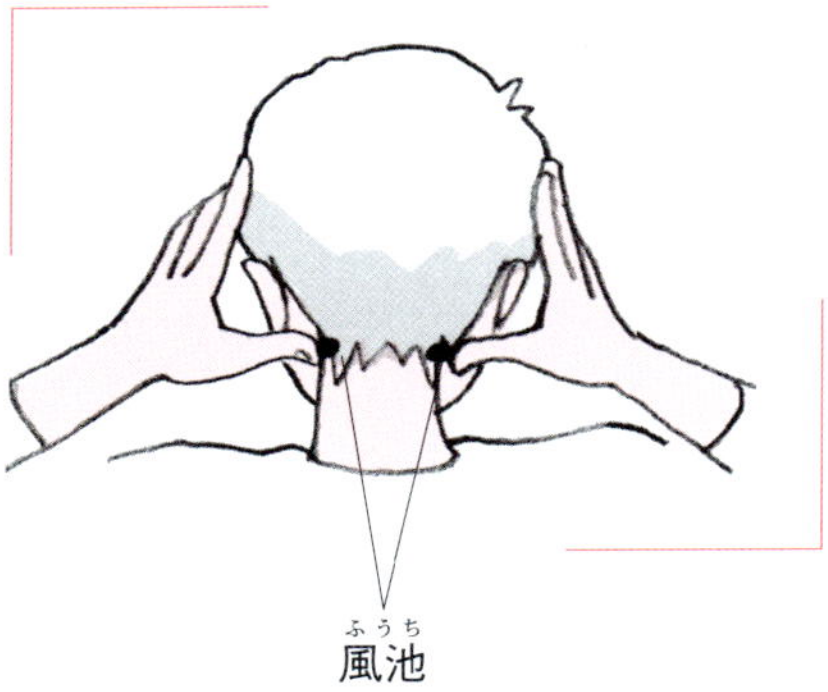

補足療法●おふろで

シャワーで肩井や風池のあたりをじっくりとあたためます。水圧を少し強めにして、お湯の温度も少し高めにします。

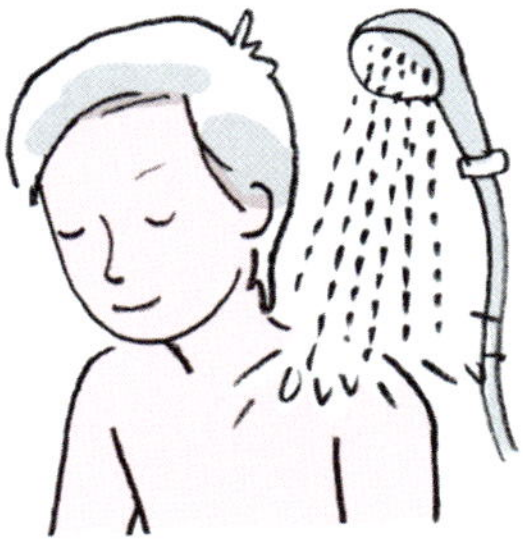

寝違え

寝違えは首を構成する筋肉の筋繊維や筋膜、あるいは結合組織の一部分が、寝ている間の無理な姿勢や急な動きにより損傷し、痛みとそれによる運動制限が生じる状態です。ふつう数日～1週間ほどで元に戻りますが、痛みのある間は非常につらいもので、速やかな改善が望まれる病態です。

痛みの緩和と治癒の促進のためのツボ療法と、簡単な運動をします。1、2をセットで少なくとも午前と午後の1日2回、できれば夜も行います。

1 手の落枕《らくちん》を刺激します。

痛い側の落枕に親指の先端をあて、人差し指、中指を真裏にあてがいます。そして両側から挟むようにして、9回軽く小刻みに押し、10回目に少し強めに3秒ほど押し込みます（「九軽一重」）。3回くり返し、痛くない側にも同じようにします。

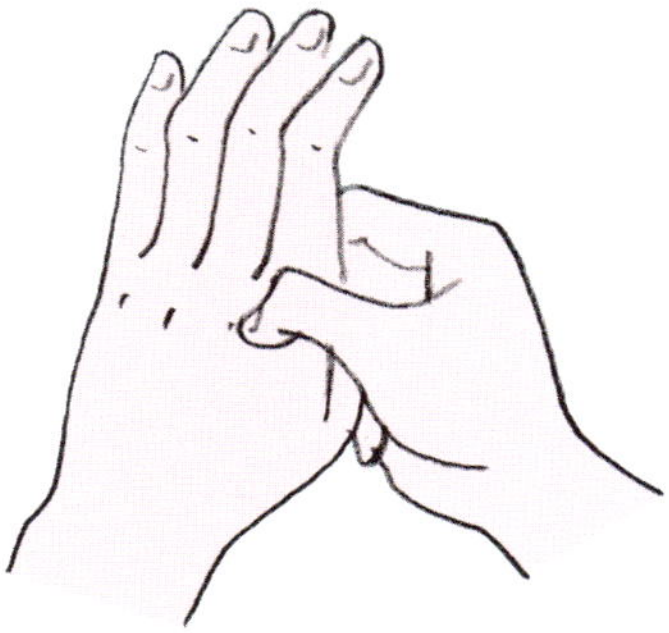

2 手の後谿《こうけい》を刺激します。

痛い側の手を開いて後谿に親指の先端をあて、落枕と同様に「九軽一重」を3回します。痛くない側にも同じようにします。

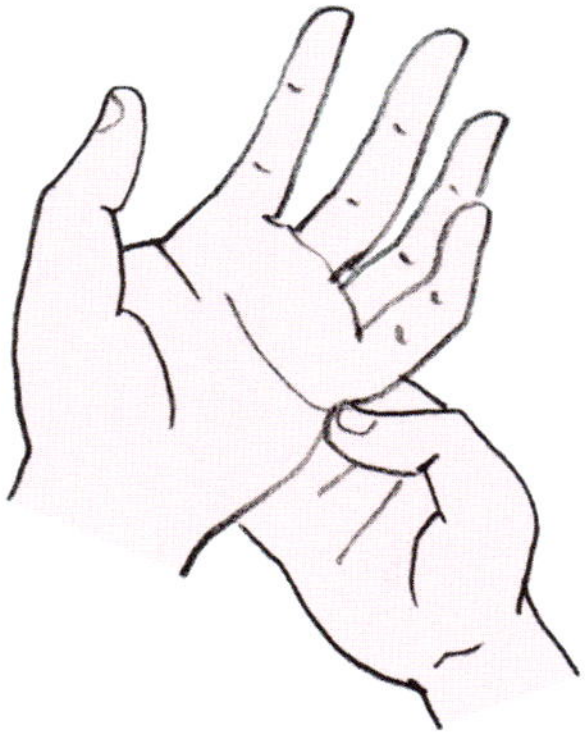

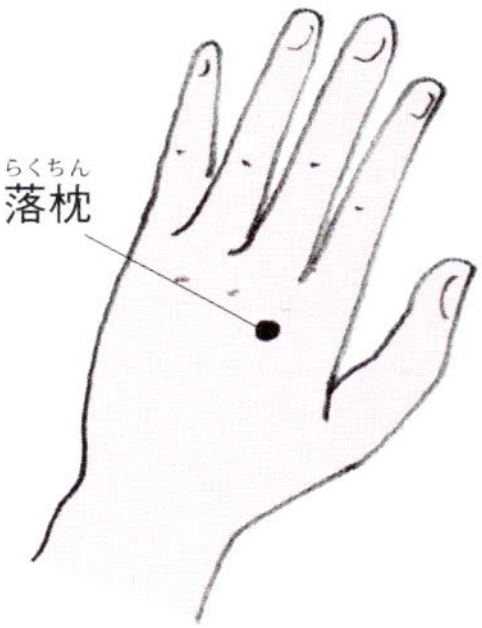

◉落枕はこぶしを握ったとき、高くもり上がる関節の人差し指と中指の骨の間で手首側の、痛みがもっとも響くところ

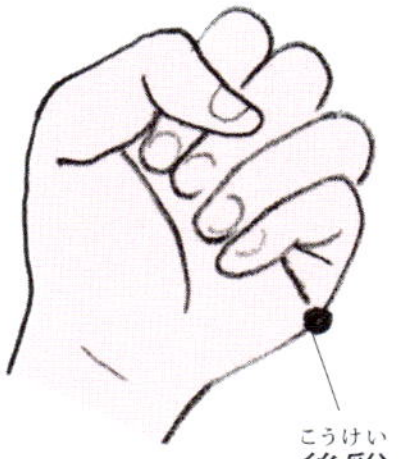

◉後谿はこぶしを握ったとき、高くもり上がる関節の小指側の側面にできる、しわの先端

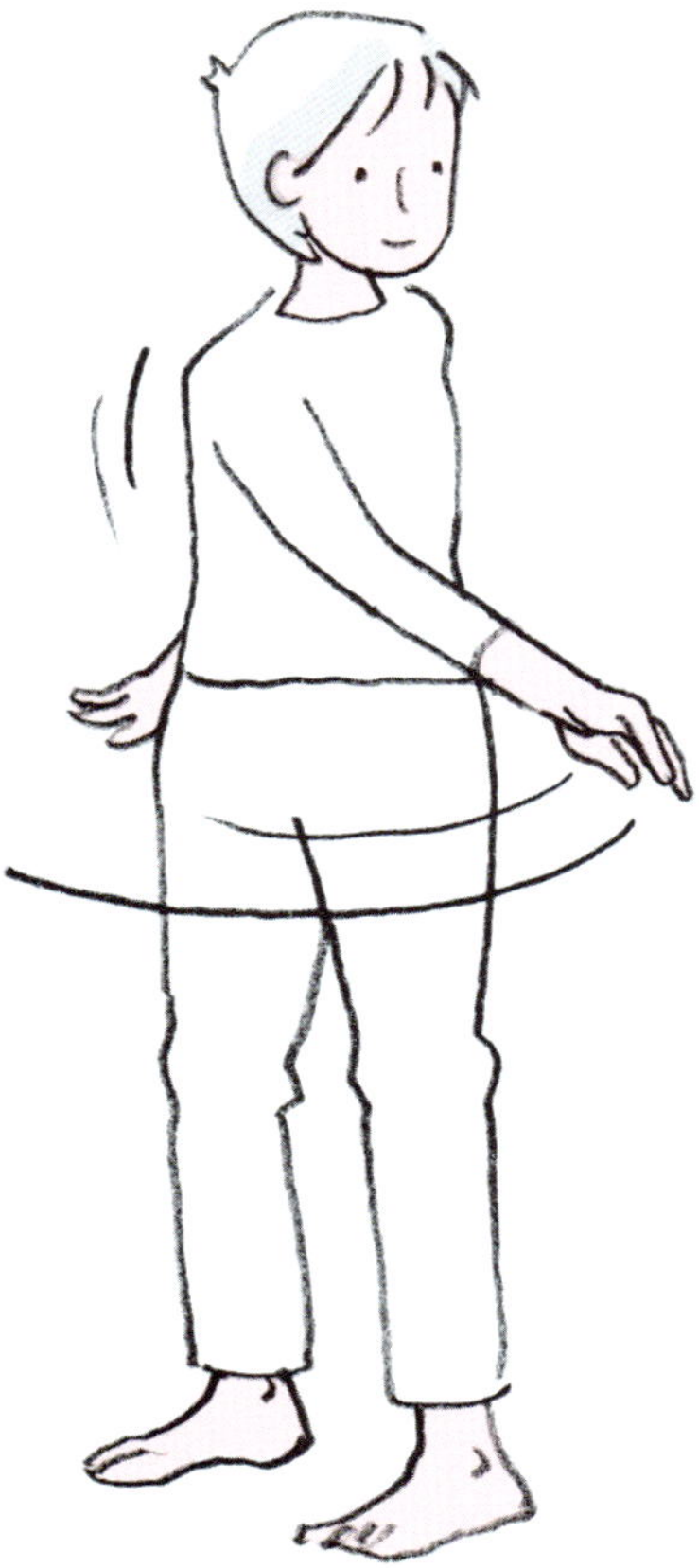

補足療法●甩手《すわいしょう》

この甩手という運動を行うとさらに効果的です。それは、腰をゆるめると効率よく首がゆるむからです。

両足を肩幅よりやや広めで平行に開き、腰の回転を使って両手を左右にブランブランと振っていきます。頭頂から背骨、そして尾骨の線を回転軸として、1本の棒のようにイメージして行います。

肩や腕には一切力を入れず、腕はでんでん太鼓のようにブラッとさせて、身体に巻きつくにまかせます。

左右に巻きつくとき口から「フッ」と息を吐き、吸うときは鼻からしぜんに息が入ってくるようにします。これを2～3分行います。1日2回ほどします。

五十肩

40～50代になると腕を上げようとするとき、後ろに手をまわそうとするとき、肩の痛みでそれがままならなくなることがあります。これは肩関節をとりまく腱などに炎症が生じ、場合によってはさらに癒着を起こしているからです。

たいていは放置しておいても1年ほどすると治ります。しかし、その間はたいへんつらく不便なので、セルフケアを加え、症状の緩和をはかりましょう。温灸と気功法と指もみ（捏五指法）によって血流を改善し、治癒を早める方法で多くの方は1～2ヵ月で大きな効果が上がるでしょう。

＊痛みはじめて4～5日の急性期と局所に熱感があるときは、指もみだけを行います。

1 肩の肩髃《けんぐう》、肩前《けんぜん》、肩貞《けんてい》に温灸をします。

枕をして仰向けに寝ます。ペットボトルの簡易温灸器（14ページ）で痛みがある側の肩髃、肩前、肩貞のあたりの素肌に温灸器をあてていきます。あたたかさを通り越して、「熱い」と感じたらすぐに次のツボに移します。ツボをまわる順序はどこからでも構いません。

1カ所につき5～7回を1日に1回行います。

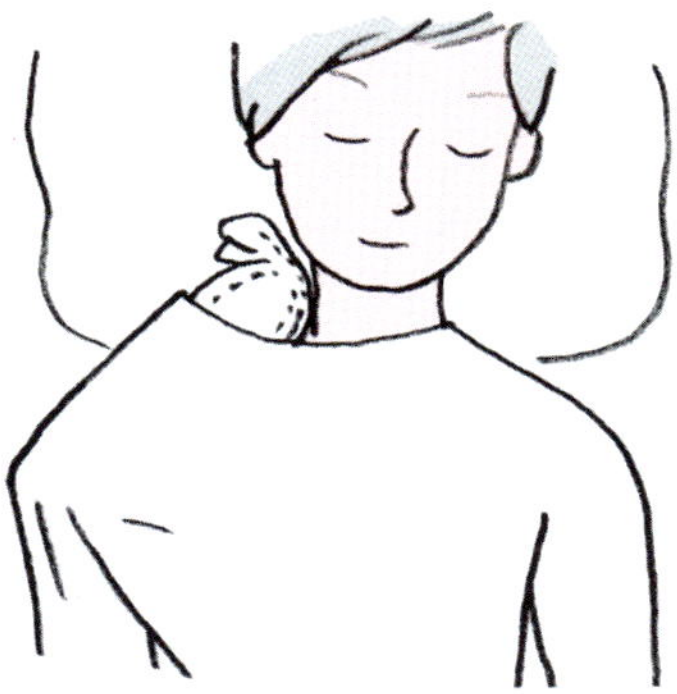

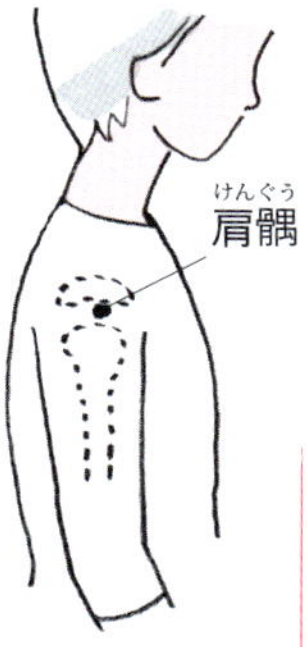

◉肩髃は肩先の骨（骨峰端）の前後の中間点のすぐ下にあるくぼみ

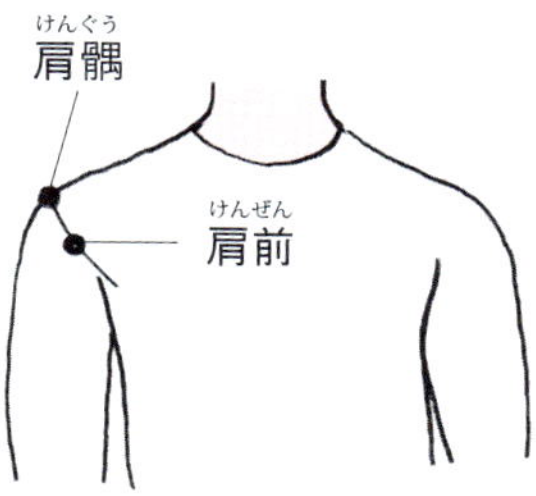

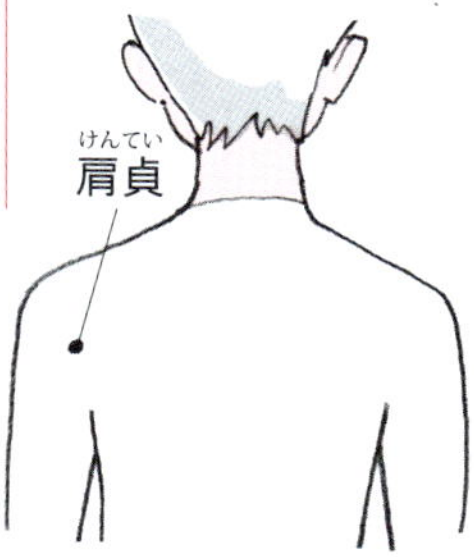

◉肩前は肩髃と身体の前の側の脇の下のしわを結んだ線の中間点あたり。押すともっとも響くところ

◉肩貞は身体の後ろ側の脇の下のしわの先端の上、3センチほどで、押すともっとも響くところ

2 背泳ぎ気功をします。

背泳ぎ気功をするとさらに効果が上がります。

図のように立って背泳ぎをするときのように、両腕を交互に後ろまわしにします。身体をかたくせずにリラックスして行います。手の指は開いて、肩に力を入れずにまわします。腕を上げるとき息を吸い、下げるとき息を吐きます。ふらつかないために視線は正面に向けたままにします。

症状が出るのは、多くの場合、一方の腕だけですが、両腕ともまわします。痛む側の腕も上がる範囲で必ずまわしましょう。腕をまわす側の足を少し浮かすと楽に動かせます。

左右合わせて80回を1セットとし、午前と午後に1セットします。

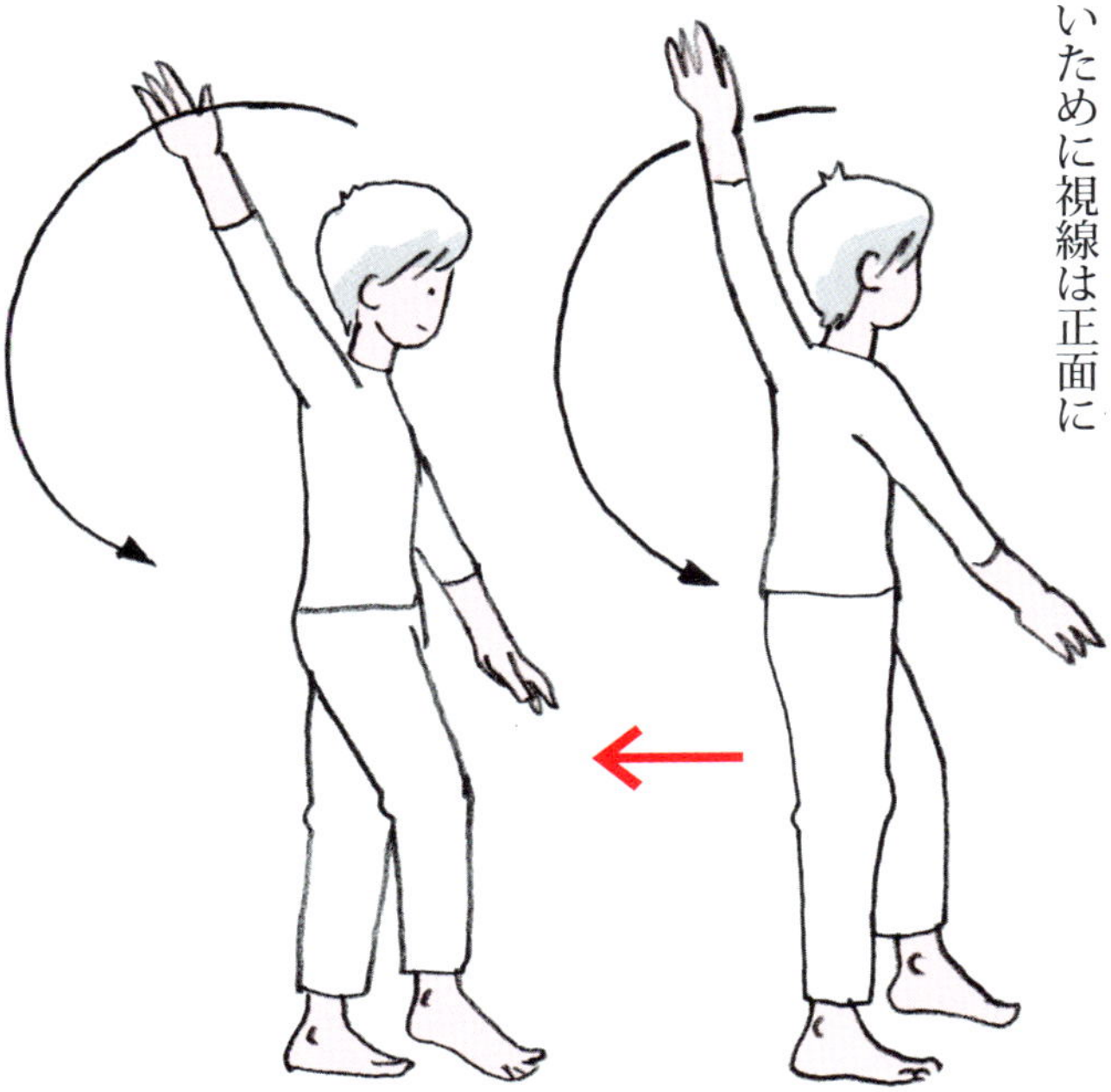

補足療法●捏五指法《ねつごしほう》

肩が痛い側の親指の根元を人差し指と親指で挟み（必ず指の側面を挟む）、グリグリねじるように指の先端までもみます。

とくに指の根元と爪の生えぎわの部分は、念入りにもみます。

人差し指、中指、薬指、小指の順に、同様に刺激します。

痛くない側も刺激して1セットとし、3セット行います。

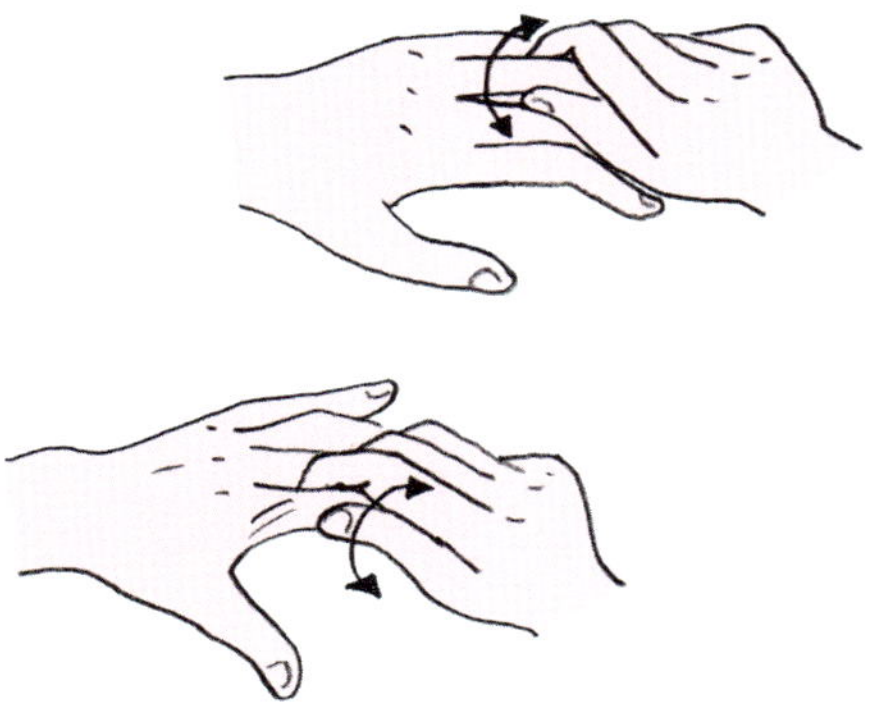

手足のしびれ

腕や手のしびれは頸椎の異常、あるいはその周辺の筋肉のこわばりからくることが多く、足のしびれは腰椎の異常、もしくはその周辺の筋肉のこわばりからくることが多いものです。手、足ともに症状の起こるメカニズムは同じなので、ツボ療法のパターンも同様です。

いずれも末端のツボ刺激と原因となる部位の温灸を組み合わせます。

糖尿病の末梢神経障害によるものは、113ページの足の裏刺激と発声気功も合わせて行います。

ツボの刺激と温灸は続けてしても別の時間にしても構いません。

手のしびれ

1 手の十宣《じゅっせん》を刺激します。

しびれのある側の十宣につまようじの丸い方かヘアピンのわの方を押しあて、ツボに「の」の字をかくように15秒ほどずつ刺激します。利き手でない手がうまく動かない場合は、ようじをあてた利き手をまわすとよいでしょう。しびれているのがたとえ指1本だけでも5カ所すべてを刺激します。

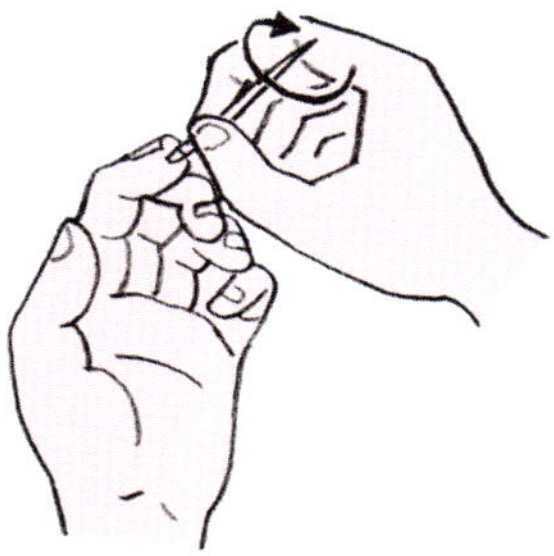

●十宣は手の指の先端

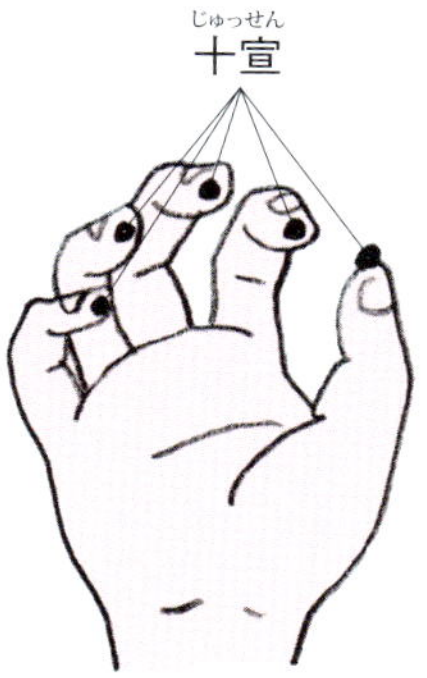

2 首の周辺に温灸をします。

ペットボトルの簡易温灸器（14ページ）で、頸椎の周辺をあたためます。

頸椎に対して真横にあてて、あたたかさを通り越して「熱い」と感じたらすぐに上か下にずらして2段分を、15分ほどあたためます。

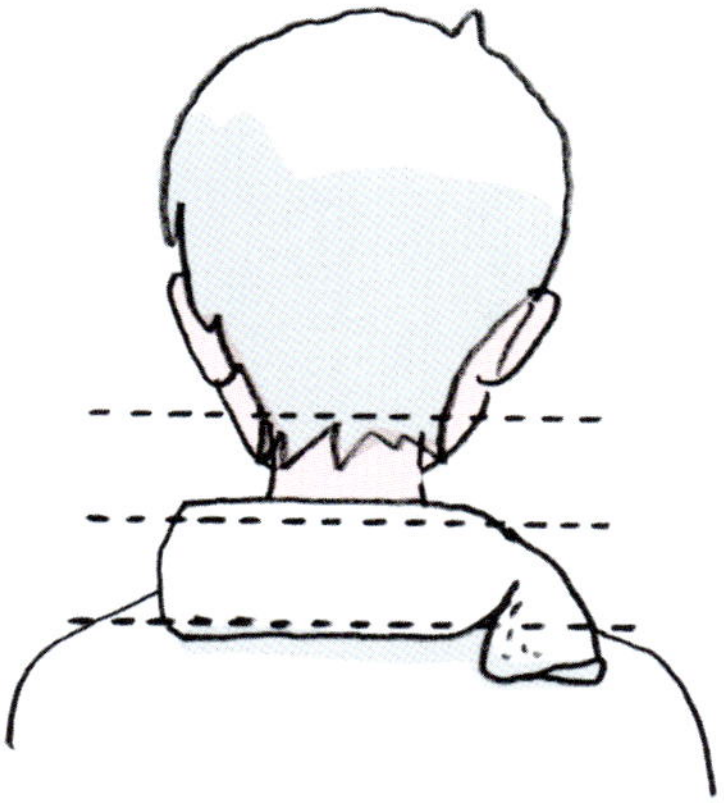

足のしびれ

1 足の気端《きたん》を刺激します。

しびれのある側の気端につまようじの丸い方かヘアピンのわの方を押しあて、ツボに「の」の字をかくように15秒ほど刺激します。

しびれているのがたとえ1本の指だけでも手と同様に5カ所すべてを刺激します。

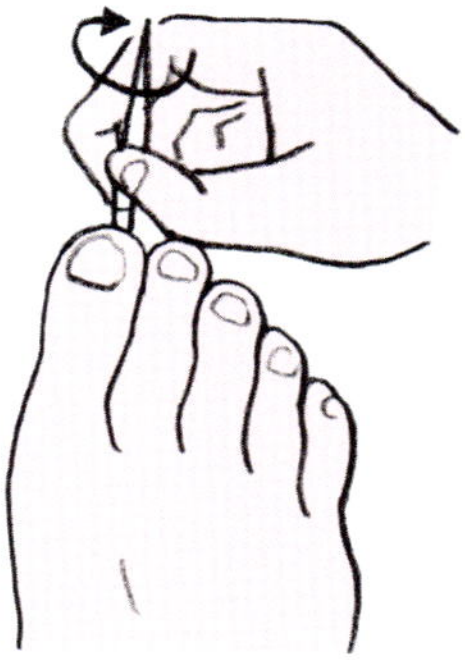

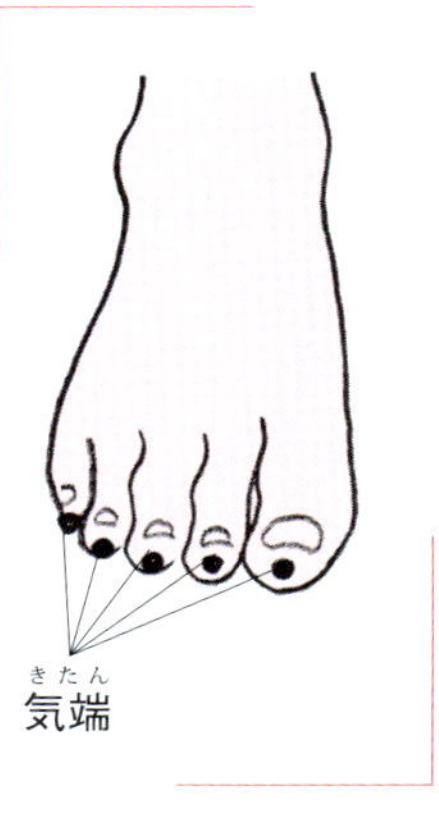

●気端は足の指の先端

2 腰の周辺に温灸をします。

ペットボトルの簡易温灸器（14ページ）で、腰椎の周辺をあたためます。

腰椎に対して真横にあてて、あたたかさを通り越して「熱い」と感じたらすぐに上か下にずらして3段分を、20分ほどあたためます。

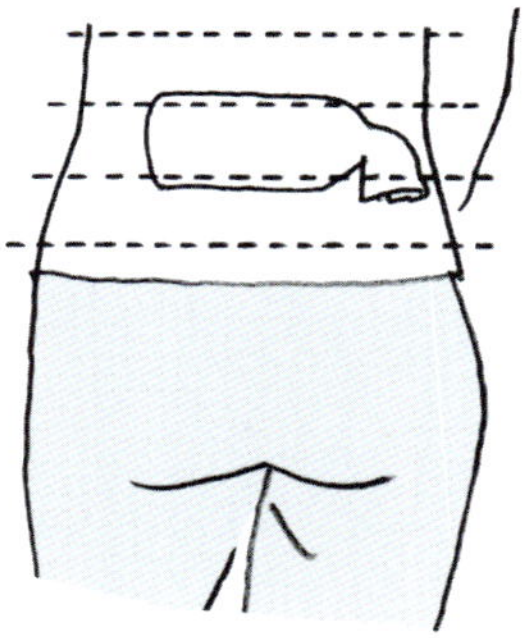

ひざの痛み

ひざの痛みの多くは、加齢などによってひざを守っている太股の筋肉が弱ったり、体重が増加したりして、ひざへの負担が大きくなるために生じるものです。長期化すると関節の変形、水がたまる、動きにくくなる、などが起きます。ツボ療法によってこれらの症状が軽減されることは少なくありません。

痛む場所によって、別々の治療をする部分があります。使い捨てカイロを使う療法も有効です。1〜2はおふろの中で行うとなお効果的です。

1 ひざの血海《けっかい》と梁丘《りょうきゅう》を刺激します。

痛みがある側のみ行います。

椅子に座って血海と梁丘を左右の親指で押さえ、踵を振り子のようにしてひざを振って戻します。5回行い、最後に1分、そのまま押さえます。このとき両手の中指がひざ裏の真ん中にくるようにします。

おふろでは足を投げ出して座り、ひざを軽く立てて踵を振ります。

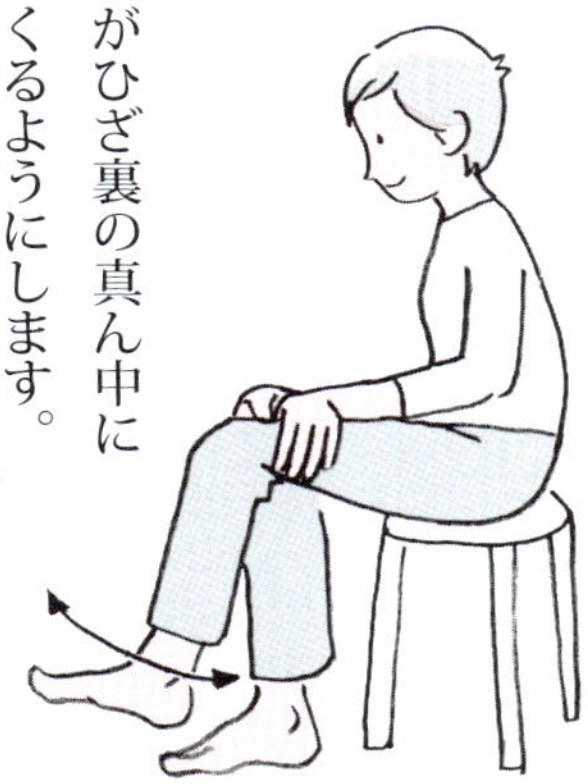

●血海はひざの皿の内側の上の角から指の幅3本分（人差し指、中指、薬指）上の筋肉が少しへこんだところで、押してもっとも響くところ
●梁丘はひざの皿の外側の上の角から指の幅3本分（人差し指、中指、薬指）上あたり、押してもっとも響くところ

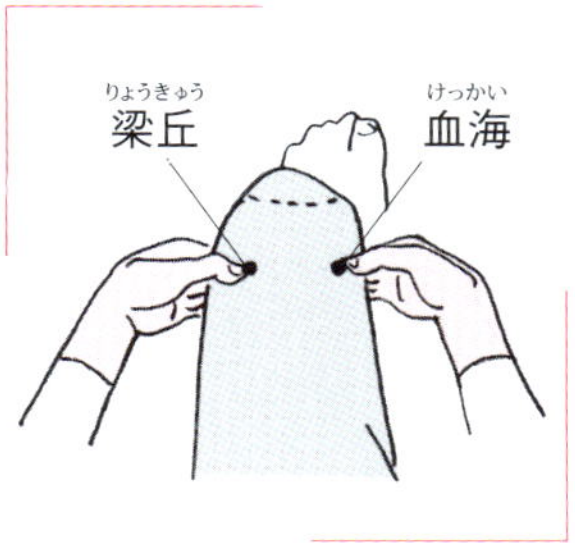

2 ひざの周囲を刺激します。

痛みがある側のみ行います。

内側が痛む場合、外側が痛む場合、それぞれ違う場所に行います。全体が痛む場合は両方行います。

目を閉じて両手の親指で1〜2分ジワジワと触り、気持ちのよい痛みを味わいます。

ここで使う阿是穴《あぜけつ》とは「あっ、そこ」という意味で、人によってときによっても位置が違うので、目安となる場所から、毎回押すと気持ちのよい痛みが響く場所を見つけます。

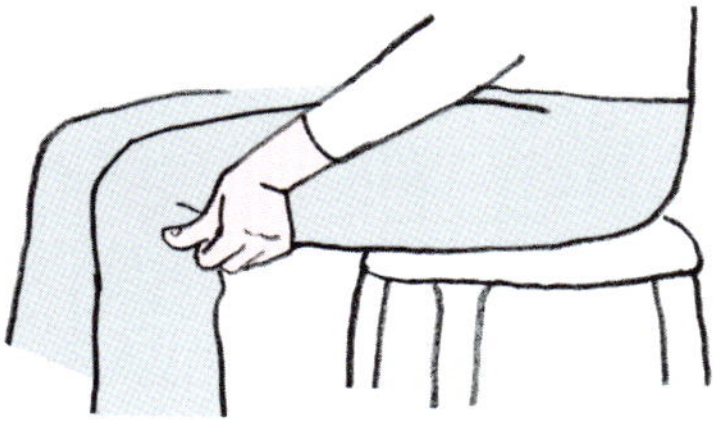

ひざの内側が痛む場合

2つの阿是穴を用います。1つはひざの皿より内側、もう1つはひざの皿の下の骨の内側、それぞれ押すと痛みの響くところです。

ひざの外側が痛む場合

ひざの皿の外側で押すと痛みが響くところ（阿是穴）と、陽陵泉《ようりょうせん》の2カ所。

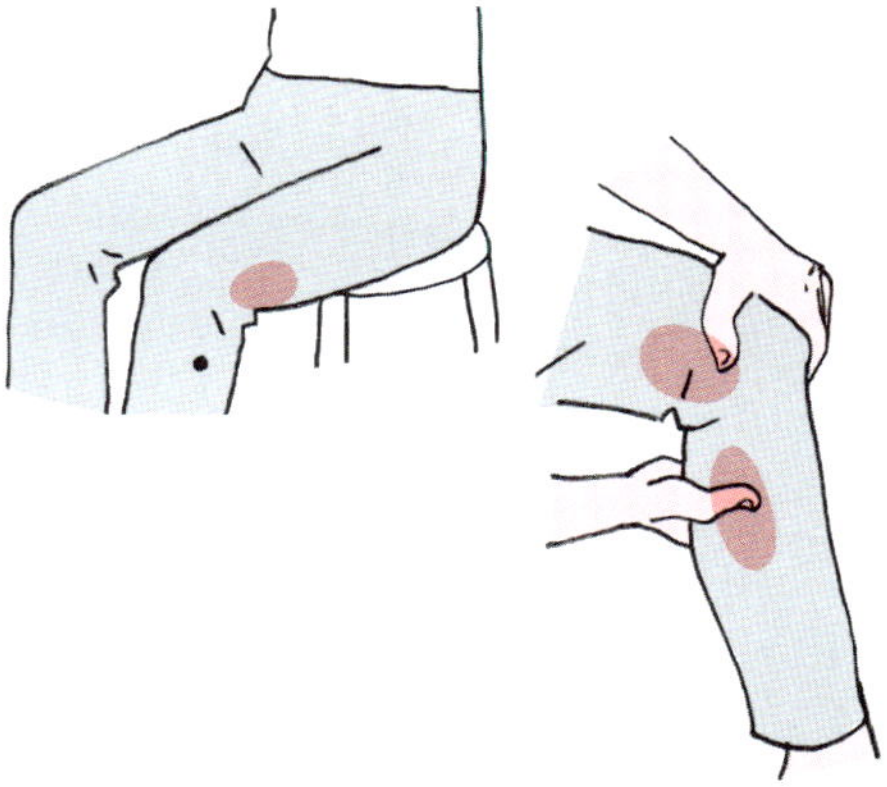

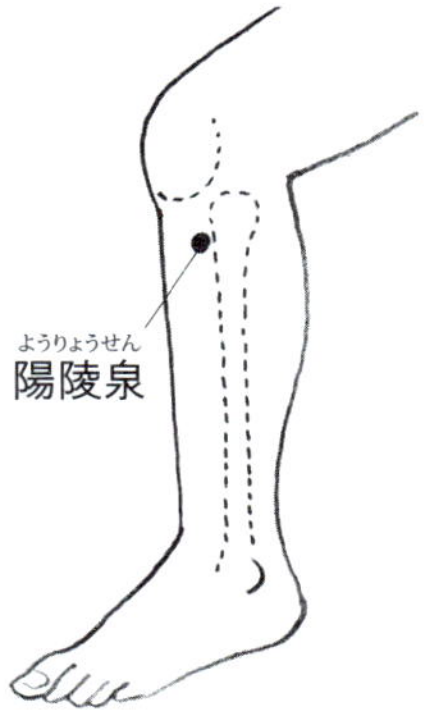

●陽陵泉は外くるぶしから上に指を滑らせるとひざの下のところでぶつかる小さな丸い骨の出っぱり（腓骨小頭《ひこつしょうとう》）の下方にあるくぼみ

補足療法●お目覚め気功

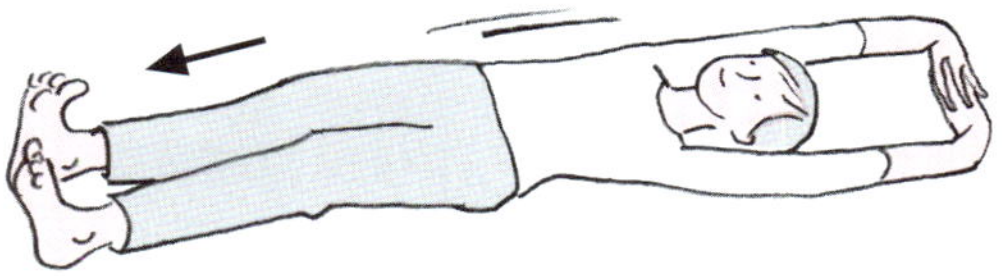

毎朝起きたときにふとんの中でする運動です。1分ほどででき、たいへん役立ちますのでおすすめです。

踵のつき出し

両手を組んで伸びをするように上に伸ばし、手のひらを上に向けます。手はそのまま、息を吐きながら片方の踵を、脚のつけ根から押し出すようにグーッと力を入れてつき出します。そして戻しながら息を吸います。これを左右交互に、4～6回くり返します。

足首の曲げ伸ばし

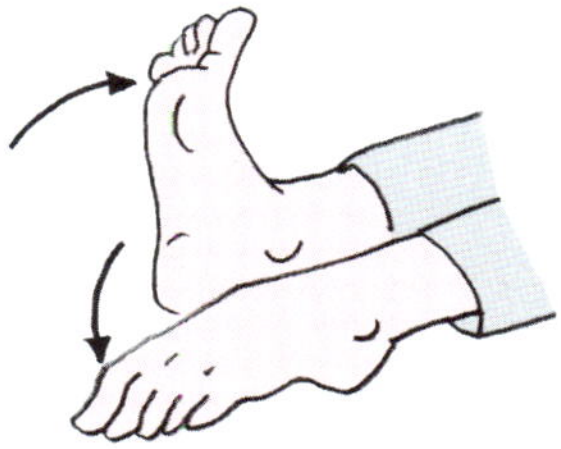

両手を伸ばしたまま、足首を動かして爪先を上下させます。ゆっくり一方の足首を伸ばし、同時にもう一方の爪先を上に引き上げます。伸ばしと引き上げで、力を入れるときに口から息を吐き、力をゆるめるときに鼻から息を吸います。これを4～6回行います。

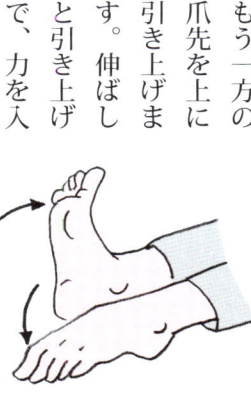

補足療法●サポーターとカイロ

ひざにサポーターをして、2でみつけた阿是穴、陽陵泉にあたるように、使い捨てカイロを上からはりつけます。ひざが熱を持っているとき、ひざの周辺の感覚が鈍い場合はしてはいけません。また、就寝中は、低温やけどの危険があるので必ずはずします。

こむらがえり

こむらがえりは太股やふくらはぎ、土踏まずなどの筋肉が急にけいれんを起こして、痛みを生ずる状態です。足が疲れていたり、ふだんしない激しい運動をしたり冷たい水に長時間入っていたりするとよく起きますが、寝ているときに起こる場合もあります。血流の障害や電解質のアンバランスが原因と考えられています。単純な理由で起こるものもあれば、肝臓など内臓に疾患があるために起こるものもあります。

すぐ対処できる方法と、頻繁になる方がふだんから行うとよい方法を紹介します。

1 こむらがえりが起こったとき手を上げます。

こむらがえりが起きたときの姿勢のまま起きた脚と反対側の手を、手のひらを上向きで思いきり頭上につき上げます。その状態で手の指を開き、ワイパーのように手首を左右に振り動かします。何回か動かすと筋肉の引きつりがかなりゆるんでくるのがわかります。

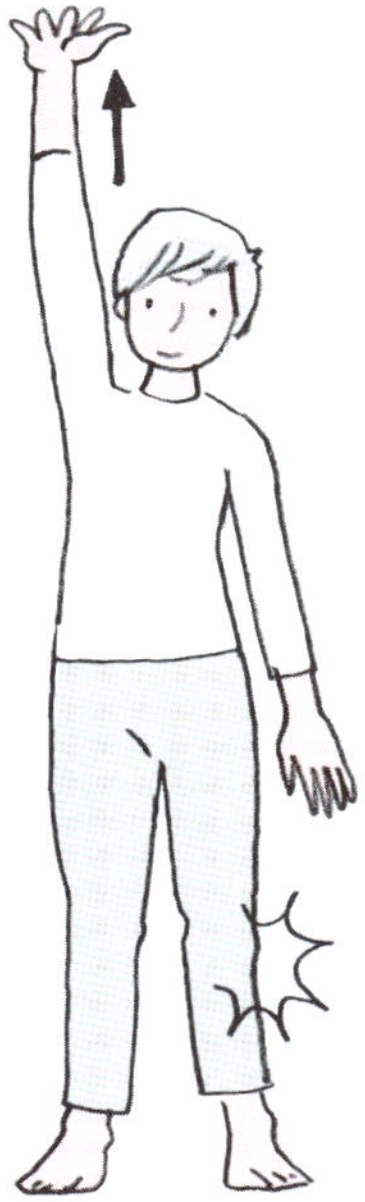

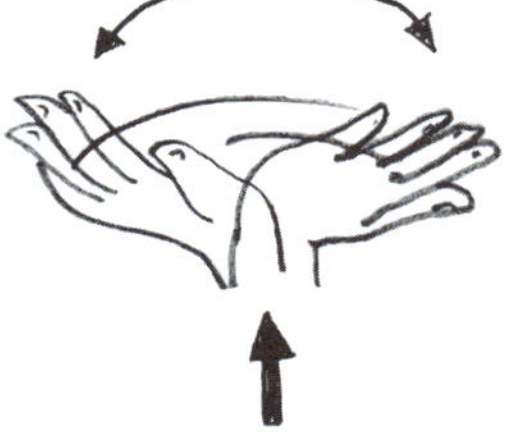

2 脚の陽陵泉《ようりょうせん》を刺激します。

続いて椅子に座り、こむらがえりが起こっている側の手で、同じ側の陽陵泉に中指の先をあて、薬指の先端も陽陵泉の後ろにあてて、指を強く押し込んでから、前後にずらすようにくり返し動かします。親指はひざ上にしぜんにあて手を安定させます。20～30回行います。

この2段階でほとんどのこむらがえりは治まります。

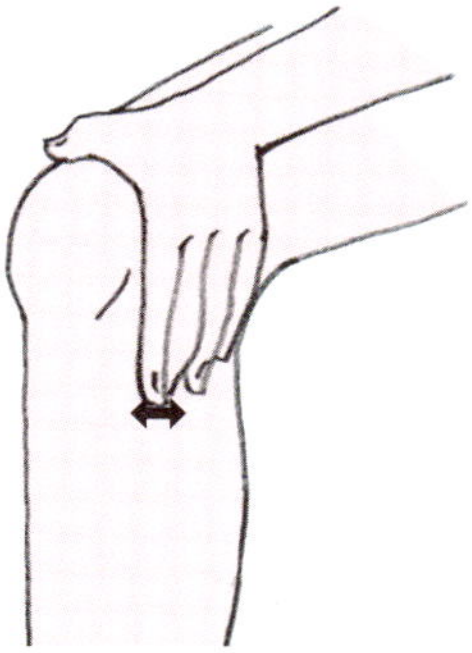

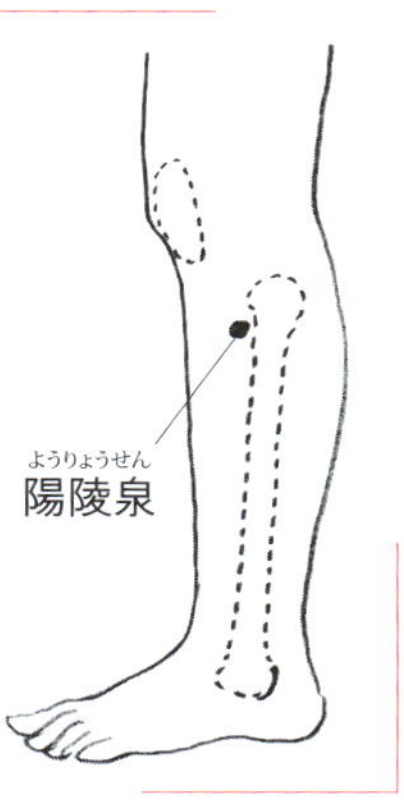

◉陽陵泉は外くるぶしから上に指を滑らせるとひざの下のところでぶつかる小さな丸い骨の出っぱり（腓骨小頭《ひこつしょうとう》）の下方にあるくぼみ

こむらがえりの予防

1 脚の陽陵泉《ようりょうせん》と陰陵泉《いんりょうせん》を刺激します。

椅子に座り、陽陵泉と陰陵泉に中指と薬指をあてて、少し押し込みます。このとき親指はひざ上に自然にあて手を安定させます。この姿勢からツボへの圧力はゆるめないようにして爪先を大きく上下させます。指を動かさずにツボを効率よく刺激できます。

この上下運動を10回行います。左右に行います。

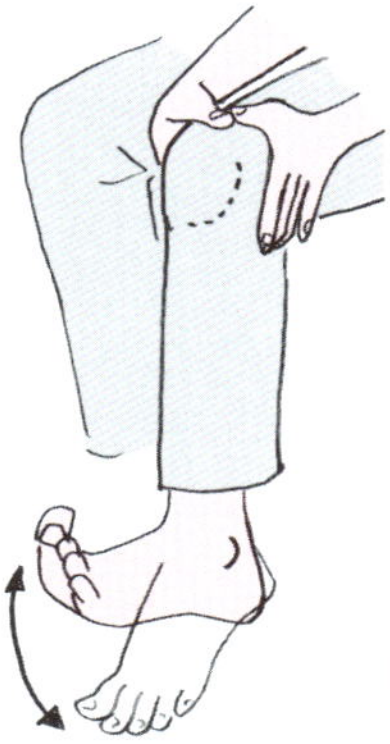

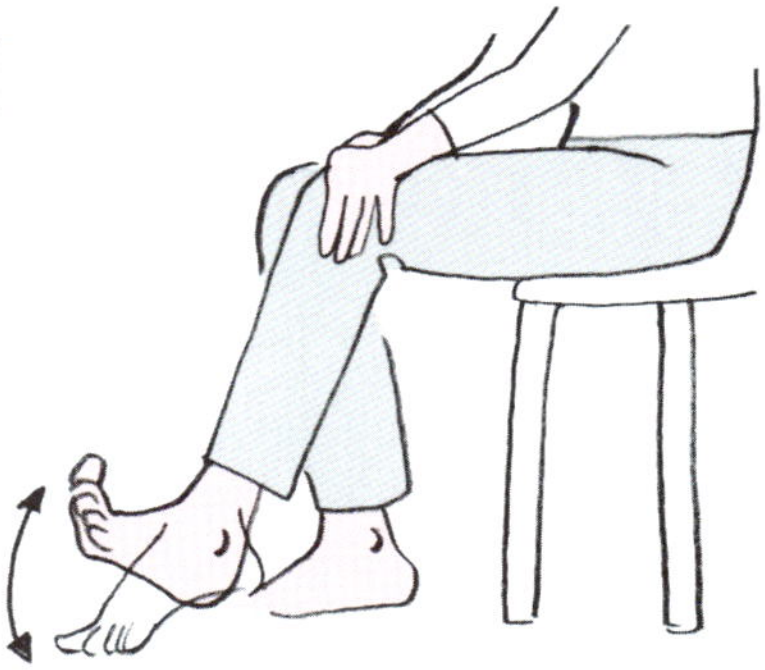

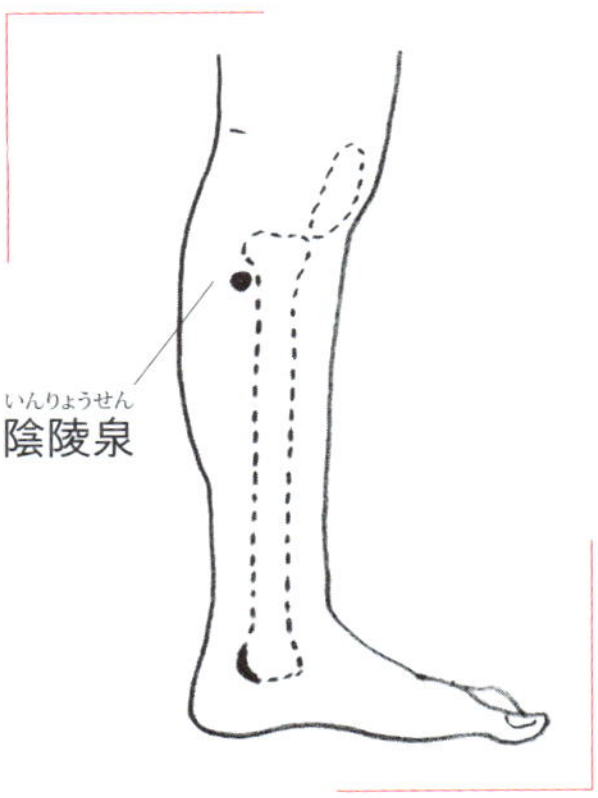

●陰陵泉はすねの骨の内側を下からさすり上げたとき骨の出っぱりに指がぶつかって止まるところの高さで骨のきわ、押してもっとも響くところ

2 踵をまわします。

椅子に座ったまま片足の先を後ろにずらし、ちょうどお尻の真下あたりの少し横に、足の親指と人差し指の腹をつけ踵を上げます。この形から踵を大きく外にまわします。

ゆっくりと足の裏の筋肉が伸びるのを感じながら10回ほどまわして、今度は反対に内まわしを10回ほどします。左右に行います。

これを朝晩1日2回行うとよいでしょう。

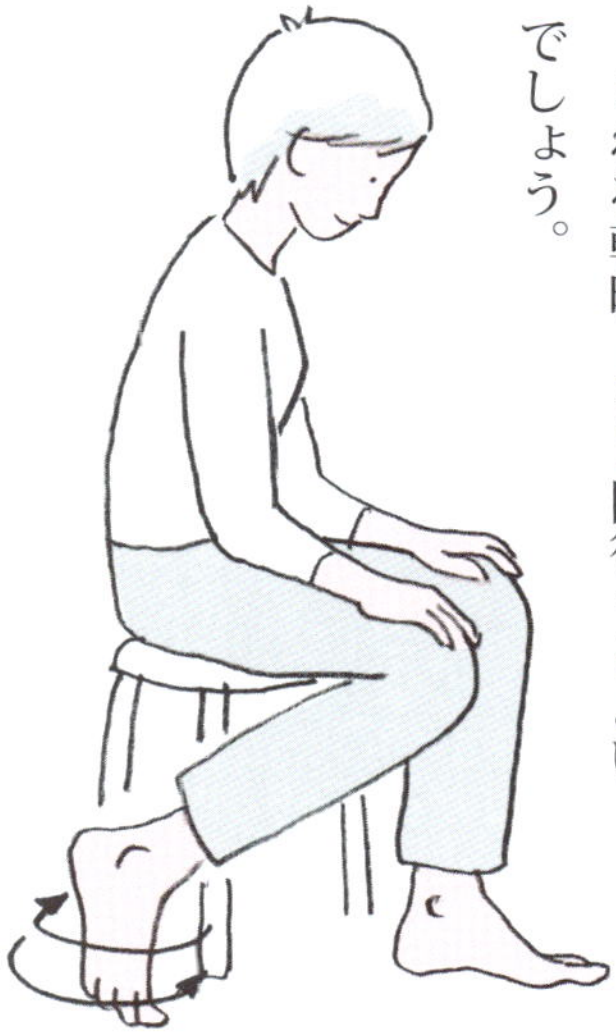

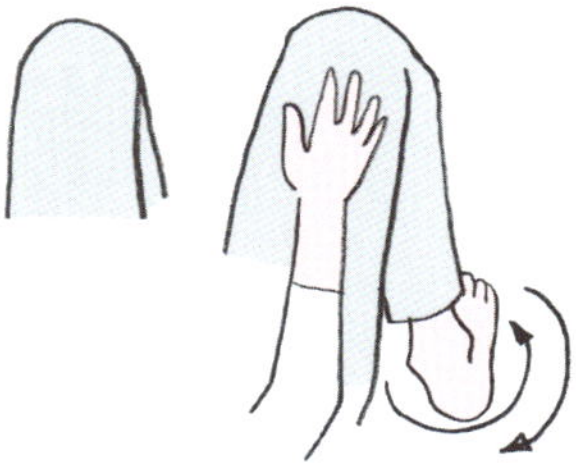

胃痛

〝胃痛〟は症状名にすぎません。その原因はアルコールのとりすぎ、ピロリ菌、内服薬の副作用、精神的ストレスなどが考えられます。中でも最大の原因は精神的ストレスで、これが自律神経のバランスを乱して起こるケースがもっとも多いといわれます。胃痛の中で急に起こる激しいものは胃けいれんともよばれていますが、疾病としては急性胃炎、胃潰瘍、十二指腸潰瘍などが考えられます。

急場をしのぐためのツボ療法と、ストレスに強くなる呼吸のこつを覚えましょう。

1 お腹の中脘《ちゅうかん》への手あてをします。

中脘に右手のひらをあてて、30秒ほど静かにしておきます。目を閉じて右手のひらに意識を集中させます。人はよく本能的にこのポーズをとりますが、治療的に行うという自覚をすると、さらに効き目を発揮します。

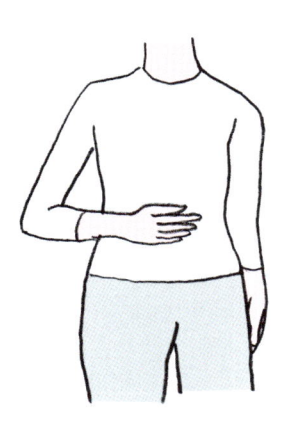

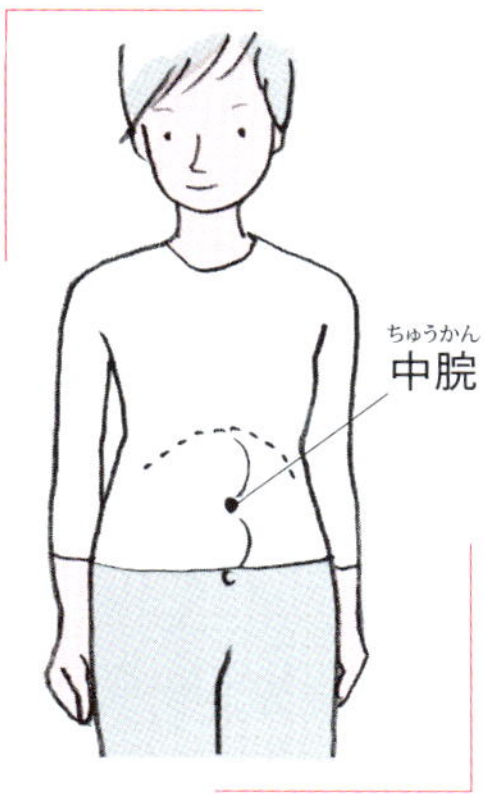

●中脘はおへそとみぞおちのちょうど中間点

2 ひざの梁丘《りょうきゅう》を刺激します。

左右の梁丘に親指を立ててツボに「の」の字をかくように少し痛いくらいにグリグリと押します。5秒ほどどしてからゆるめ、また押します。これを5～10回くり返します。

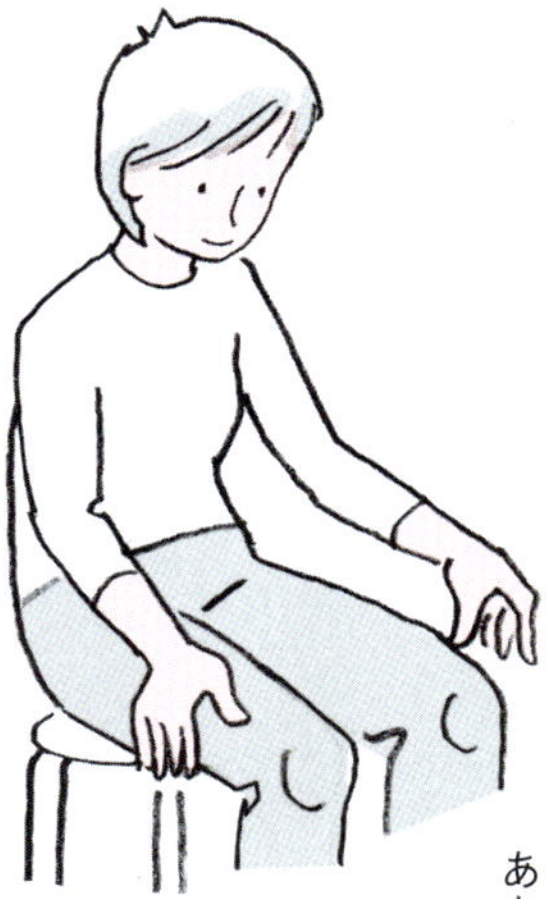

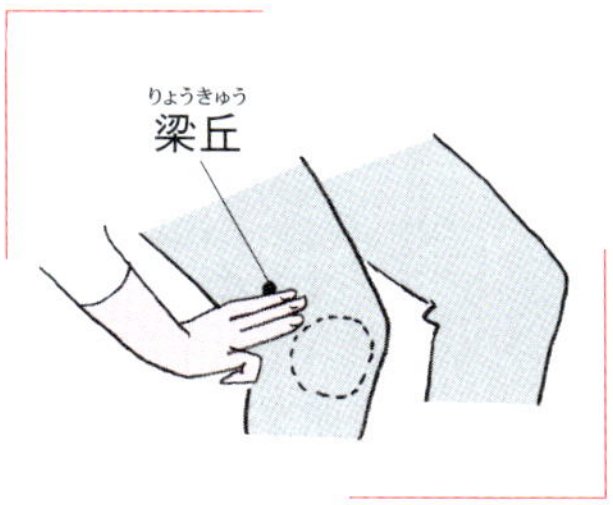

●梁丘はひざの皿の外側の上の角から指の幅3本分（人差し指、中指、薬指）上あたり、押してもっとも響くところ

ストレスに強くなる呼吸のこつ

姿勢はどのような姿勢でも、また動きながらでも構いません。ただ意識を下腹に向けて、呼吸によってふくらんではへこむ動きを感じるようにします。呼吸と下腹の動きは自然にまかせます。休憩中や仕事の合間などにするとよいでしょう。1回の時間は1分でも5分でもよいので、できるときを見つけて行います。

ただこれだけのことですが、続けていくとふしぎとストレスに強い身体になっていきます。

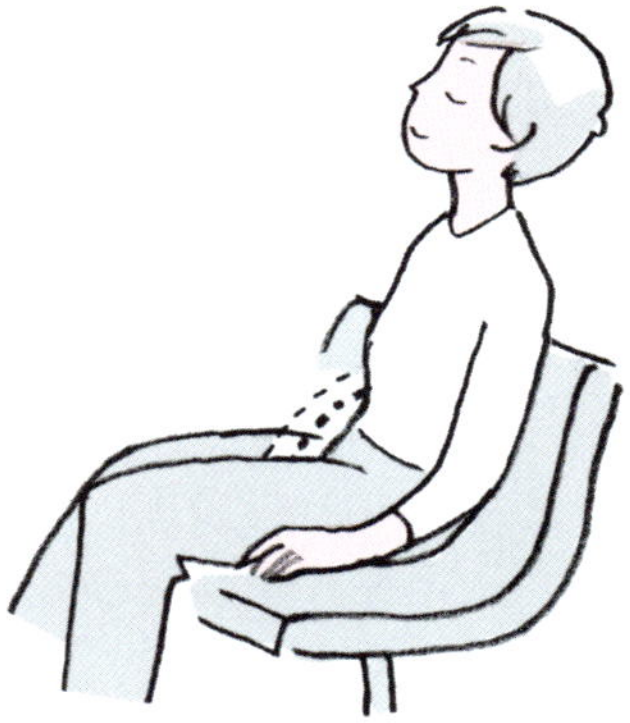

伝統医療あれこれ2 経穴《けいけつ》・奇穴《きけつ》・新穴《しんけつ》・阿是穴《あぜけつ》

身体のツボには経絡《けいらく》上の360ほどの経穴のほかに、奇穴、新穴、阿是穴があります。

奇穴の奇とは「並はずれてすぐれている」という意味、それほどすぐれた効果があるツボということです。この疾患、症状に対してこのツボがとくに効くというようにワンセットになっているのが特徴です。本書には落枕《らくちん》（寝違え）、十宣《じゅっせん》（高血圧、しびれ）、小趾尖《しょうしせん》（めまい、糖尿病）などがでてきます。

新穴も同じ特徴を持ちますが、奇穴は数々の経典に記載があり歴史的に受け継がれているものであるのに対し、新穴は近・現代になって発表されたもので、今も新穴は発表されています。腰痛《ようつう》（腰痛）、肩前《けんぜん》（五十肩）、坐骨点《ざこつてん》（坐骨神経痛）などがこれにあたります。

実際には奇穴、新穴にも経絡上にあるものがあります。

阿是穴は文字どおり「阿（あ）是（そこ）」という意味で、ほかの場所と違って明らかに押すと痛かったり、響きが気持ちよかったりする、そのとき、その状態で場所がかわる反応点です。本書ではひざの痛みの項で探します。

食欲不振

食欲不振の原因には、暑気あたり、胃腸の働きがじゅうぶんでない、精神的に落ち込んでいる、などが考えられます。また、消化器系の疾患、感染症、腎疾患、心疾患などを患っているときにも起きます。ある種の薬の副作用の場合もあります。

いずれの場合にも、ツボ療法は、改善の大きな助けになることが、少なくありません。

＊この療法は食後1時間以内には行ってはいけません。

1 手首の内関《ないかん》を刺激します。

柄の先がへら状になったくしか、それにかわるものでこすったり、押したりすることで刺激します。

図の内関の周辺をへらの部分で20回ほどこすります。次に内関に柄を立てて、ゆっくり押す、ゆるめるを3回くり返します。左右に行います。

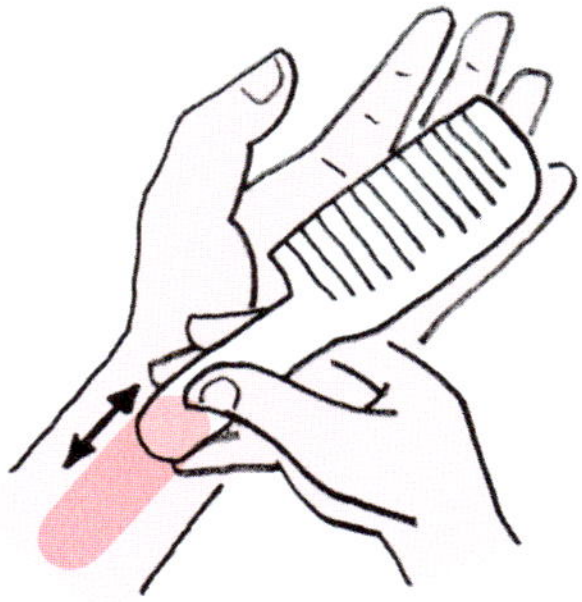

2 ひざの足三里《あしさんり》を刺激します。

足三里の周辺をへらの部分で20回ほどこすります。続いて、足三里に柄を立てて、ゆっくり押す、ゆるめるを3回行います。左右に行います。

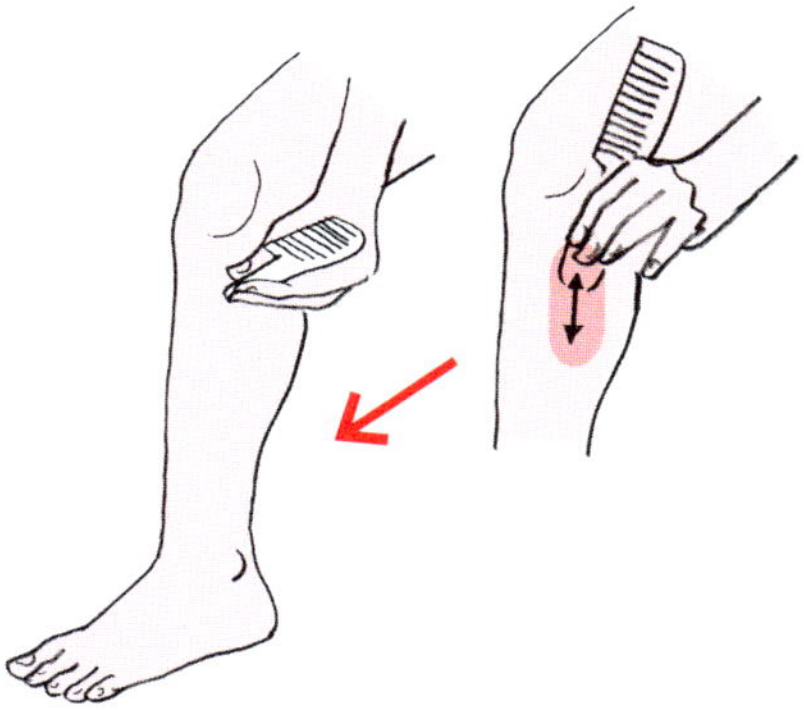

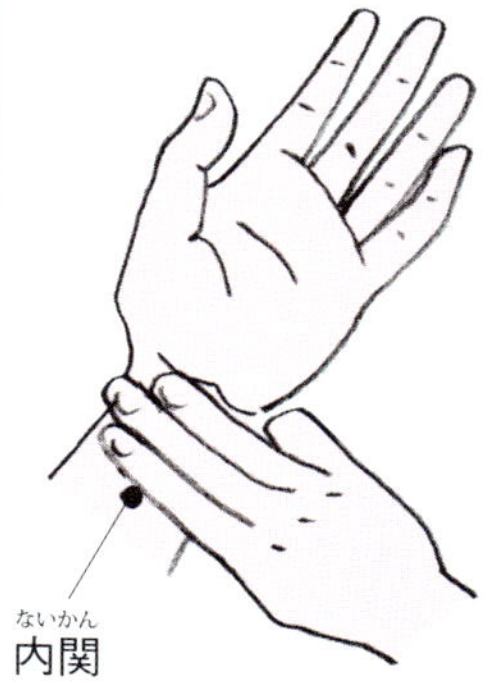

●内関は手首の手のひら側で腕の真ん中、手首のしわから指の幅3本分（人差し指、中指、薬指）ひじ寄りのところ

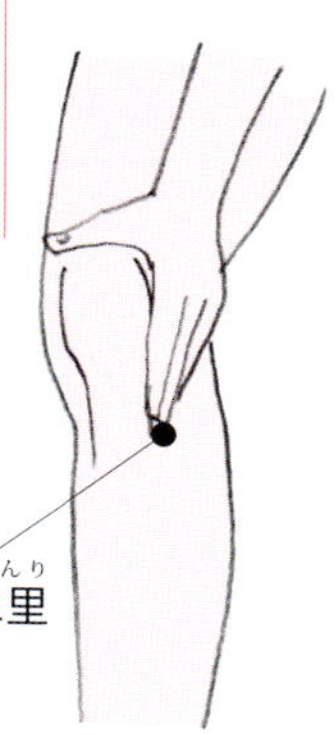

●足三里はひざを90度ほどに曲げて、足と同じ側の親指と人差し指の間の水かきの部分を広げ、図のようにひざの皿にすっぽりとはめたときの、中指の先のあたりで、押すともっとも響き、気持ちのよい痛みを感じるところ

3 お腹の神闕《しんけつ》と中脘《ちゅうかん》を刺激します。

仰向けに寝て図の神闕と中脘の周辺を刺激します。下着の上から図の部分を20回、縦方向にへらの部分でこすります。この部位は優しくこすります。

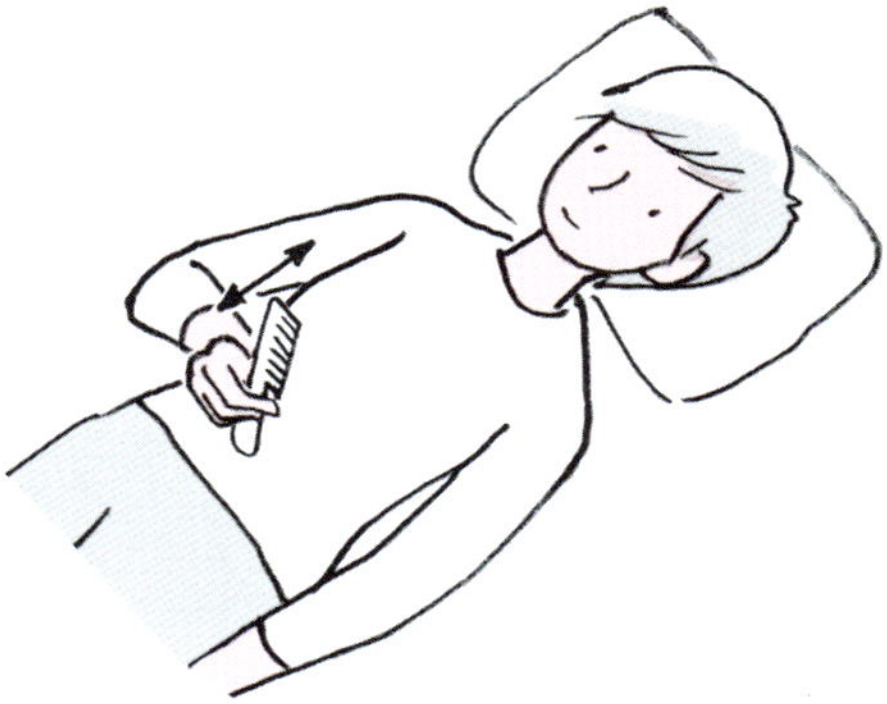

4 足の裏を刺激します。

図の土踏まずのあたりを、突起のついた足踏みグッズ、丸や四角の棒きれなどを踏んで、3分ほど刺激します。

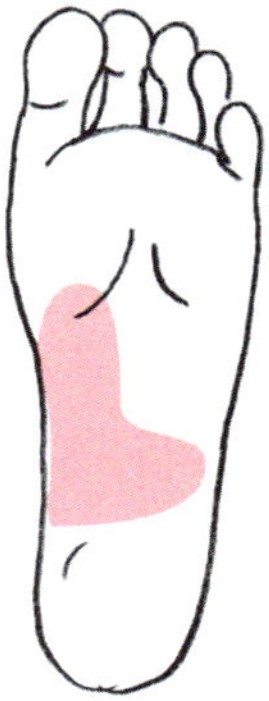

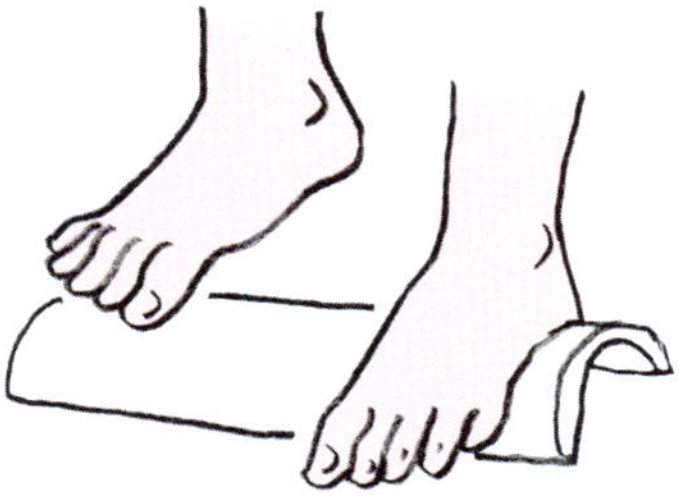

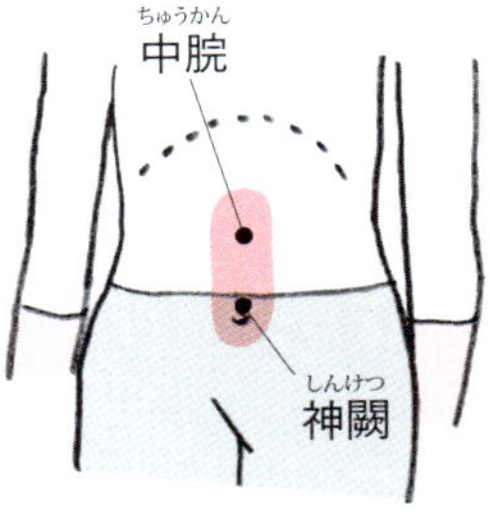

●神闕はおへそ
●中脘はおへそとみぞおちのちょうど中間点

補足療法●4つのツボに温灸

とくに虚弱体質の方に向いている、たいへん有効な療法です。1〜4の療法に加えて行います。

ペットボトルの簡易温灸器（14ページ）の平らな面を内関《ないかん》、足三里《あしさんり》、神闕《しんけつ》、中脘《ちゅうかん》に、順番にあてていきます。あたたかさを通り越して「熱い」と感じたらすぐに次のツボに移し、1つのツボに3回ずつあてます。

便秘

便秘の原因は、腸の機能低下、精神的ストレス、運動不足、食物繊維や水分の摂取不足などが考えられます。便秘が長期間続くとお腹がはって苦しくなる、不眠、情緒不安定、肌あれなどの症状も出るようになります。

ここではお腹、脚、足の裏のツボを使います。1つでも効果がありますが、症状が頑固な場合には、3つとも生活の合間にとり入れると効果が得やすくなります。また、朝起きてコップ1杯の水を飲む、よく歩くまたは足踏みをする、食物繊維を多くとることも大切です。

1 お腹の腹結《ふっけつ》を刺激します。

腹結を押しながら腹式呼吸をすることで、刺激をより強めます。横になって左右の腹結に4本の指（親指以外）を添えて、鼻から息を吸いながらお腹をふくらませます。そして息を吐きながら指を身体の中心部に向かって徐々に押し込みます。これを10～15回行います。呼吸に無理のない程度にゆっくり行います。

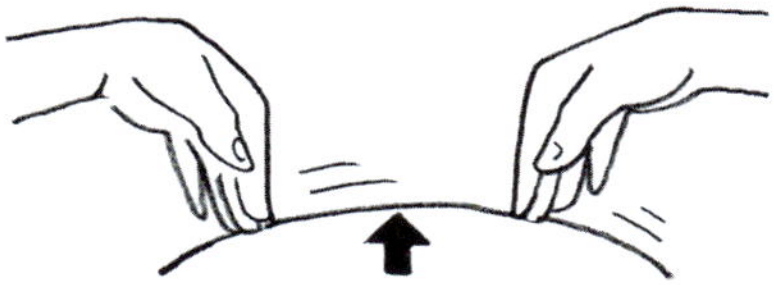

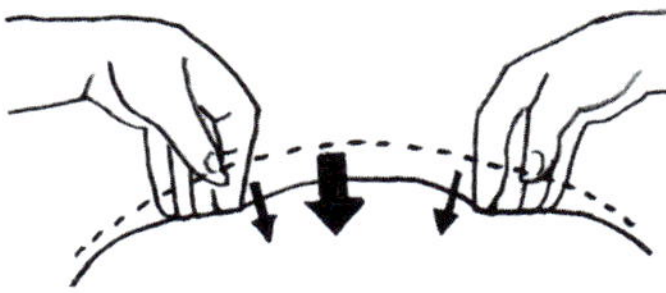

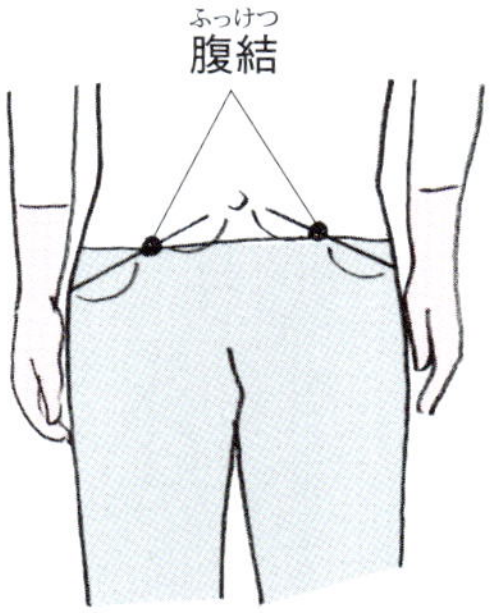

●腹結はおへそと腰骨の脇の出っぱりを結ぶ線の中間点

2 脚の足三里《あしさんり》と上巨虚《じょうこきょ》を刺激します。

足三里と上巨虚を含む、すねの骨の外側で、すねの上半分の部分を軽く握ったこぶしでリズミカルに叩きます。

左右同時に、上下10往復ほどするとじゅうぶんに刺激できます。

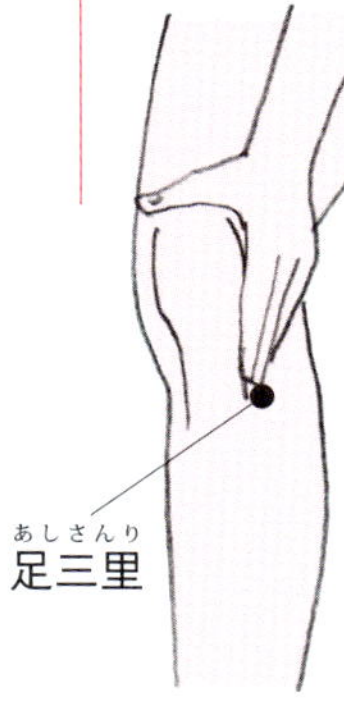

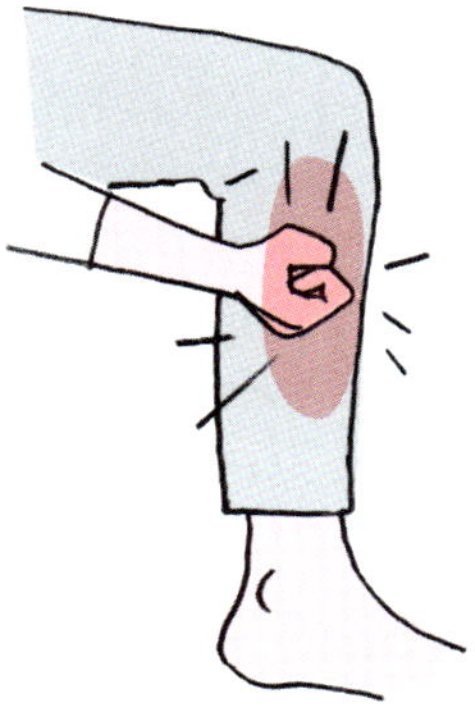

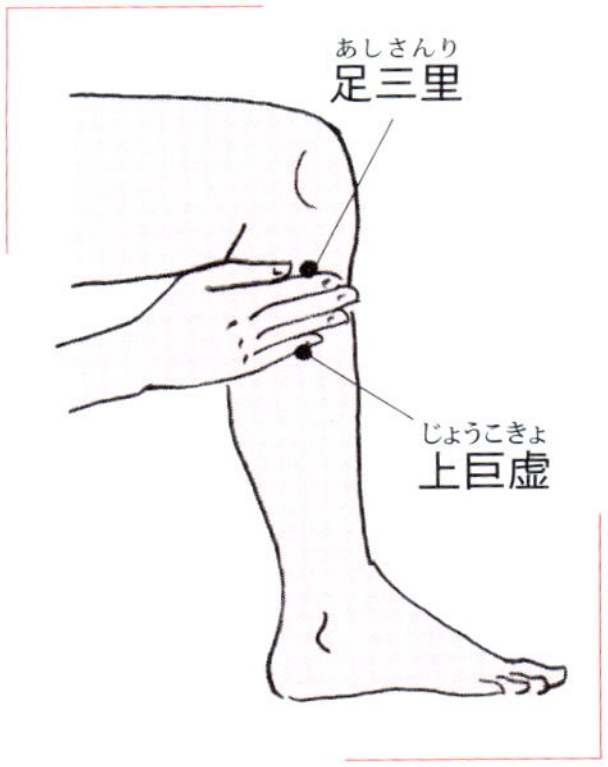

◉足三里はひざを90度ほどに曲げて、足と同じ側の親指と人差し指の間の水かきの部分を広げ、図のようにひざの皿にすっぽりとはめたときの、中指の先のあたりで、押すともっとも響き、気持ちのよい痛みを感じるところ

◉上巨虚は足三里から指の幅４本分（親指以外）下

3 足の裏を刺激します。

図の土踏まずのあたりを刺激すると腸管の運動が促進され、症状の改善に非常に有効です。

突起のついた足踏みグッズ、丸や四角の棒きれなどを踏む、ツボ押し棒かキャップつきのボールペンなどで押す、びんや木づちで叩くなど左右それぞれに5分以上行います。疲れず無理なくできる方法を選んでください。

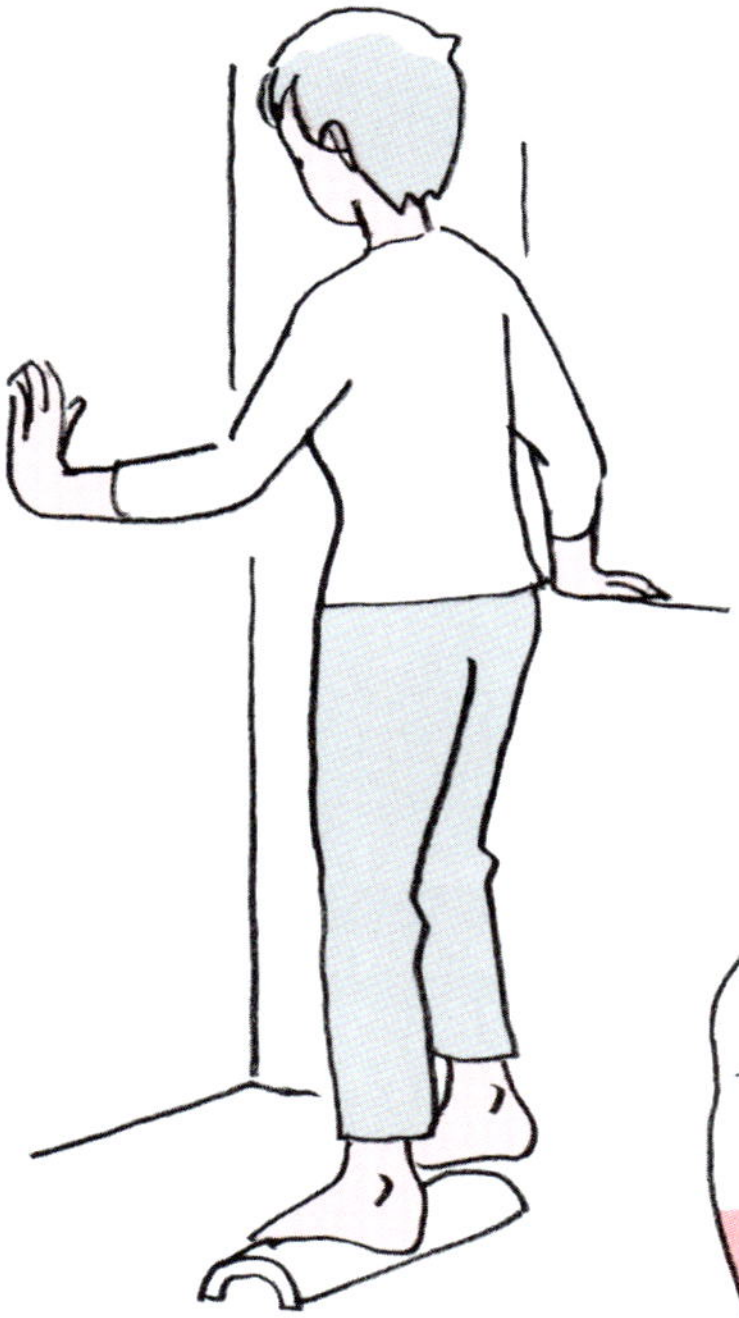

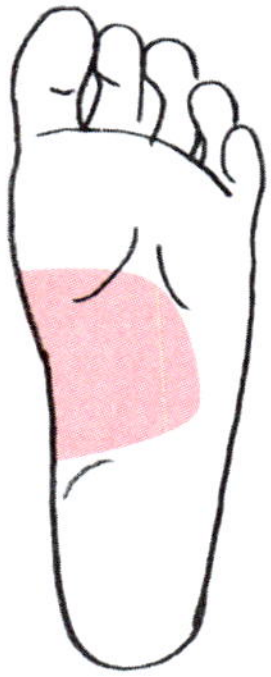

こども●ヘアブラシ

1 背中の首のつけ根から骨盤の上までの背骨の上を、やわらかいヘアブラシで1～2分、軽く叩きます。

2 仰向けにして、大人の両手を熱くなるまでこすり、利き手を神《しん》闕《けつ》にあて、おへそのまわりに30回ほど軽くなでこすります。もう1度両手をこすり同様に30回ほどなでこすります。

◉神闕はおへそ（49ページ）

下痢

生ものや冷たいものを食べすぎたり、お酒の飲みすぎ、刺激物のとりすぎ、強い精神的なストレスを受けたりして、便に水分量が増え、排便回数も増える症状が下痢です。このようなときに、温灸とツボを使った気功を利用するとたいへん助けになります。

＊長く続いたり、激しい腹痛や嘔吐を伴ったりするときは病院に行ってください。

1 お腹の天枢《てんすう》とひざの足三里《あしさんり》に温灸をします。

左右の天枢と足三里に素肌の上からペットボトルの簡易温灸器（14ページ）を順にあてます。あたたかさを通り越して「熱い」と感じたらすぐに次のツボに移します。

5～7回くり返します。

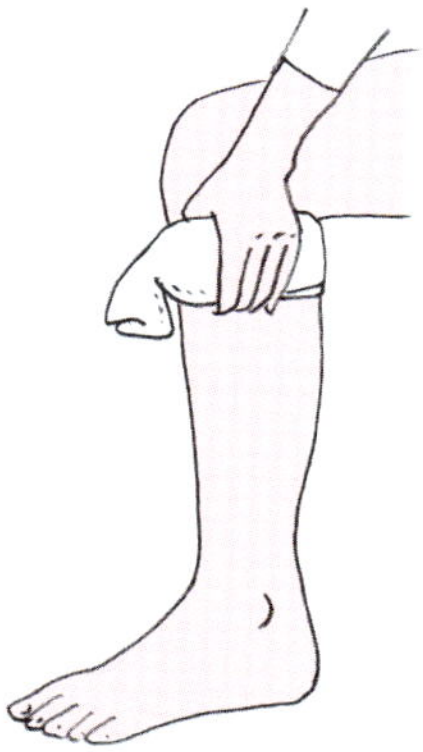

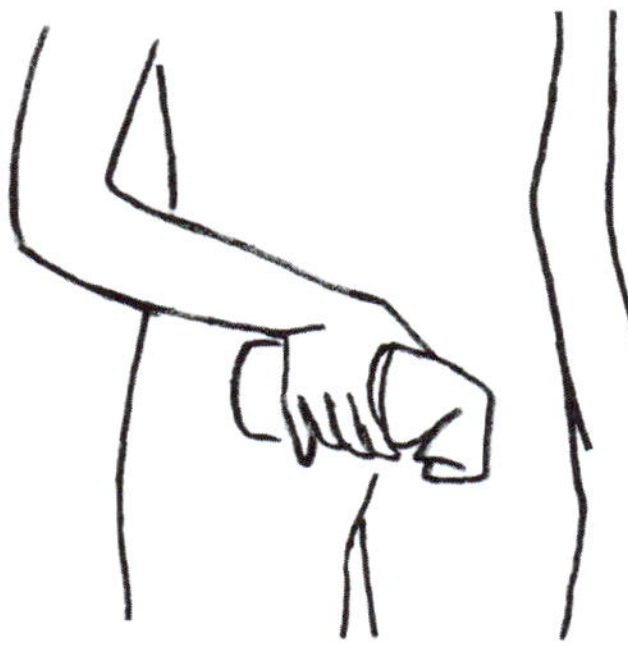

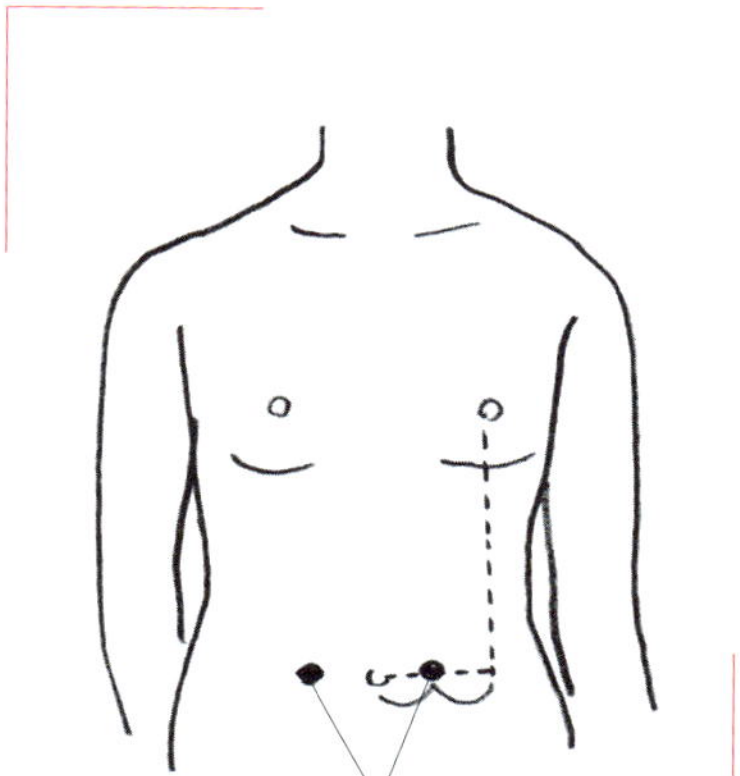

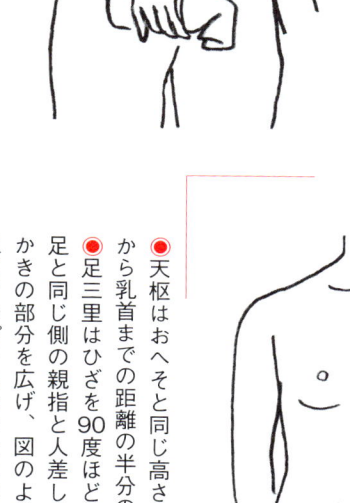

●天枢はおへそと同じ高さで、おへそから乳首までの距離の半分のところ

●足三里はひざを90度ほどに曲げて、足と同じ側の親指と人差し指の間の水かきの部分を広げ、図のようにひざの皿にすっぽりとはめたときの、中指の先のあたりで、押すともっとも響き、気持ちのよい痛みを感じるところ

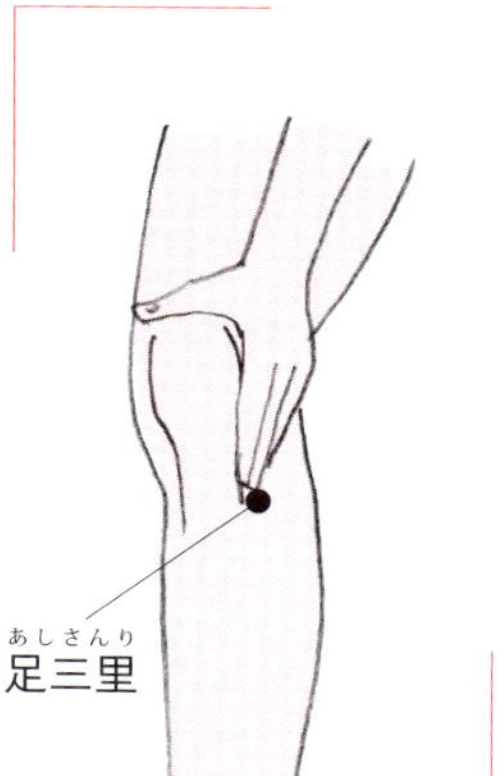

補足療法●双臂動功《そうひどうこう》2

ツボを使った気功です。

両足を肩幅に広げて自然に立ち、手のひらを正面に向けて構えます。手の**合谷**《ごうこく》を意識しながら、肛門の周辺を持ち上げるよう意識し、手首を曲げながらゆっくりと両腕を内側いっぱいまでねじります。呼吸は鼻から息を吐きながらひねり、鼻から息を吸いながらゆっくりと元の位置に戻します。

これを36回くり返して、1セットとし、1日2～3セット行います。

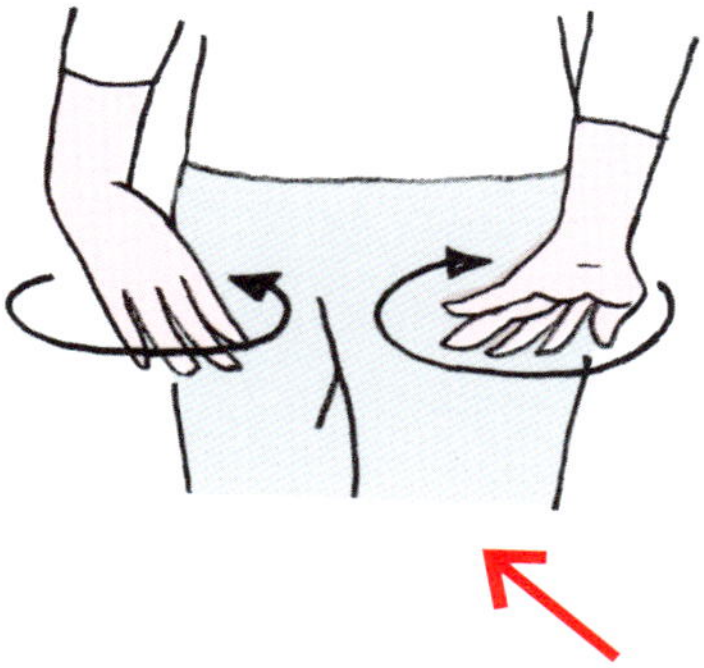

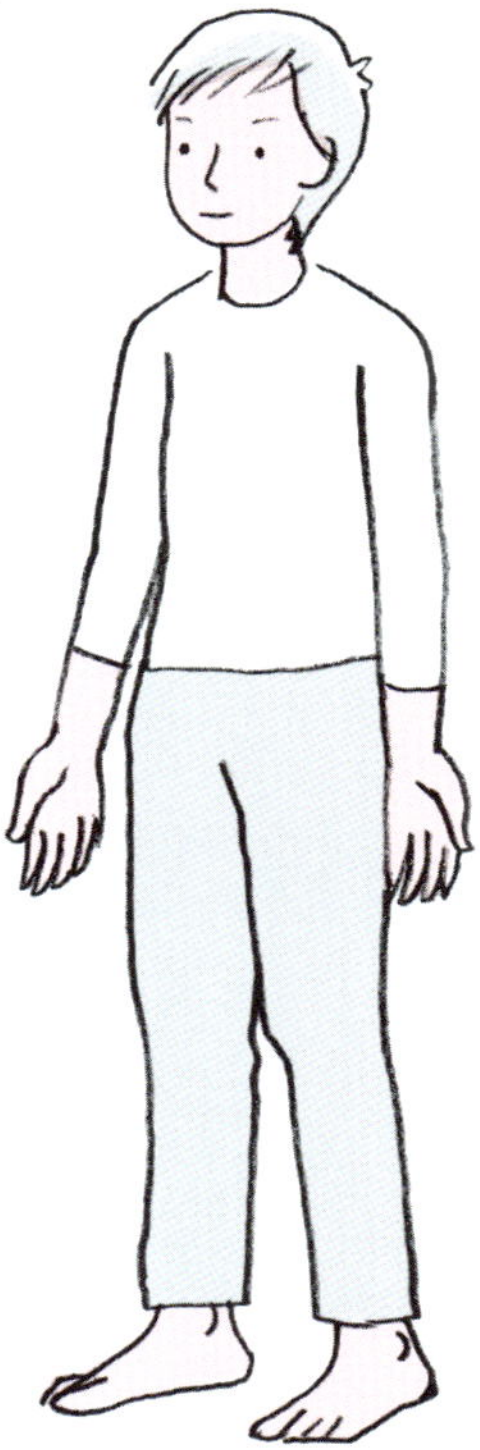

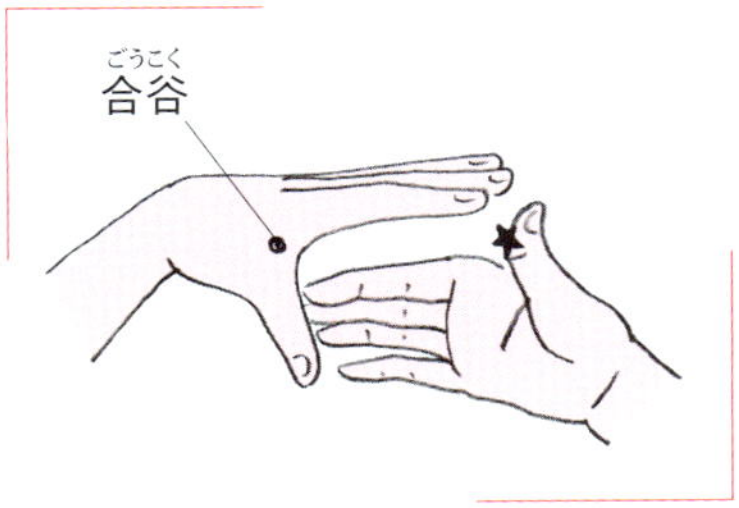

●合谷は親指と人差し指の間を広げて、反対の親指の第1関節の横しわを、その広げた水かきの部位にあてて押し込んだとき、親指の先があたるところ（親指と人差し指を閉じてできる筋肉のふくらみの頂点）

こども●ヘアブラシと温灸

1 背中の首のつけ根から骨盤の上までの背骨の上を、やわらかいヘアブラシで1～2分、軽く叩きます。

2 背中の**身柱**《しんちゅう》とお腹の**神闕**《しんけつ》に温灸器をあてます。あたたかさを通り越して熱くなるころに離し、3秒たったら再びあてます。3～5回刺激します。やけどをしないように、あらかじめ大人が熱くなる時間を確かめてから行います。

●身柱は背中の正中線（身体の中心線）と、左右の肩甲骨の背骨寄りで、もっとも出っぱっているところを結んだ線が交わるところ（64ページ）

●神闕はおへそ（49ページ）

しゃっくり

しゃっくりは横隔膜のけいれんで起こります。横隔膜は胸とお腹の境にドーム状にはられた筋肉で、この筋肉のけいれんによって生じた反射運動が、しゃっくりです。

内臓疾患やがんが原因で生じるしつこいものもありますが、病気と関係なく何かの拍子で起こるものが大多数です。しかしたかがしゃっくりとはいえ止まらないのはたいへんな苦痛です。しかも現代医学的にそれほど優れた対処法もありません。多くの方がツボ療法や漢方薬、あるいは民間療法を使ってきり抜けているようです。

原因が何の場合でも役立つツボ療法とあわせて民間療法も紹介します。

1 首の翳風《えいふう》を刺激します。

左右の翳風に親指の腹をあて、残りの指は側頭部にあて固定します。左右同時にゆっくりと親指を押し込み、3秒静止してゆっくりとゆるめます。これを8～10回くり返します。ここはちょうど横隔神経の通るところです。

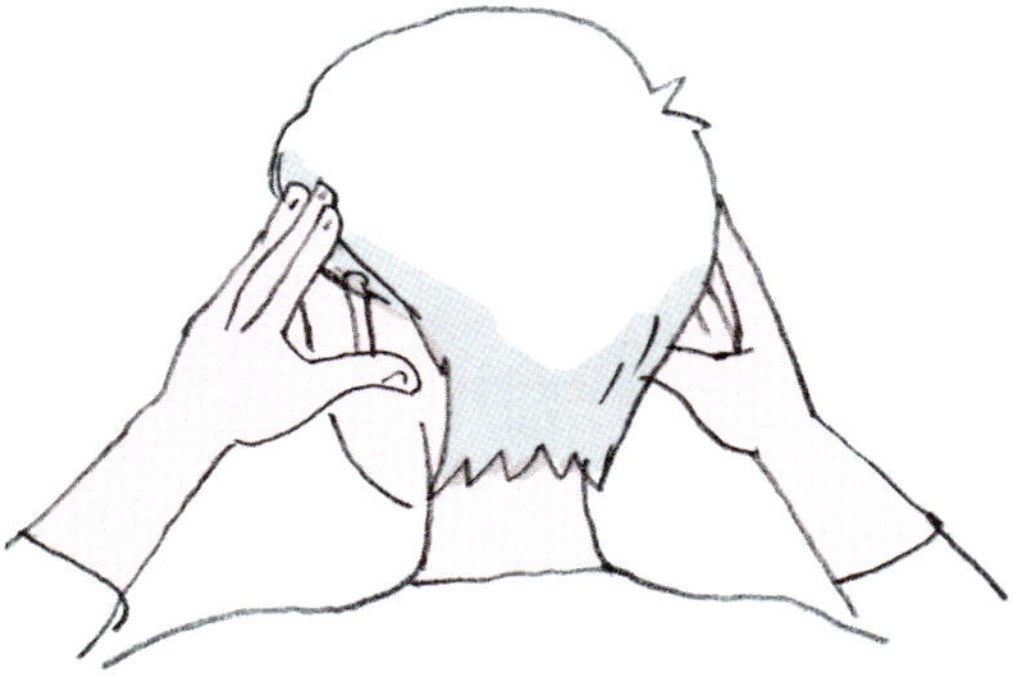

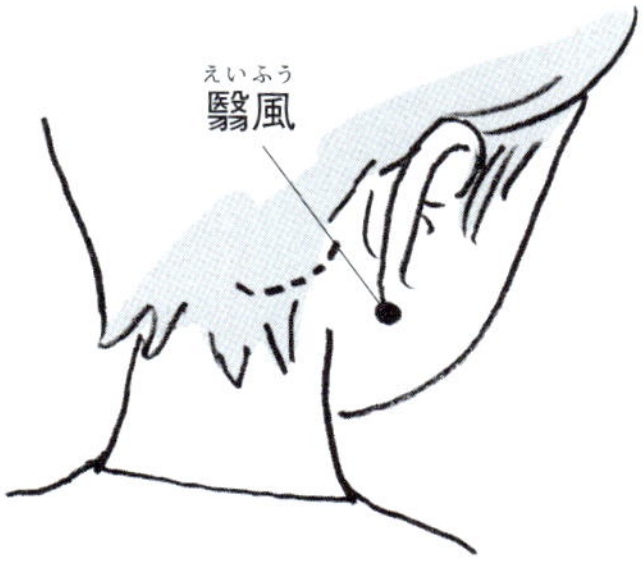

●翳風はしゃっくりのとき耳たぶのいちばん下の縁にとる

2 ひざの梁丘《りょうきゅう》を刺激します。

左右の梁丘に中指をあて、人差し指を添えて上体を前に倒し、ツボに重さをのせ、腕で支えます。

この状態で指先を前後に10回動かして刺激します。これを3回くり返します。

補足療法●3つの民間療法

重症のしゃっくりで困っている患者さんも救われている有効な療法を3種紹介します。

●コップに水をなみなみと注いで、それを両手で持ちます。上半身を前に傾けコップの反対側の遠いところに口をつけ、水を吸い上げるように一気に半分近く飲みます。

●ハチミツを大さじ1杯、1度にゴクッと飲み込みます。

●柿のへた（漢方薬局で販売）10個を、200㎖の水で、水分が3分の2になるまで煎じて飲みます。沸騰するまで強火、沸騰後は弱火で煎じます。

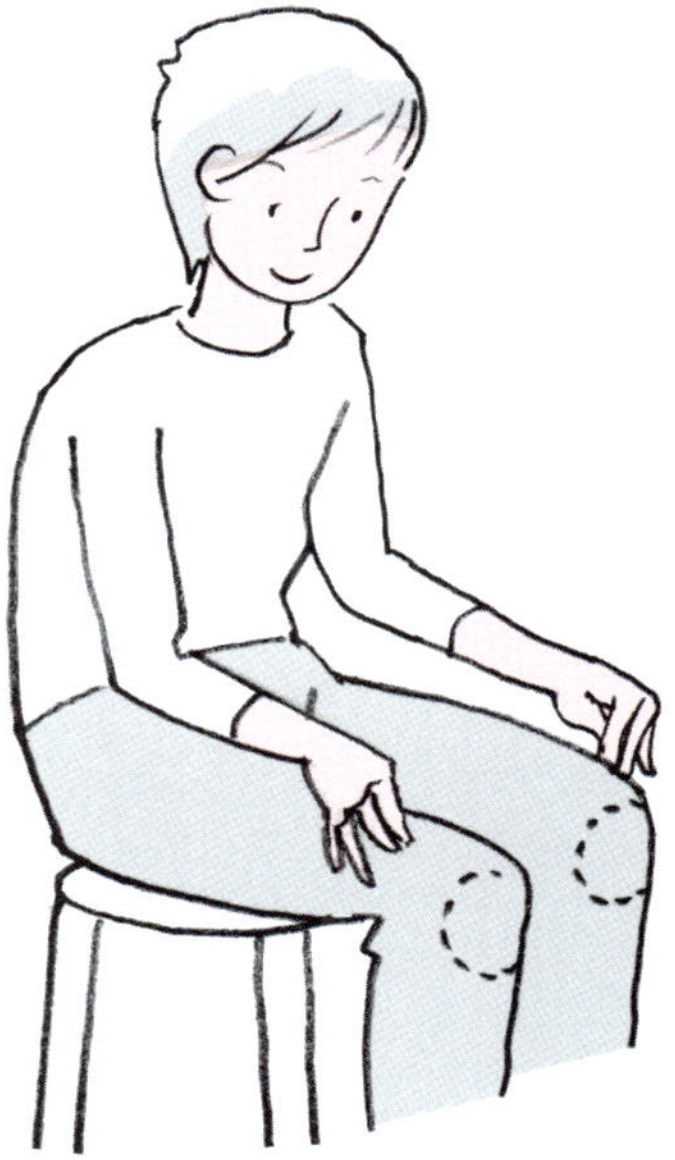

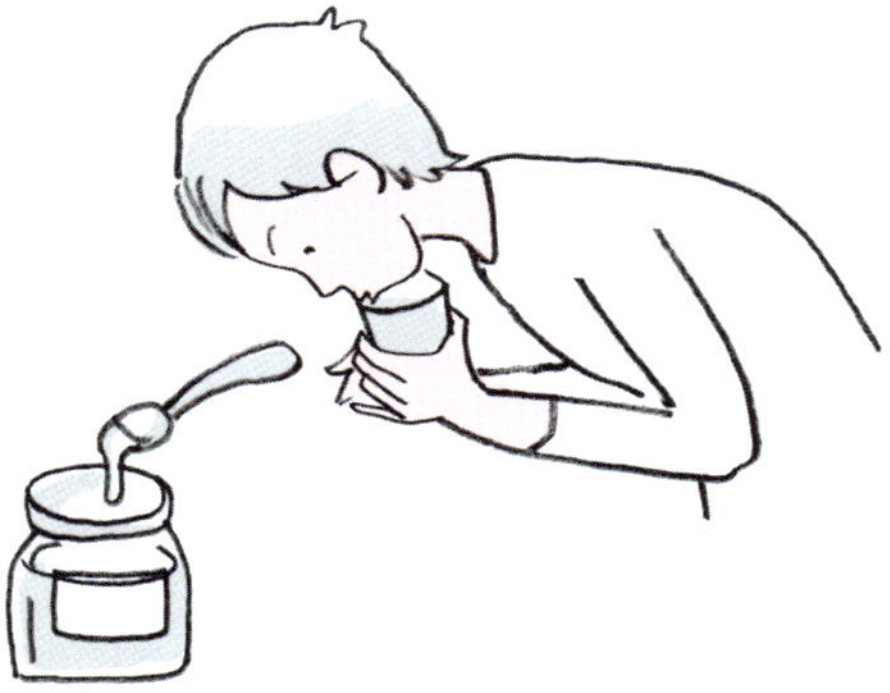

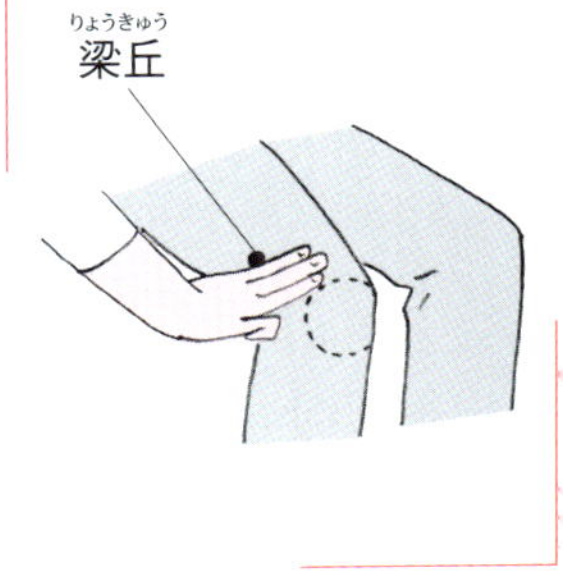

●梁丘はひざの皿の外側の上の角から指の幅3本分（人差し指、中指、薬指）上あたり、押してもっとも響くところ

こども●ヘアブラシと温灸

1 肩甲骨の間の背骨の上をやわらかいヘアブラシで上下に往復しながら1〜2分間叩きます。

2 背中の身柱《しんちゅう》と至陽《しよう》にペットボトルの簡易温灸器（14ページ）を縦に置いて同時にあたためます。あたたかさを通り越して熱くなるころに離し、3秒たったら再びあてます。3〜5回刺激します。やけどをしないように、あらかじめ大人が熱くなる時間を確かめてから行います。

●身柱は背中の正中線（身体の中心線）と、左右の肩甲骨の背骨寄りで、もっとも出っぱっているところを結んだ線が交わるところ（64ページ）

●至陽は肩甲骨のいちばん下の角を結んだ線が背骨と交わるところ（11ページ）

腰痛

腰痛は年齢を問わずに見られますが、とくに中高年では、加齢による組織の変性のために腰痛が起こりやすくなっています。急性の腰痛は、筋肉やそれを包む筋膜の過伸展、部分的な断裂により生じます。慢性の腰痛は、筋肉の疲労や血流障害によって起こります。

ツボ療法は、急性の腰痛の場合でも、慢性の場合でも、改善の大きな助けになります。

1 手の後谿《こうけい》を刺激します。

腰に負担のかからない楽な姿勢で後谿につまようじの丸い方かヘアピンのわの方をあて、ツボに「の」の字をかくように15秒刺激します。左右に行います。

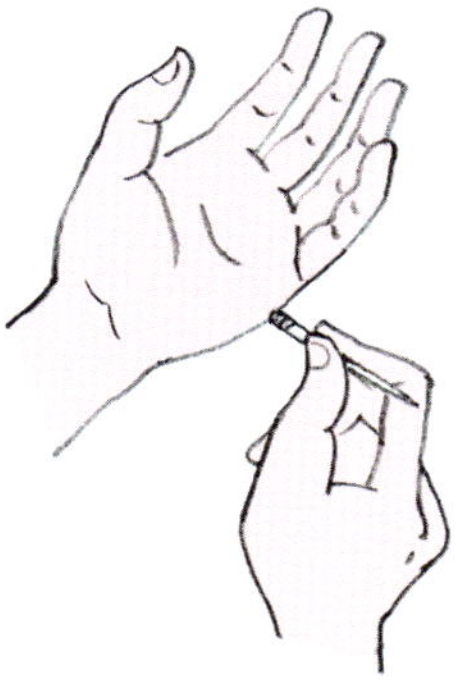

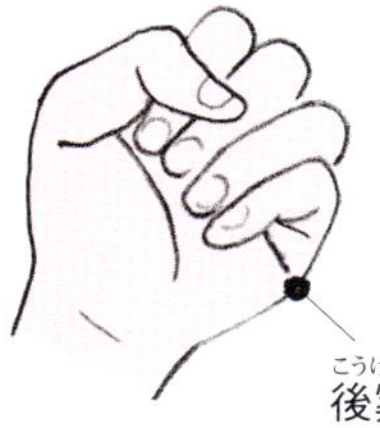

●後谿はこぶしを握ったとき、高くもり上がる関節の小指側の側面にできるしわの先端

2 手の腰痛《ようつう》を刺激します。

腰痛に後谿と同じようにつまようじかヘアピンをあて、ツボに「の」の字をかくように15秒刺激します。左右、4カ所に行います。腰痛はその名の通り、腰痛専門のツボです。

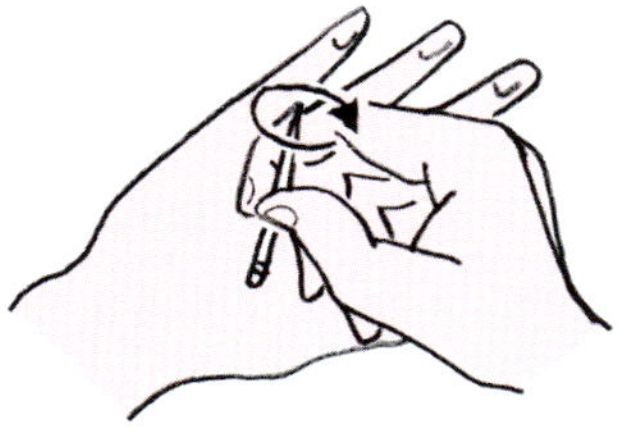

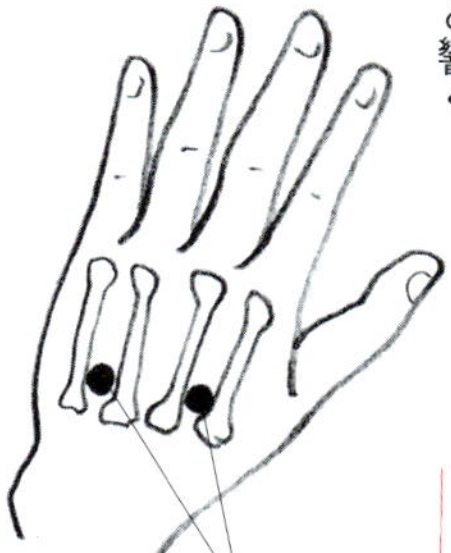

●腰痛は手の甲の人差し指と中指の間、薬指と小指の間の2カ所。骨と骨の溝の手首寄りで、指先で押すとビリッと響く

3 ひざの委中《いちゅう》を刺激します。

楽な姿勢で行います。中指にほかの指を添えて、委中をジワッと押し込んではゆるめることを3回くり返します。3回目は押したまま、20～30秒静止します。左右に行います。

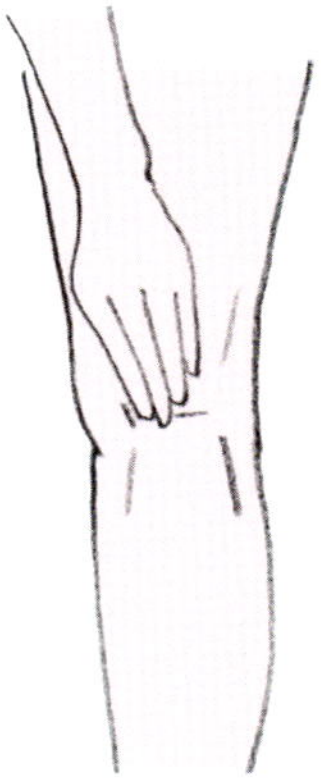

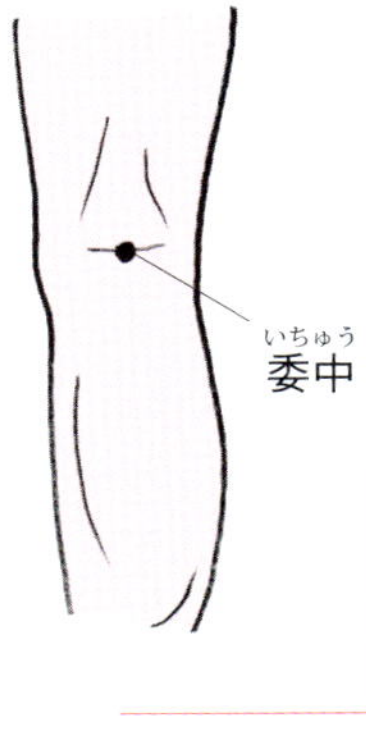

◉委中はひざの真裏に中指を立て、少し押し込んでから、ゆっくり左右にずらすと触れるすじ状のふくらみで、ビリッと響くところ

4 足首の崑崙《こんろん》を刺激します。

崑崙に親指を立て、その真裏に人差し指をあてて、両側から挟みます。親指を押し込む、ゆるめる、を3回くり返し、3回目は押したまま、30秒～1分静止します。左右に行います。

◉崑崙は外くるぶしとアキレス腱の間のくぼみ

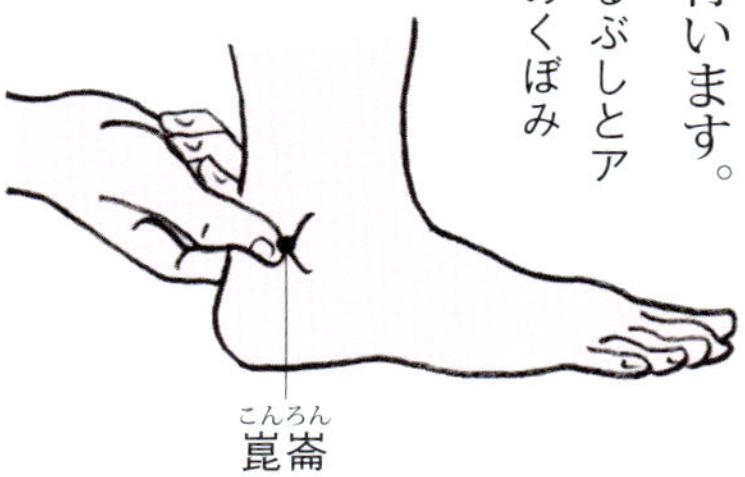

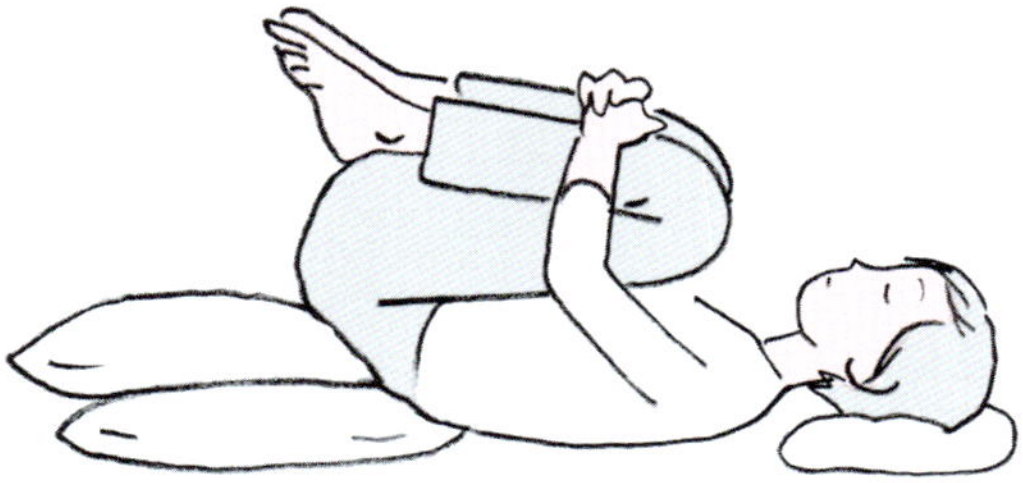

補足療法●ひざを抱える

ツボ療法と組み合わせても、単独で行ってもよい方法です。

枕と座ぶとん（厚いものなら2枚、うすいものなら3枚）を用意します。図のように、座ぶとんをお尻の下に入れ、枕をして、両足を抱え、目を閉じます。呼吸に意識を向けて、5～10分、静かにします。

＊この姿勢をとった時点で、痛みやつらさを感じたら、この方法は行わずに坐骨神経痛の簡単な気功体操をしてください（59ページ）。

坐骨神経痛

坐骨神経痛とは腰痛とお尻の痛み、さらにそれに伴って脚のしびれと痛みが起きる状態のことです。原因となる疾患には椎間板ヘルニア、変形性脊椎症、脊椎すべり症、脊柱管狭窄症など腰椎周辺の疾患と梨状《りじょう》筋症候群といったお尻の筋肉の疾患によるものなどがありますが、いずれにしても坐骨神経が圧迫されるために起こるものです。

どんな原因の場合にも使うことができ、症状の解決にたいへん有効なツボ療法と気功体操をしましょう。

1 お尻の坐骨点《ざこつてん》を刺激します。

仰向けに寝て、ひざを無理のない角度に曲げます。両手で握りこぶしをつくり、坐骨点の周辺にこぶしの山の方を何ヵ所かあてていき、もっとも響くところに握りこぶしを固定します。この姿勢でまず自分の呼吸を「1、2、3…」と10呼吸数えます。

そのまま両ひざを左右交互にパタパタと倒します。左右合わせて10回を1セットとして合計3セット行い、終了します。

左にひざを倒すと左の坐骨点が刺激され、右に倒すと右の坐骨点が刺激されます。左右どちらに症状が出ている場合でも必ず両側を刺激します。じっさいには、症状があるのと反対側の坐骨点への刺激の方が、より有効なこともあるからです。

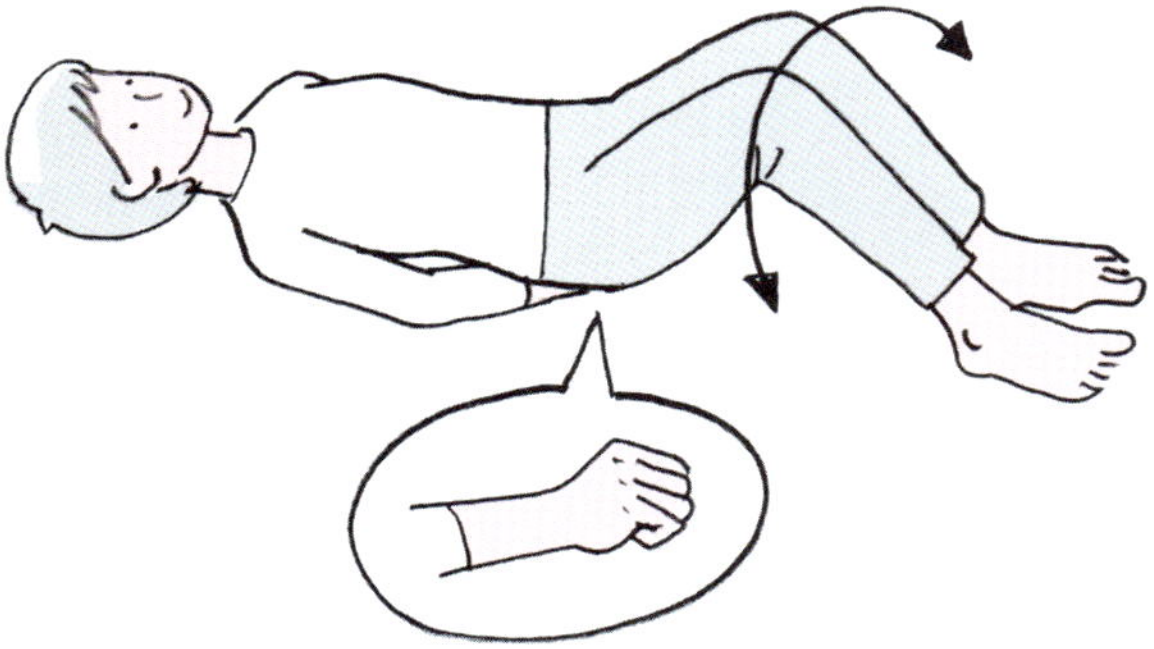

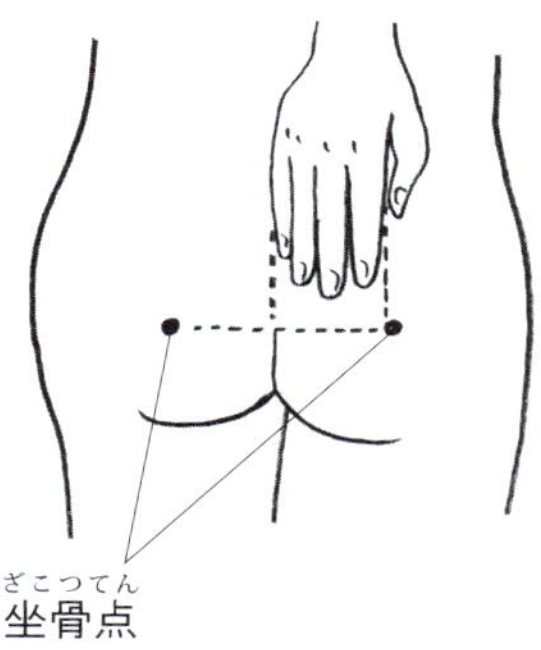

●坐骨点はお尻のわれ目の上端の高さで、正中線（身体の中心線）から指の幅4本分（親指以外）離れたところ

2 簡単な気功体操をします。

とくに朝目覚めたとき、ふとんやベッドの中で行うと効率がよい体操です。症状が重い方は昼も夜も行います。4つの運動を、全部通して行っても2～3分で終了するので非常に手軽ですが、その効果はたいへん優れています。

1 寝た姿勢で両手を組み、手のひらを返して両腕を真上に伸ばします。この姿勢で骨盤から脚を押し出すように片方の踵を下に向かってつき出します。ゆっくりグーッといっぱいに出したら、その脚はゆるめて反対側の踵を同様につき出します。交互に4～6回くり返します。

2 手を組んだ姿勢のまま爪先の運動をします。一方の爪先は下に伸ばし、同時にもう一方の爪先を上へ引き上げます。グーッと太股まで引っぱられるように、ゆっくり交互に4～6回くり返します。

3 手を組んだまま大きく息を吸いながら伸びをして吸いきり、次に息を吐きながら、左右に腰と腕を振りつつさらに伸びをします。数回振って息を吐ききったら脱力して呼吸をととのえます。

4 両腕を横に開き、両ひざを立て、左右交互に両ひざを倒します。このとき、顔はひざと反対側に向けます。数回くり返します。

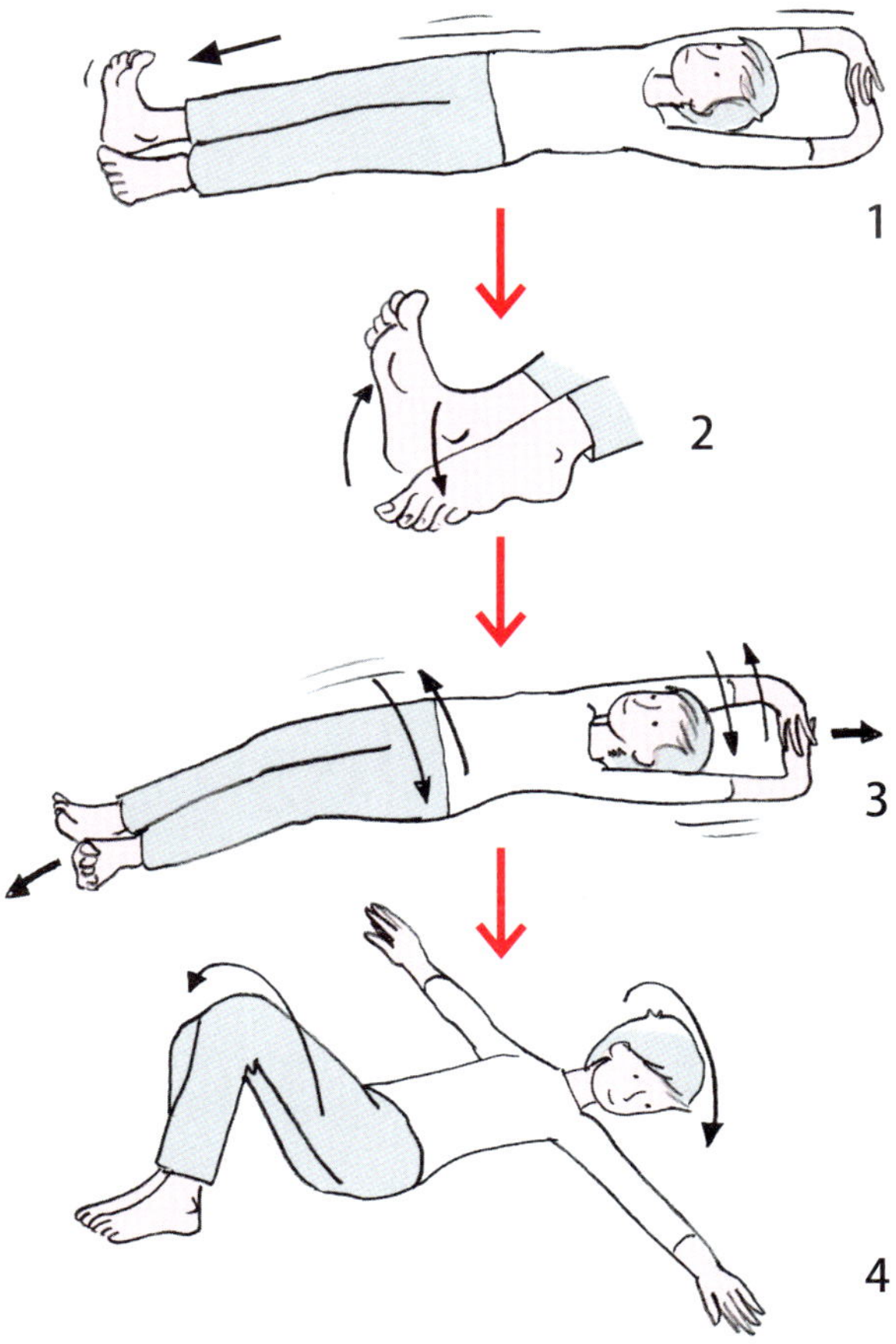

補足療法●正座

意外にもふつうの「正座」が有効なことがあります。ごくふつうにひざをたたんで正座し、目を閉じて自分の呼吸に意識を向けます。10分ほど行います。ひざが痛くない方にはおすすめです。

膀胱炎 頻尿

膀胱炎とは膀胱内に大腸菌などの細菌が侵入して炎症を起こした状態です。症状としては尿が近いのに量が少なかったり、残尿感があったり、排尿時に痛みがあります。尿道が短い女性に多いのも特徴です。

　自分で行うツボ療法としては温灸が適しています。この方法は高齢者の夜間頻尿や神経性の頻尿にも効果が期待できます。

1
お腹の関元《かんげん》と中極《ちゅうきょく》に温灸をします。

　ペットボトルの簡易温灸器（14ページ）を恥骨のところから縦におくと関元と中極を刺激できます。温灸器を素肌に直接か、下着の上からあてて、あたたかさを通り越して「熱い」と感じたらすぐに離し、3秒数えてから再びあてます。10回ほどくり返します。

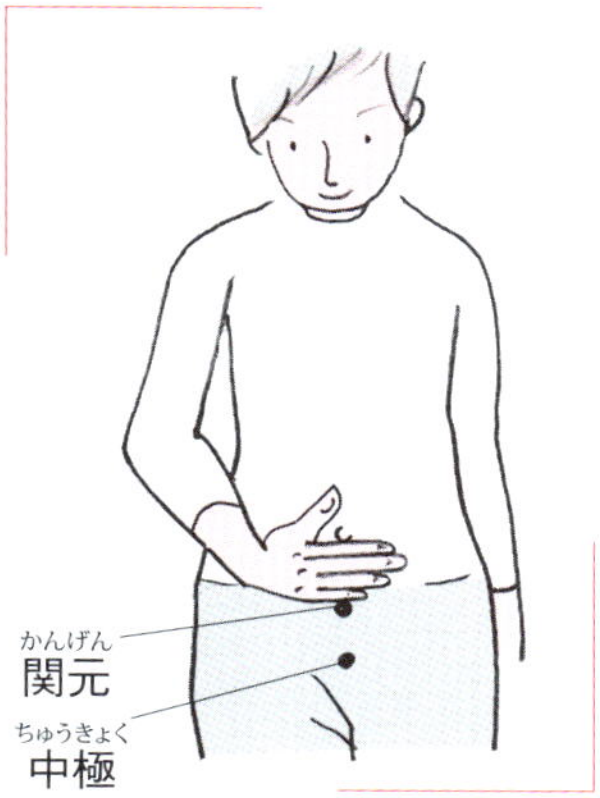

●関元はおへそから指の幅4本分（親指以外）下
●中極は恥骨（おへそから下へ手をすべらせたときにぶつかる骨）の上縁から親指の幅分上

2
お尻の膀胱兪《ぼうこうゆ》に温灸をします。

　仙骨を目安に図のように温灸器を縦に素肌に直接か下着の上からあて、膀胱兪を左右交互に刺激します。お腹のときと同じように「熱い」と感じたら左右に移動します。

　10回ほど行います。

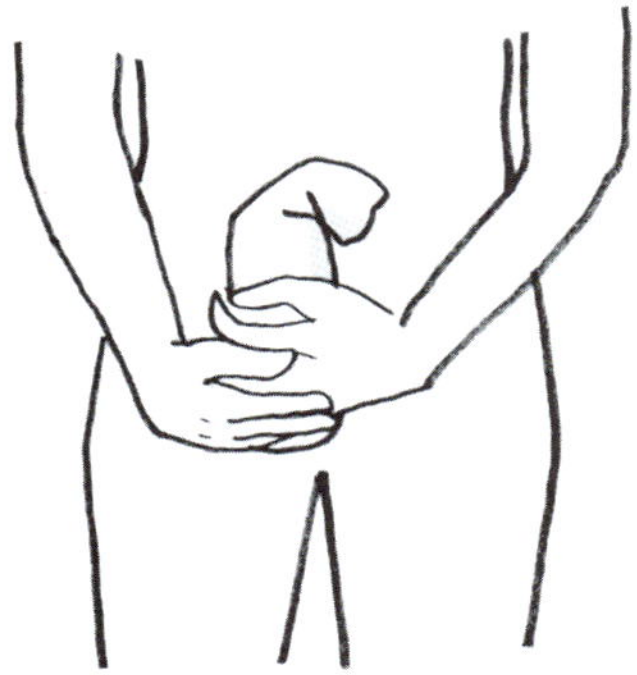

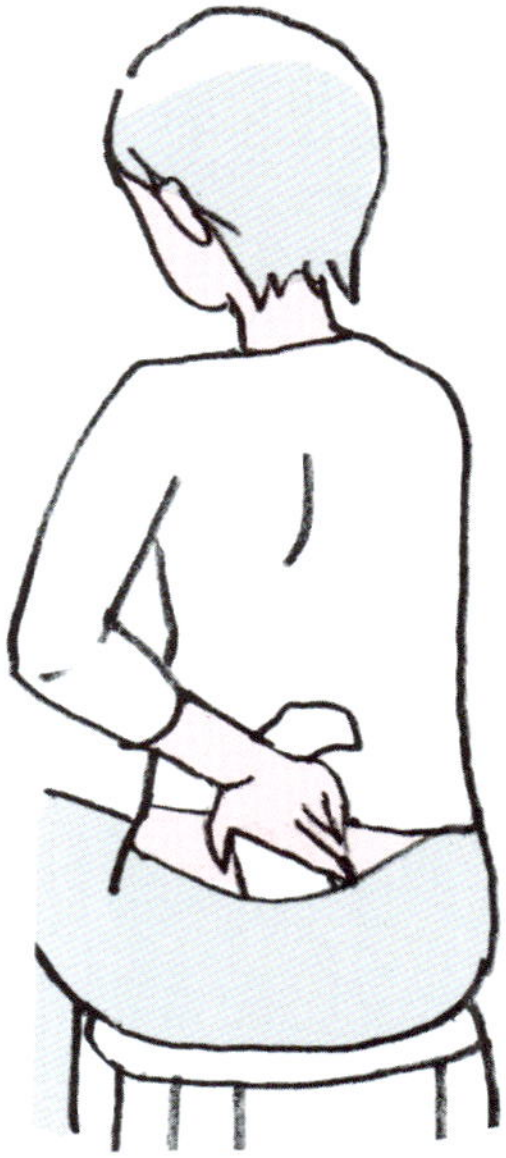

3 足首の三陰交《さんいんこう》に温灸をします。

三陰交を温灸器で同じように、左右交互に15回ずつ刺激します。

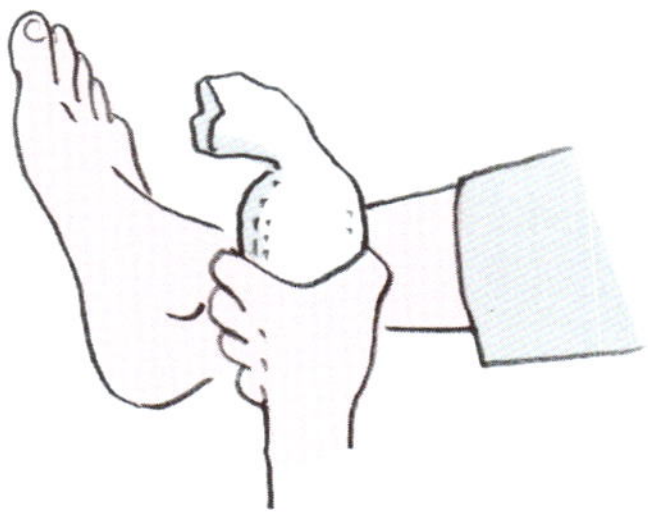

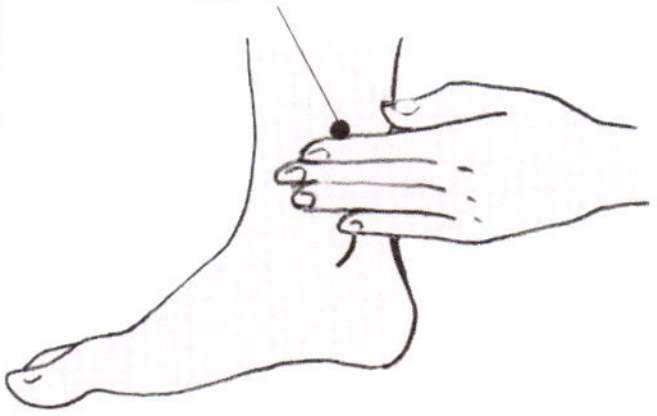

●三陰交は内くるぶしのもっとも高いところから指の幅4本分（親指以外）上の、すねの骨のきわ

●膀胱兪はお尻の仙骨の中ほどにある

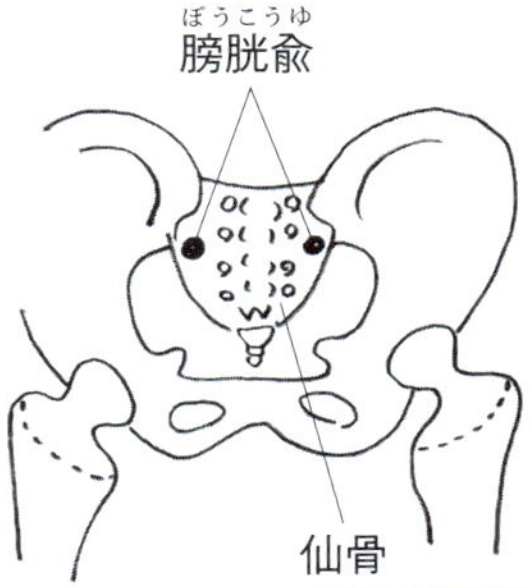

補足療法●カイロ

使い捨てカイロを関元、中極、膀胱兪、三陰交のあたりに下着または靴下の上からはりつけます。就寝中は、低温やけどの危険があるので必ずはずします。

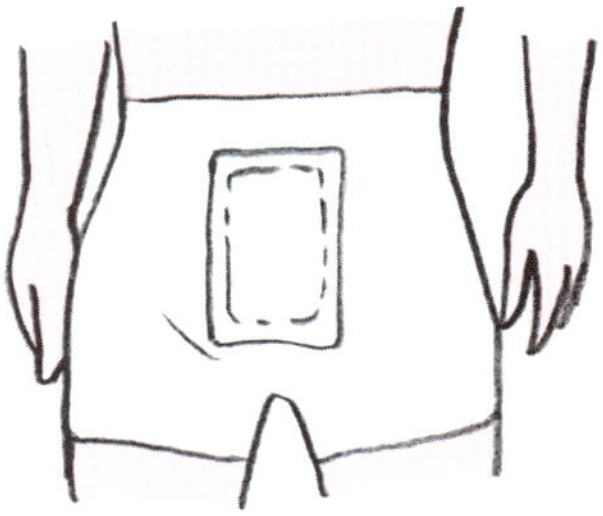

生理痛
生理不順

生理痛とは女性の生理中に下腹がはって痛んだり、腰が重く痛んだり、あるいは頭痛が生じる症状です。これは子宮の内膜がはがれるときに子宮が強く収縮するために起こるものです。生理痛の予防のためには生理の1週間前から行います（ひどい人はふだんから行う）。

生理不順は生理の周期が乱れて、早すぎたり遅すぎたりする状態、または出血量が異常に多かったり少なかったりする状態をまとめて表現したものです。これは諸々の原因によって内分泌のバランスが失調することにより起こります。毎日、あるいは1日おきに温灸をするとたいへん効果的です。

＊生理中の対症療法としても使えますが、出血量が増えるようなら生理中は控えます。

1 足首の三陰交《さんいんこう》に温灸をします。

三陰交にペットボトルの簡易温灸器（14ページ）をあて、あたたかさを通り越して「熱い」と感じたらすぐに反対側の三陰交にあてます。左右それぞれ5～7回刺激します。

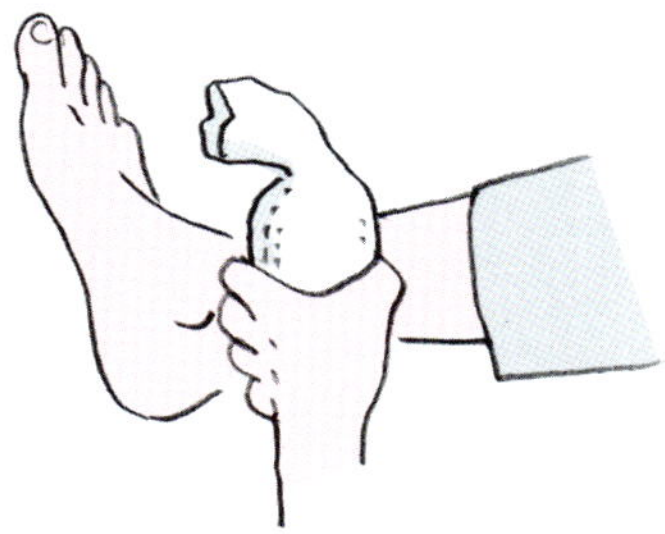

2 ひざの血海《けっかい》に温灸をします。

三陰交と同様に温灸器で血海を左右5～7回刺激します。

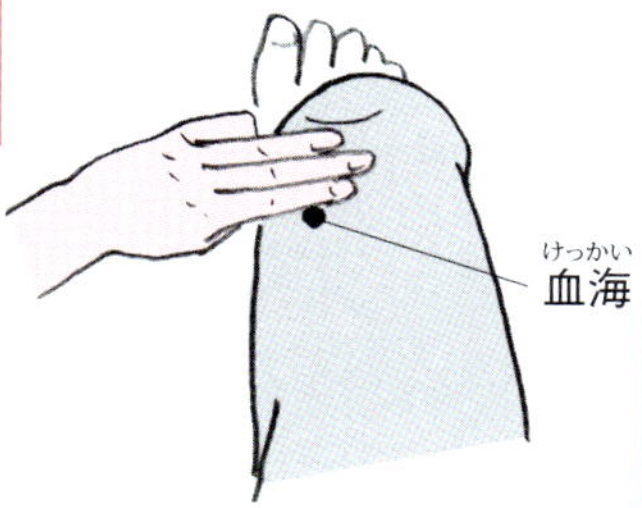

●血海はひざの皿の内側の上の角から指の幅3本分（人差し指、中指、薬指）上の筋肉が少しへこんだところで、押してもっとも響くところ

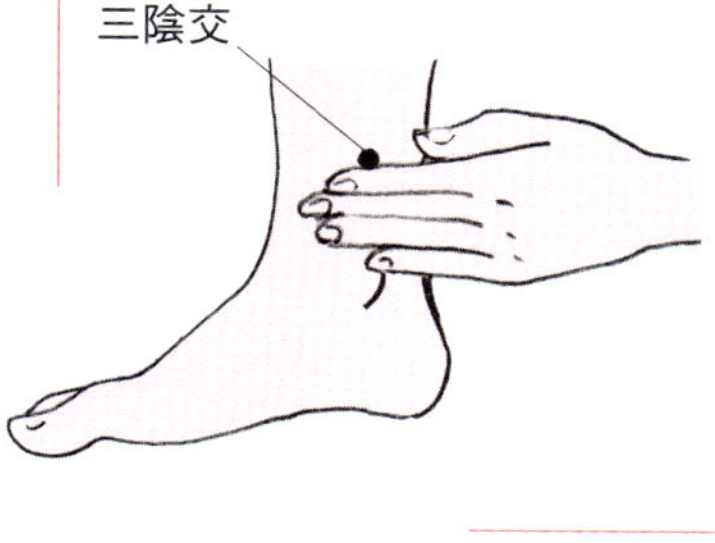

●三陰交は内くるぶしのもっとも高いところから指の幅4本分（親指以外）上の、すねの骨のきわ

3 お腹の関元《かんげん》に温灸をします。

関元に温灸器をあて「熱い」と感じたら離して、3秒たったら再びあてます。おへそにかかるように温灸器は縦にあてます。5〜7回刺激します。

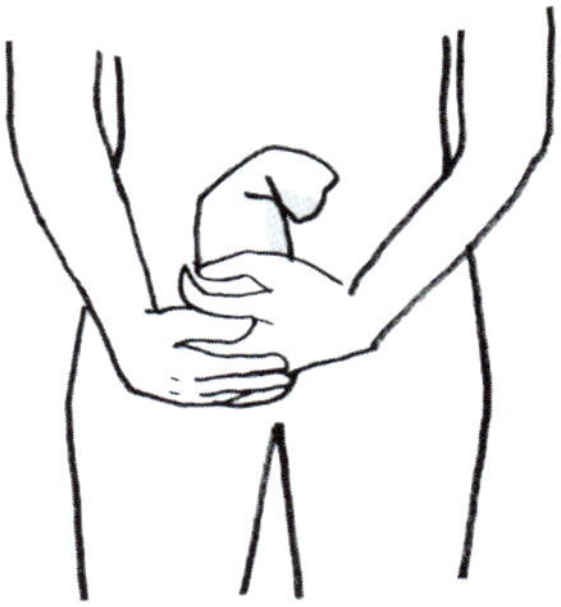

●関元はおへそから指の幅4本分（親指以外）下

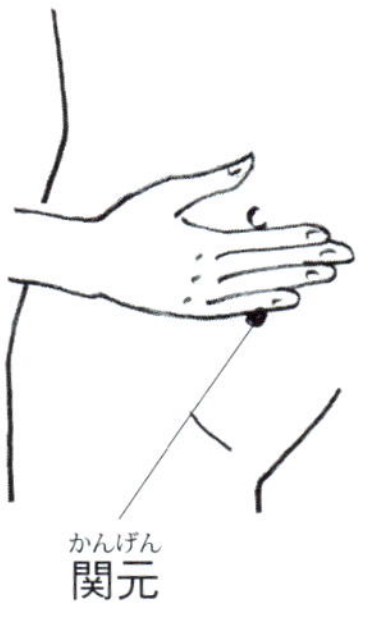

伝統医療あれこれ3 気功とは、気とは何？

「気功」という名称が現在のように使われはじめたのは近年になってからのこと。1950年代に中国の劉貴珍《りゅうきちん》が、医療・武術・宗教などさまざまな流れをくむ心身のトレーニング法を「気功」という名称にまとめ、気功を中核とした医療活動を展開しはじめました。実績が上がるにつれ、国の衛生部（厚生労働省に相当する）に評価され、広く民衆に認知されるようになったのです。現在は、心身のトレーニングで獲得した能力を治療のため発揮したり、武術パフォーマンスをする場合も気功という名称が使われています。

本書で紹介する気功は「修行しましょう」ではなく「すぐできます。役立ちますから使ってみてください」というコンセプトの、むずかしくない「小功法」と呼ばれるものです。肩こりの曲池《きょくち》の刺激などにもとり入れています。

「気」は自然現象から哲学・医学・心理などあらゆる領域で使われる言葉ですが、気功における気は、身体をめぐる、あるいはとりまいている生命エネルギーと考えるとよいでしょう。

夜尿症

こどもの場合、排尿コントロールがよくできないために夜眠っている間に尿がもれてしまうことがあり、これを夜尿症といいます。いわゆるおねしょです。弟や妹ができたり、生活環境が変化したりすると起こりやすく、神経質なこどもに多い傾向があります。

これに効果的な身体のツボへの温灸と、手のツボへ米粒をはりつける方法を紹介します。

1 背中の命門《めいもん》と身柱《しんちゅう》を刺激します。

こどもをうつぶせに寝かせて、「熱くなったら言うように」と伝えて命門と身柱に交互にペットボトルの簡易温灸器（14ページ）をあてていきます。「熱い」と言われたらすぐに次のツボに移します。それぞれ7～8回刺激します。温灸器は縦向きにあてます。

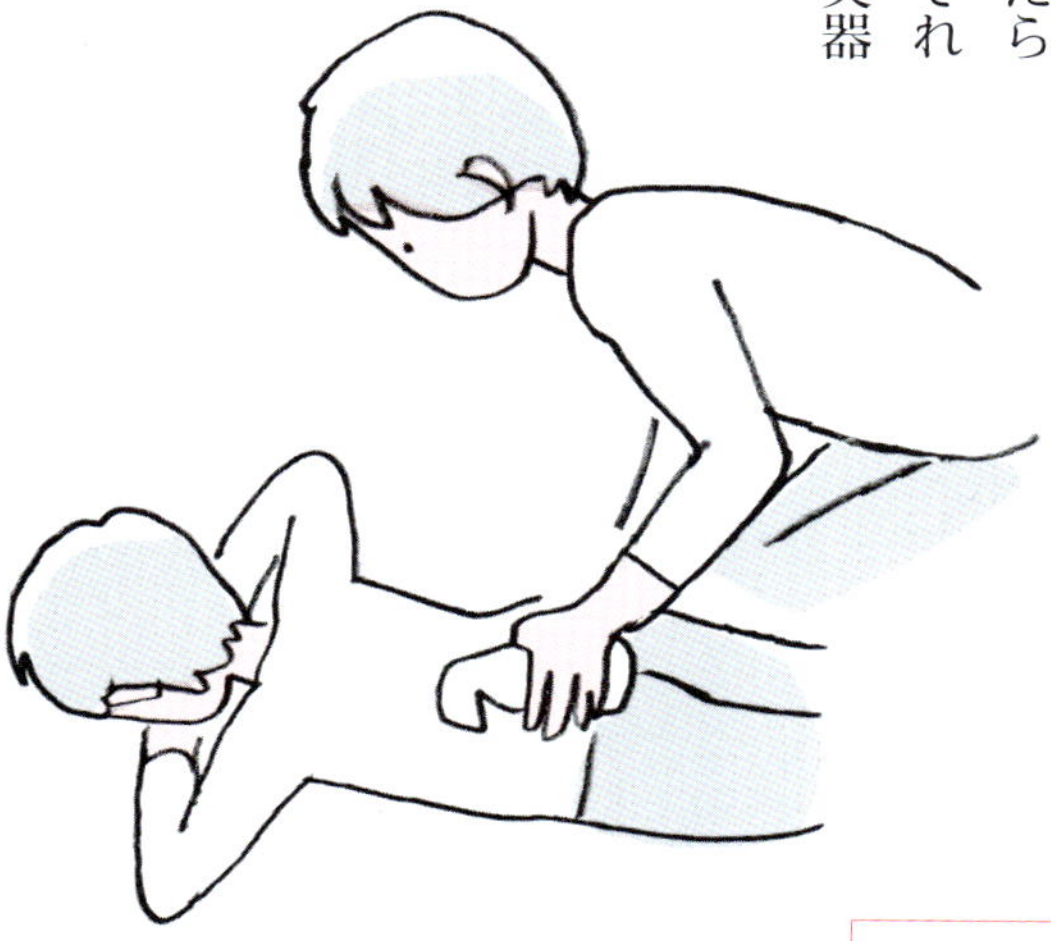

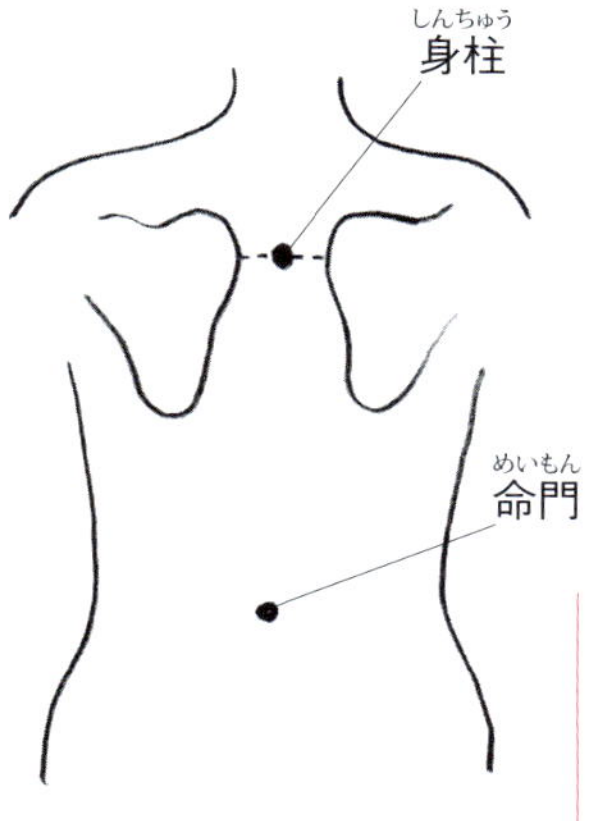

●命門はおへその真裏

●身柱は背中の正中線（身体の中心線）と、左右の肩甲骨の背骨寄りで、もっとも出っぱっているところを結んだ線が交わるところ

2 お腹の中極《ちゅうきょく》に温灸をします。

こどもを仰向けに寝かせ、中極に同様に温灸器をあて「熱い」と言われたら離し、3秒ほど間をとってから再び温灸器をあてます。これをくり返し、合計で7〜8回刺激します。温灸器は横向きにあてます。

3 手の夜尿点《やにょうてん》を刺激します。

入浴後、まず片手の2つの夜尿点を指先で押してみて、本人が痛みが強いと言う方に米粒やビーズ、野菜の種をサージカルテープやばんそうこうなどではりつけます。反対側の小指にも同じようにします。そして粒をはりつけた部位を親指と人差し指で挟み、左右にグリグリと10秒ほどもみます。左右に行います。これを2回くり返します。

朝になったら粒をはずします。

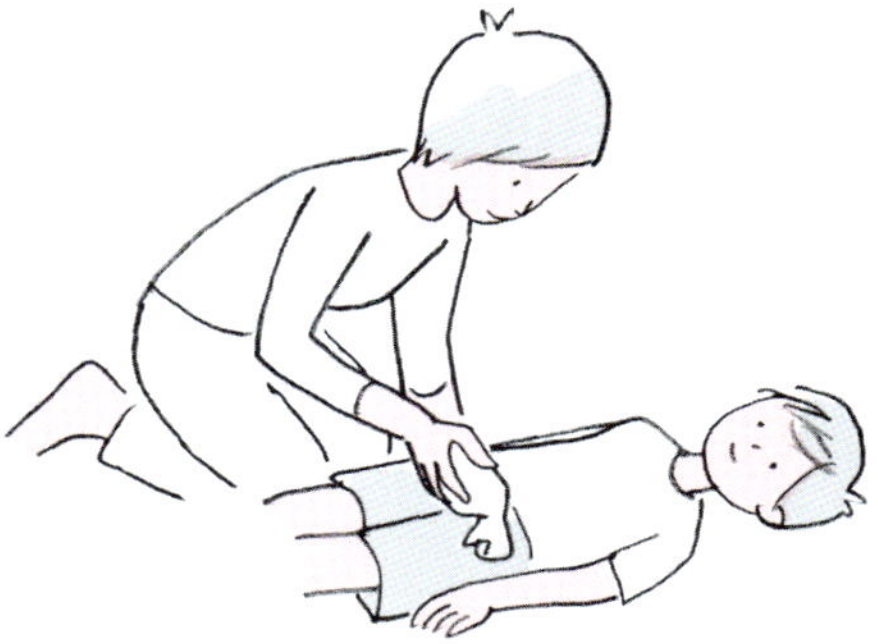

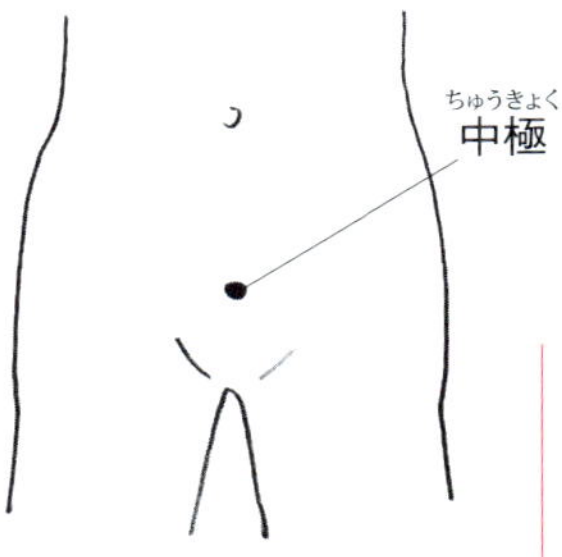

●中極は恥骨（おへそから下へ手をすべらせたときにぶつかる骨）の中央、上縁から親指の幅分上

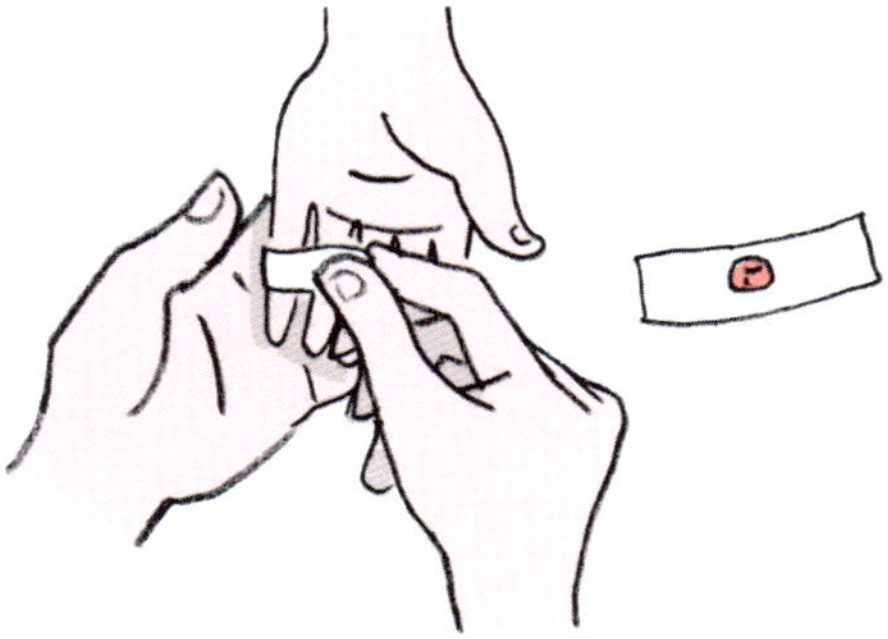

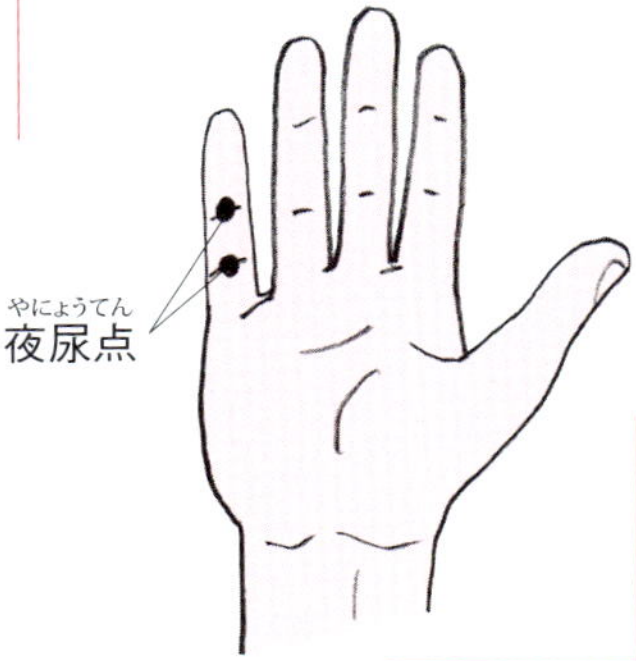

●夜尿点は手の小指の横じわの中央、2カ所

痔

痔は成人の3人に1人、あるいは2人に1人といわれるほど多く見られる疾患です。二足歩行によって骨盤腔内がうっ血しやすくなった人間の宿命だともいわれています。痔にはいぼ痔（痔核）、切れ痔（裂肛）、あな痔（痔ろう）がありますが、半数以上を占めるのはいぼ痔です。

このツボ療法と呼吸法により局所の血流がよくなるので、大きな改善が期待できます。

1 頭の百会《ひゃくえ》に温灸をします。

百会にペットボトルの簡易温灸器（14ページ・痔のためには靴下を1重にし、熱めにする）をあてて、あたたかさを通り越して「熱い」と感じたら離し、3秒たったら再びあてます。ほかの療法より多めの20～30回くり返します。

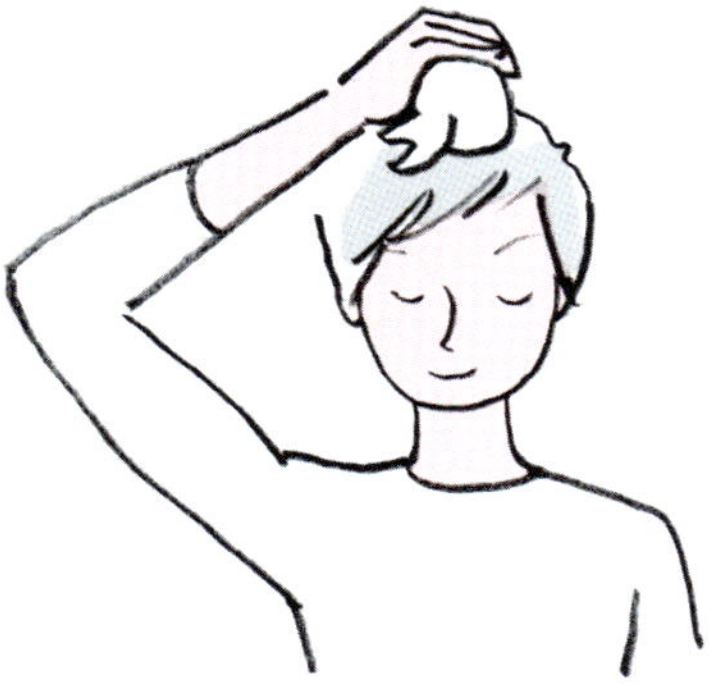

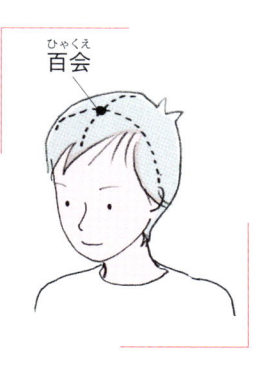

●百会は両耳のいちばん高いところを上で結んだ線と、正中線（身体の中心線）が交わるあたり。指で押すとへこみ、もっとも響くところ

2 お尻の長強《ちょうきょう》に温灸をします。

百会と同様に図の位置の素肌に温灸器をあてて、「熱い」と感じたら離し、3秒でまたあてます。20～30回くり返します。

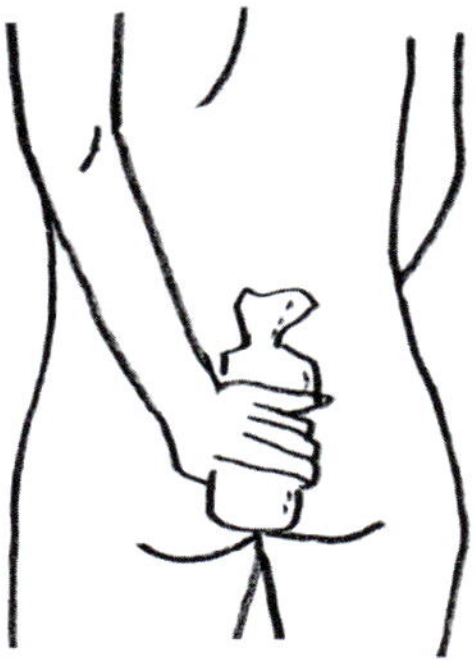

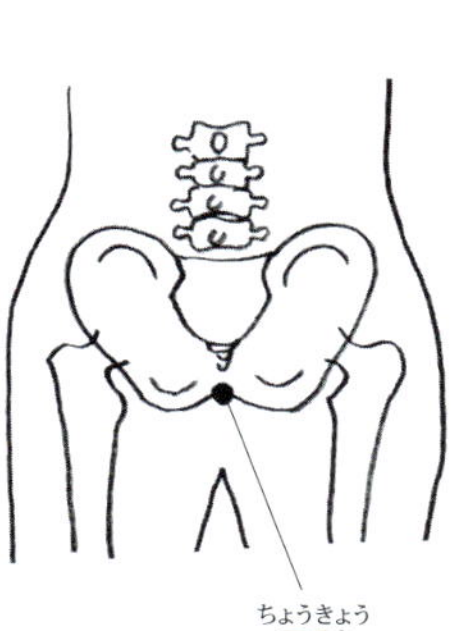

●長強は尾骨の先端と肛門の中間点

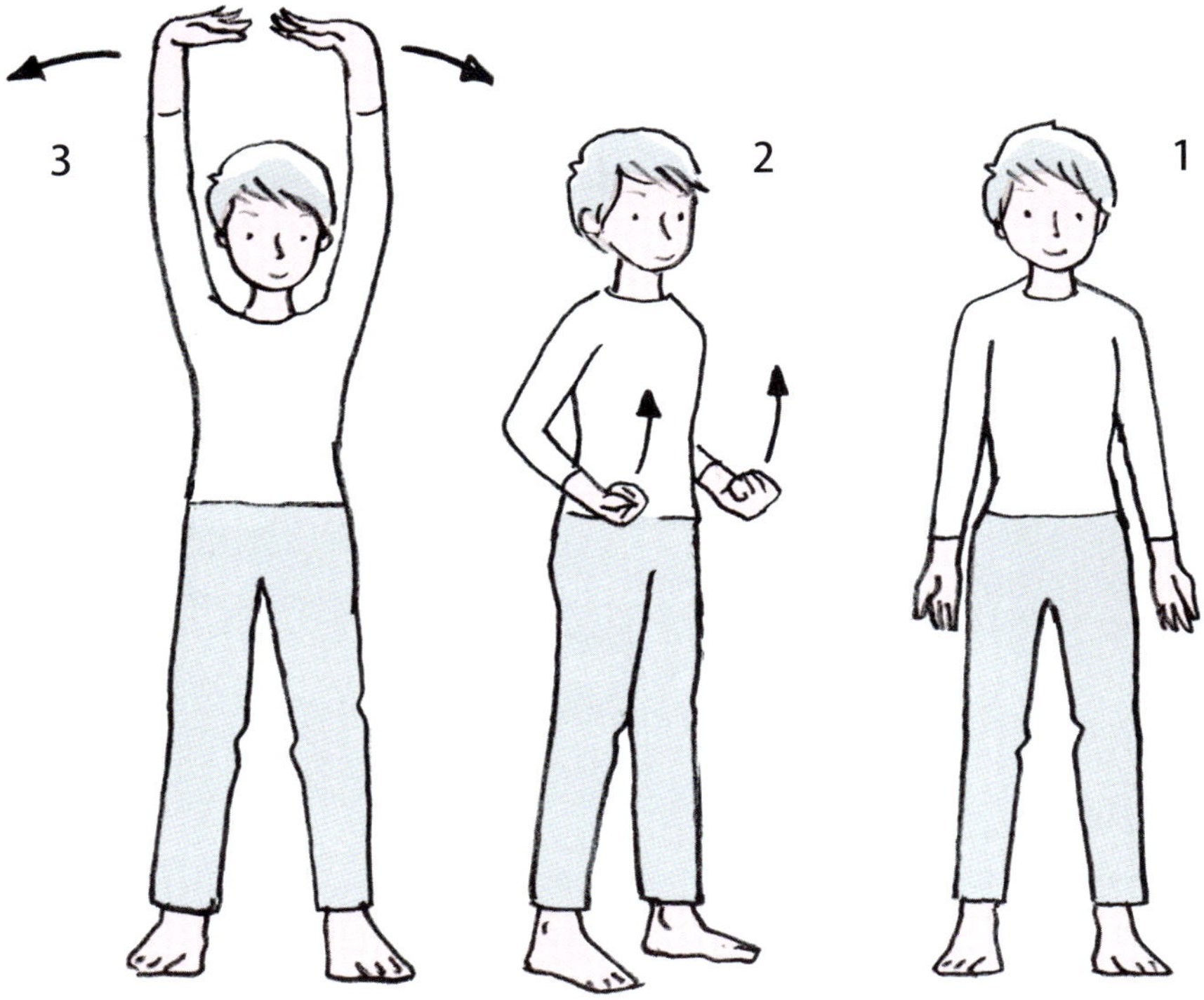

補足療法●逆腹式呼吸

痔の治療と改善には逆腹式呼吸も有効です。

1 足を肩幅に広げて立ちます。

2 鼻から息を吸いながらぎゅっと握りしめたこぶしを腰まで引き上げながら、肛門を引き上げるように力を加えます。

3 さらに息をいっぱい吸いながら肛門を引き上げ、手のひらを上向きにして頭上に上げます。

　お腹と肛門の力をゆるめながら、息を口からゆっくり吐きつつ横から手を下ろします。

　朝晩15回ずつ行います。

尿もれ

尿もれは膀胱にたまった尿が無意識のうちにもれてしまう症状です。もっとも多く見られるのが、加齢によって骨盤底筋の機能が低下し、くしゃみなどで急に腹圧が加わったときに、もれるものです。尿道が短い女性に多く見られる症状です。ツボ療法と呼吸法を利用すると骨盤内の血流が改善し、骨盤底筋も刺激されて、その働きも回復してきます。前立腺肥大症による排尿障害にも効果があります。温灸と呼吸法は別の時間に行っても構いません。

1 お腹の中極下《ちゅうきょくか》に温灸をします。

中極下にペットボトルの簡易温灸器（14ページ）を横向きに素肌に直接あてて、あたたかさを通り越して「熱い」と感じたら離し、3秒たったら再びあてます。7～9回くり返します。

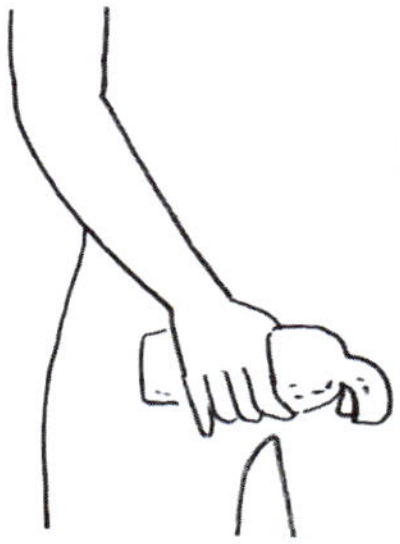

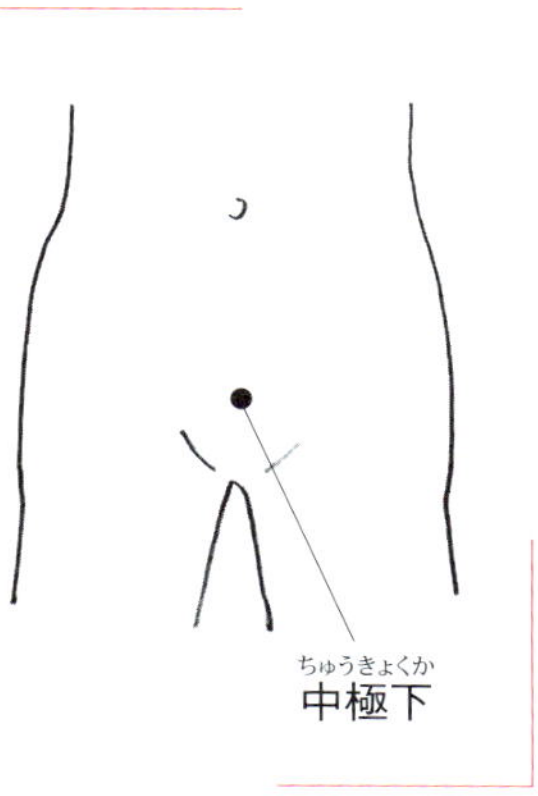

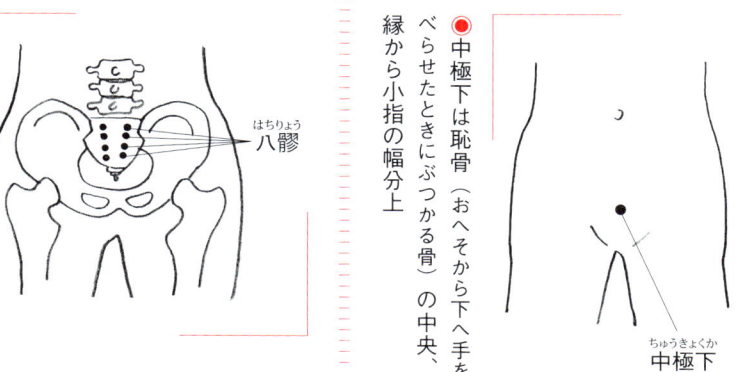

●中極下は恥骨（おへそから下へ手をすべらせたときにぶつかる骨）の中央、上縁から小指の幅分上

2 お尻の八髎《はちりょう》に温灸をします。

八髎に温灸をするときは、穴を探すのではなく、温灸器を横にして、仙骨を上、下2段に分けてあたためます。

中極下と同様に素肌にあて、「熱い」と感じたら上、下に移動させて、7～9回くり返します。八髎とは、8つの深い穴という意味です。

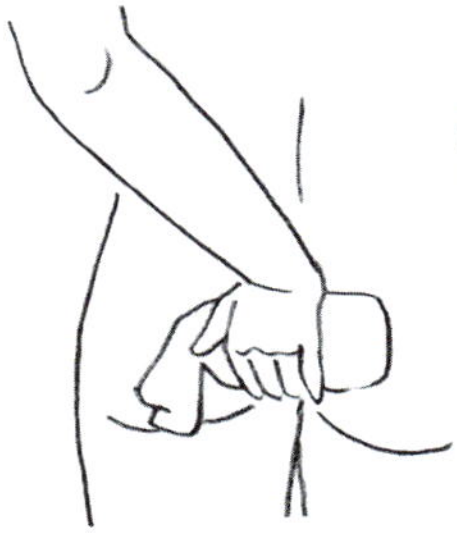

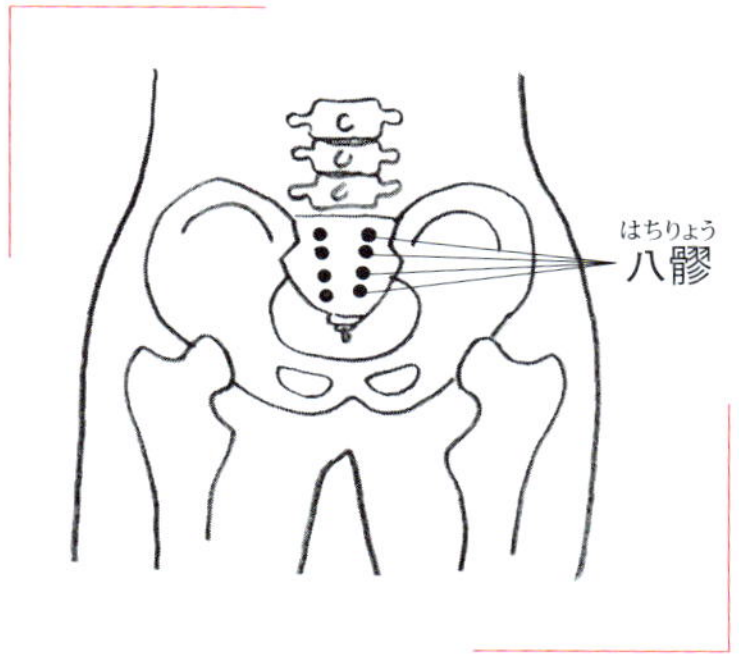

●八髎はお尻の仙骨の8つの穴

3 足首の蠡溝《れいこう》に温灸をします。

中極下や八髎と同様に温灸器を素肌にあて、左右交互に7～9回くり返します。

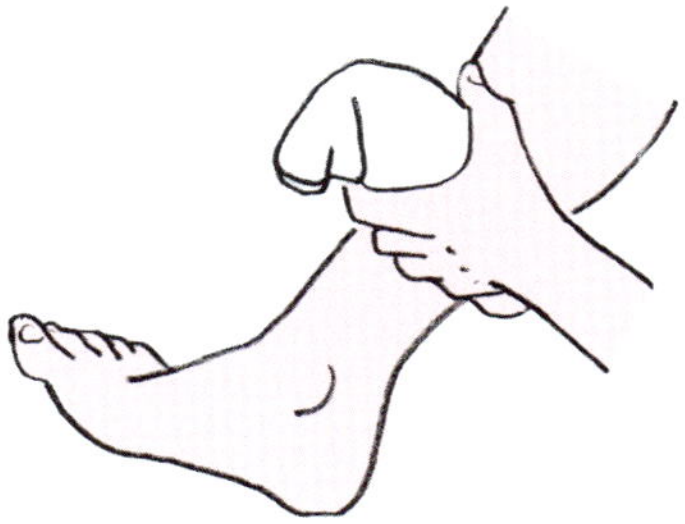

●蠡溝は内くるぶしのもっとも高いところから指の幅6本分（親指以外の4本プラス人差し指、中指）上、すねの骨（脛骨）上で、押してもっとも痛いところ

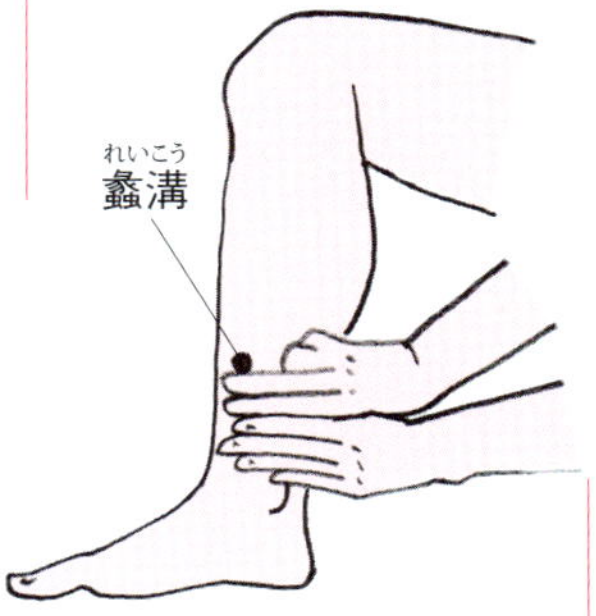

4 提陰《ていいん》呼吸法をします。

足を肩幅に広げて立ち、しぜんに1～6まで数える間、鼻から息を吸い、息を止めて3数えます。続いて1～6まで口から息を吐き、息を止めて3数えます。

ポイントは、図のように、吸うとき肛門と尿の出口を内側に引き上げるように力を加え、そのまま止め、吐くときはゆるめて元に戻し、余韻を感じながら静止することです。吸うときこぶしを握るように引きつけると感覚がつかみやすく、吐くときには手をしぜんに下げます。

これを、朝晩の空腹時に15回ずつくり返します。

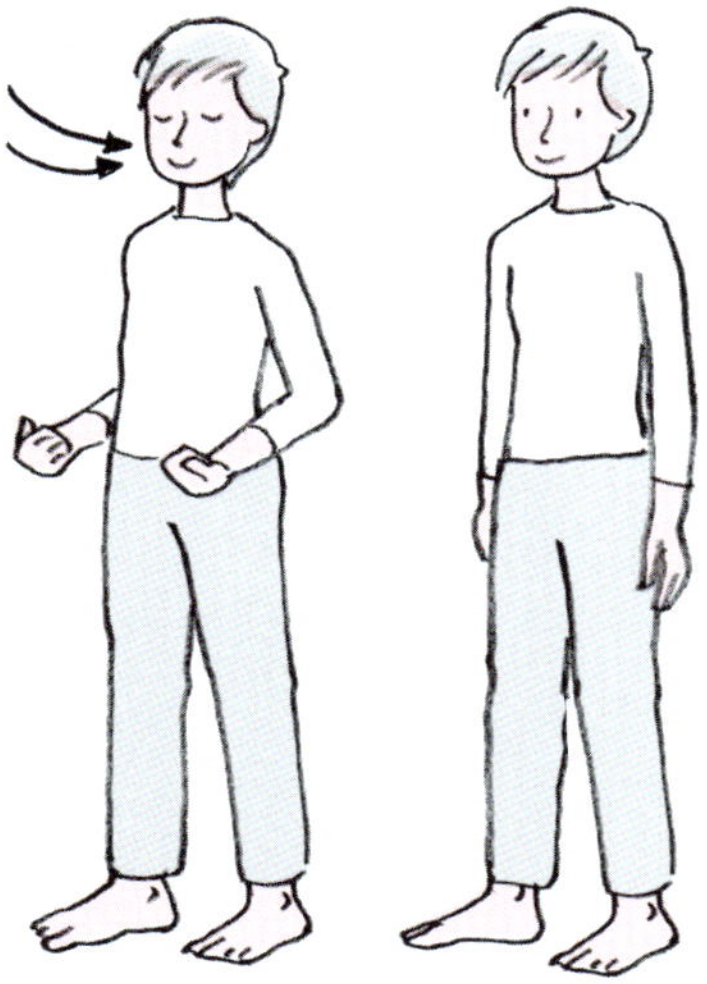

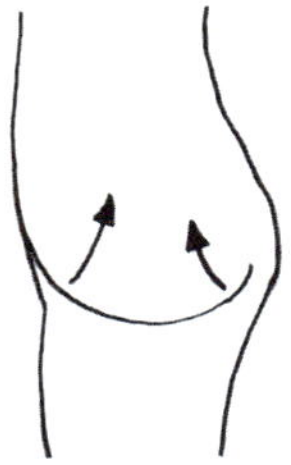

じんましん

じんましんは強いかゆみを伴う赤い発疹が生ずる状態です。食品などへのアレルギー反応や内臓疾患、体調不良によるものなどがあります。このじんましんにもツボ療法はたいへん有効です。

皮膚の炎症を鎮める特効穴と解毒効果に優れたツボ、免疫機能を調整するツボを組み合わせて使う方法です。朝晩行うとよいでしょう。

1 肩の肩髃《けんぐう》に温灸をします。

肩髃は皮膚の炎症を鎮める特効穴です。

一方の肩髃に下着の上からか素肌に直接ペットボトルの簡易温灸器（14ページ）をあて、あたたかさを通り越して「熱い」と感じたらすぐに反対側の肩髃にあてます。

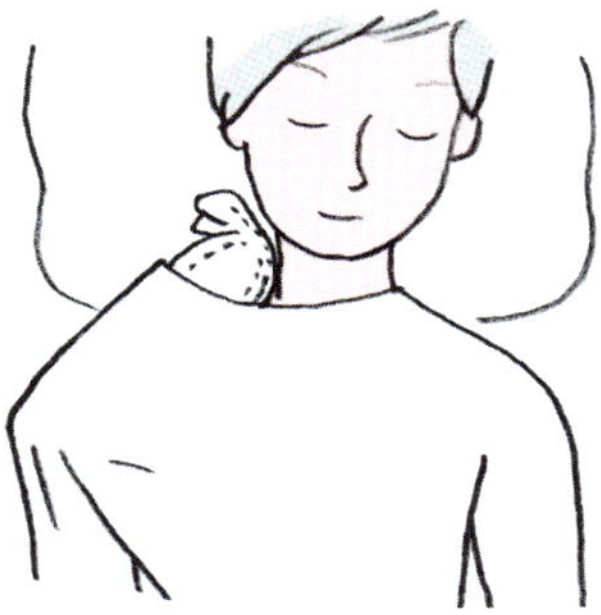

横になってしてもよいでしょう。これをくり返しそれぞれ左右7～8回ずつ刺激します。

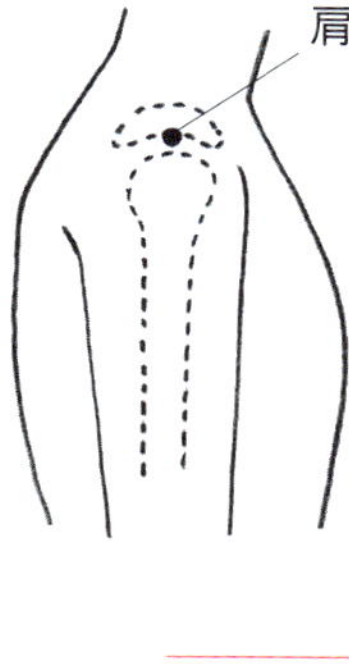

◉肩髃は肩先の骨（骨峰端《けんぽうたん》）の前後の中間点のすぐ下にあるくぼみ

2 脚の築賓《ちくひん》に温灸をします。

築賓は解毒のツボです。

築賓に肩髃と同様に温灸器をあて、「熱い」と感じたら左右交替し、7～8回ずつ刺激します。

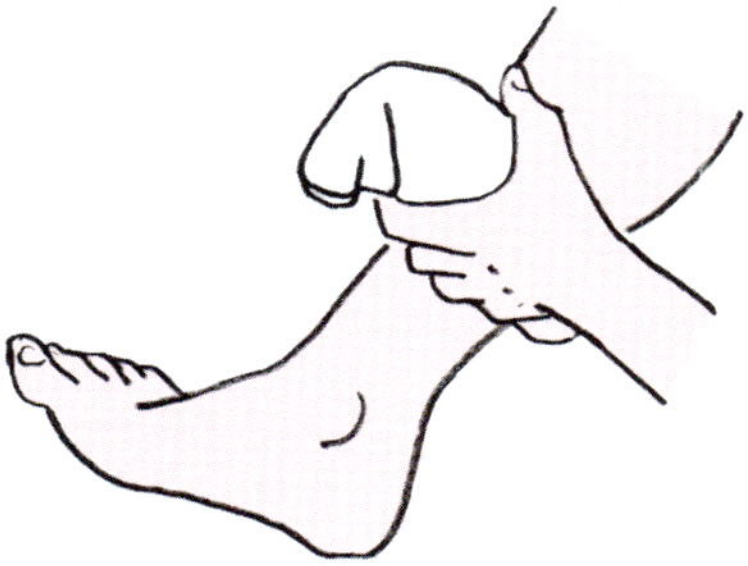

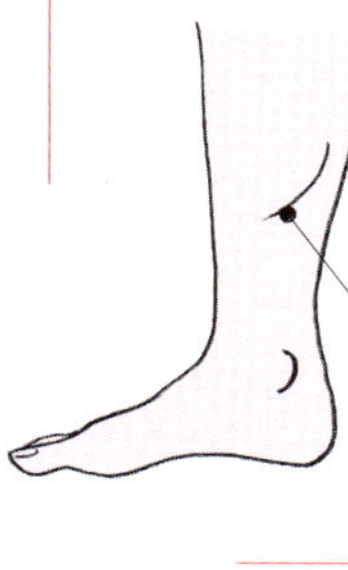

◉築賓は内くるぶしとアキレス腱の間にある溝を下から上へさすり上げていき、ふくらはぎの筋肉のもり上がりにぶつかって指が止まるところ

3 お腹の神闕《しんけつ》に温灸をします。

神闕は免疫機能を調整する作用のあるツボです。肩髃、築賓と同様に神闕に温灸器をあて、「熱い」と感じたら離し、3秒ほどしたら再びあてます。7〜8回刺激します。

●神闕はおへそ

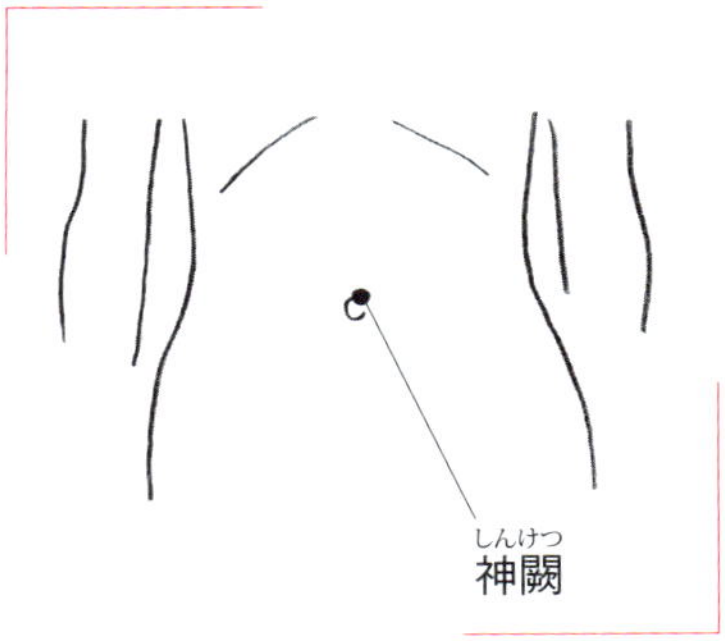

その他

じんましんには大根おろしを食べる、どくだみ茶を飲むといった飲食療法が有効な場合もあります。

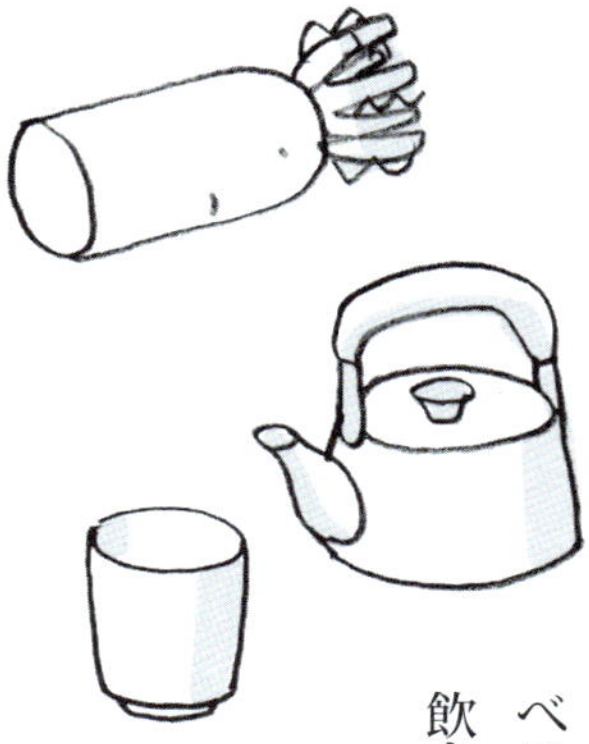

とっさのときの対処法

外出先などでじんましんが出たときには肩髃と築賓、神闕のまわりをヘアブラシでそれぞれ30秒ほど軽く叩きます。指で刺激する際には肩髃と築賓を9回軽く小刻みに押し、10回目にジワーッと5秒ほど深く押し込みます（「九軽一重」）。それぞれ5セットくり返します。

汗かき あせも

暑いときに相応の汗をかくことは正常なことでむしろ望ましいことですが、それほど暑くないのに常に大量の汗をかくケースがあります。その多くは体質的なものや性格的に緊張しやすいことや、肥満気味であることが原因です。しかし、心臓病、糖尿病、バセドウ病などの疾患が原因の場合もありますから、ほかに心配な症状があれば病院で診察を受けます。

この療法は病気以外の場合の汗かきの助けとなるもので、1～3を午前、午後1回ずつ行います。根本的な体質が関係するので、習慣になるよう気長にとり組みましょう。こどものあせもの対処法も紹介します。

1 手の合谷《ごうこく》を刺激します。

合谷に親指の先端をあて、9回軽く小刻みに押し、10回目にグーッと強く、5秒ほど押し込みます（「九軽一重」）。3回くり返します。左右に行います。

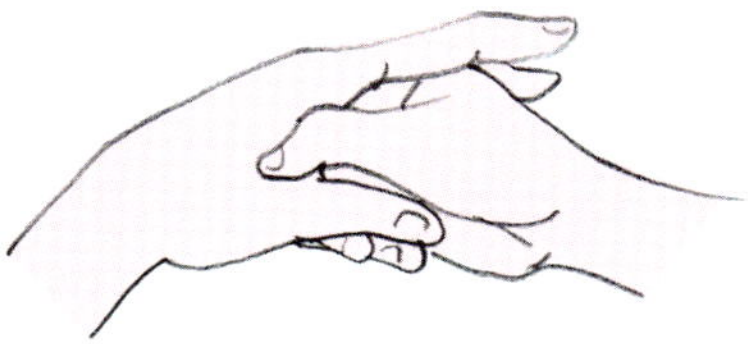

2 手の労宮《ろうきゅう》を刺激します。

労宮に親指の先端をあて、残りの指は手の甲側で支えるようにし、合谷と同じように「九軽一重」を3回します。左右に行います。

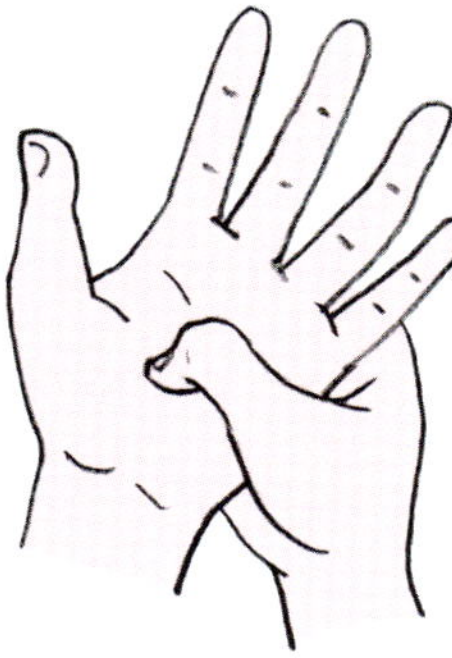

●合谷は親指と人差し指の間を広げて、反対の親指の第1関節の横しわを、その広げた水かきの部位にあてて押し込んだとき、親指の先があたるところ（親指と人差し指を閉じてできる筋肉のふくらみの頂点）

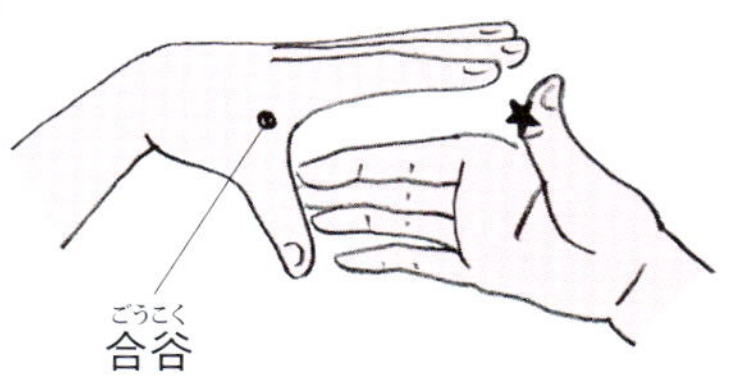

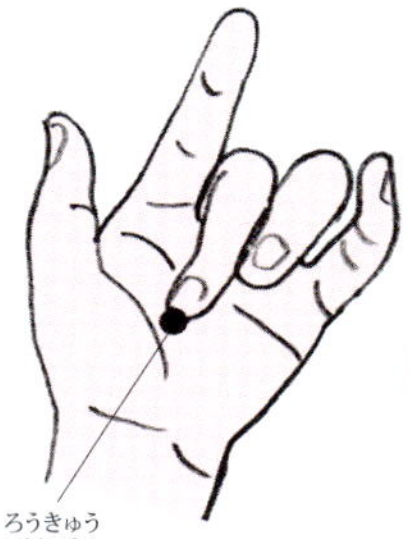

●労宮は手を握ったとき中指の先端があたるところ

3 足首の復溜《ふくりゅう》を刺激します。

椅子に座って、復溜を刺激しやすい姿勢になり、一方の復溜に親指の先端をつき立てるようにあてがいます。合谷と同じように「九軽一重」を3回します。左右に行います。

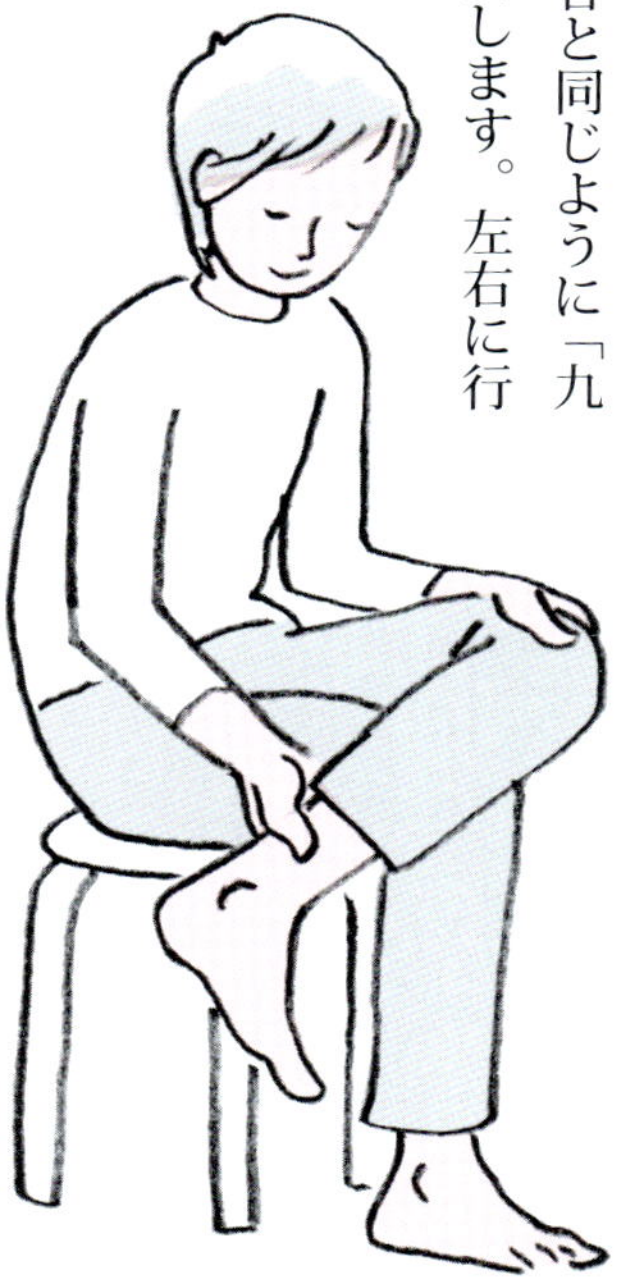

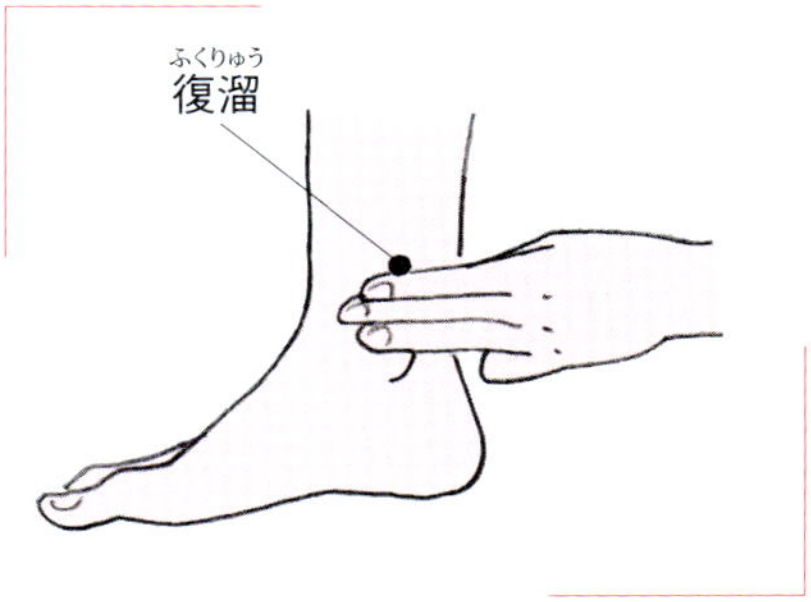

●復溜は内くるぶしのもっとも高いところから指の幅3本分（人差し指、中指、薬指）上で、アキレス腱の前縁の溝のところ

こどものあせも●ヘアブラシ

肩の肩髃《けんぐう》、脚の築賓《ちくひん》、お腹の神闕《しんけつ》のまわり半径5センチぐらいを、やわらかいヘアブラシでトントンとそれぞれ15秒ほど軽く叩きます。ツボの位置にあせもが出ていたらその部分は刺激しません。

1日に1～2回行うとよいでしょう。

●肩髃は肩先の骨（骨峰端《けんぽうたん》）の前後の中間点のすぐ下にあるくぼみ（70ページ）
●築賓は内くるぶしとアキレス腱の間にある溝を下から上へさすり上げていき、ふくらはぎの筋肉のもり上がりにぶつかって指が止まるところ（70ページ）
●神闕はおへそ（71ページ）

補足療法●ビワローション

ビワの葉が手に入ればビワローションがおすすめです。

ビワの生葉10枚ほどを洗い、裏の毛はタワシでよくこすってある程度とり除き、2センチ幅に刻みます。やかんで2ℓの水で、水分が1ℓになるまで煎じます。沸騰するまで強火、沸騰後は弱火で煎じます。冷蔵庫で2カ月ほどはもちます。

スプレー容器で1日2～3回、あせもの出ているところに吹きつけます。

脱毛症 うす毛

脱毛にはいろいろなタイプがあります。免疫システムの失調によって、突然円形に抜ける円形脱毛症や、男性ホルモンの影響といわれる壮年性の脱毛症などが代表的なものです。

中高年になると、加齢に伴うしぜんな現象として男女とも、しだいに毛髪がうすくなるのを感じます。中国医学的にはこのような現象を「腎」の衰えであると考え、治療ではその腎の力を補い、頭皮の血流をよくすることで、髪を元気に保つようにします。1日1回行います。

1 頭のツボと髪のうすくなっている部分を刺激します。

つまようじ30本をゴムで束ね、先端で百会《ひゃくえ》、頭維《ずい》、風池《ふうち》と髪のうすくなっている部分そのものを叩くようにして刺激します。

それぞれ50回、頭皮が傷つかない程度に力を入れます。

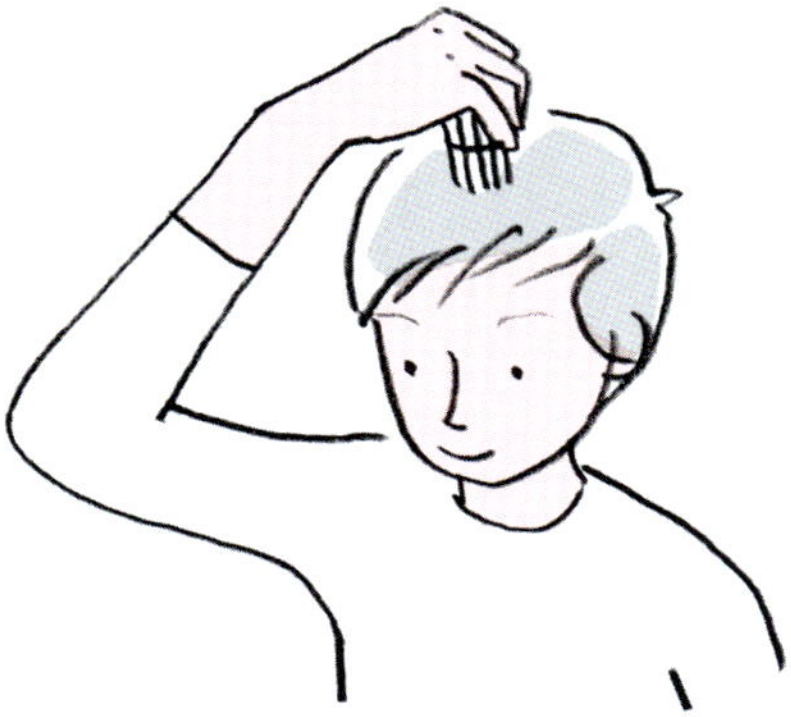

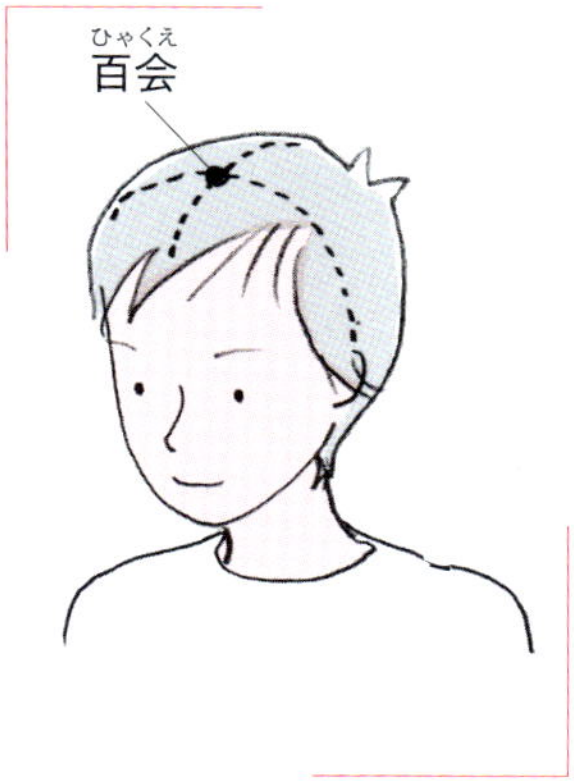

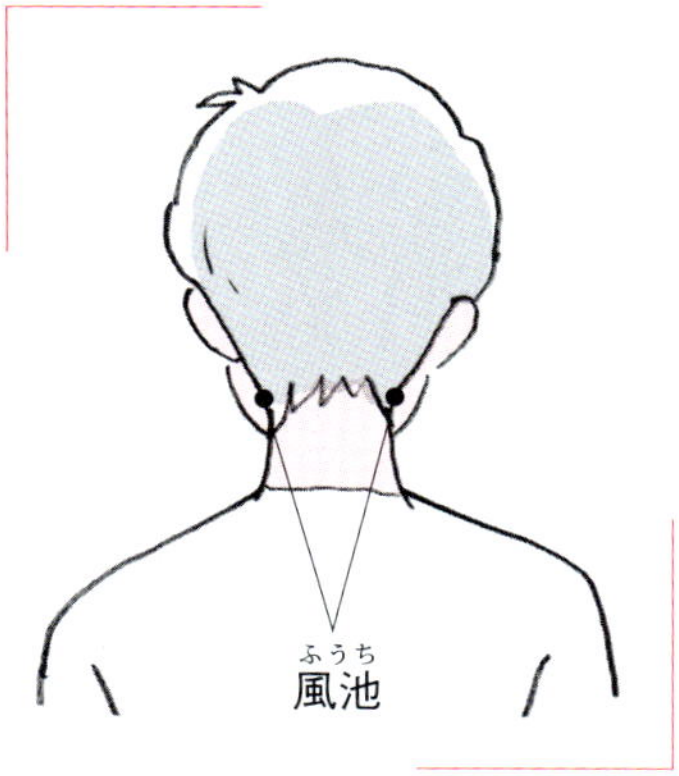

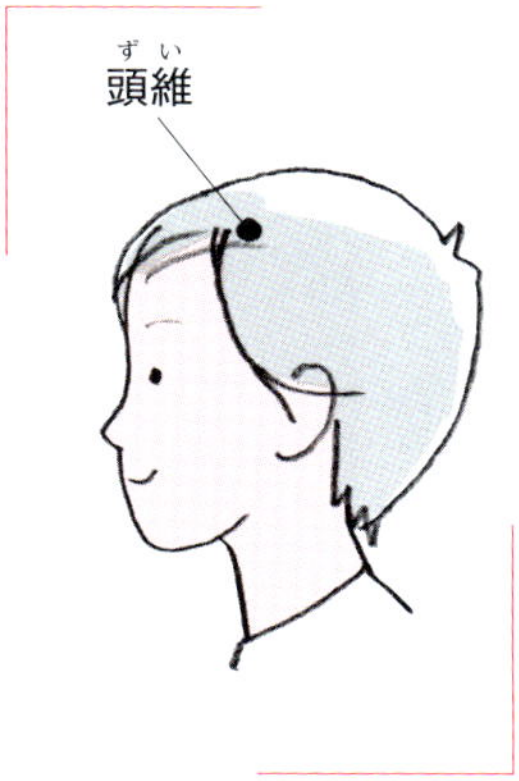

- ●百会は両耳のいちばん高いところを上で結んだ線と、正中線（身体の中心線）が交わるあたり。指で押すとへこみ、もっとも響くところ
- ●頭維は元の額の髪の生えぎわの角から1センチほど奥に入ったところ
- ●風池は耳たぶのすぐ後ろの骨の出っぱり（乳様突起）の下端から指の幅2本分（人差し指、中指）正中線（身体の中心線）寄りのくぼみ

2 腰の腎兪《じんゆ》を刺激します。

腎兪のだいたいの位置をつかみ、つまようじ30本の先端で少し広い範囲を叩いて刺激します。

左右ともに50回ほど叩きます。

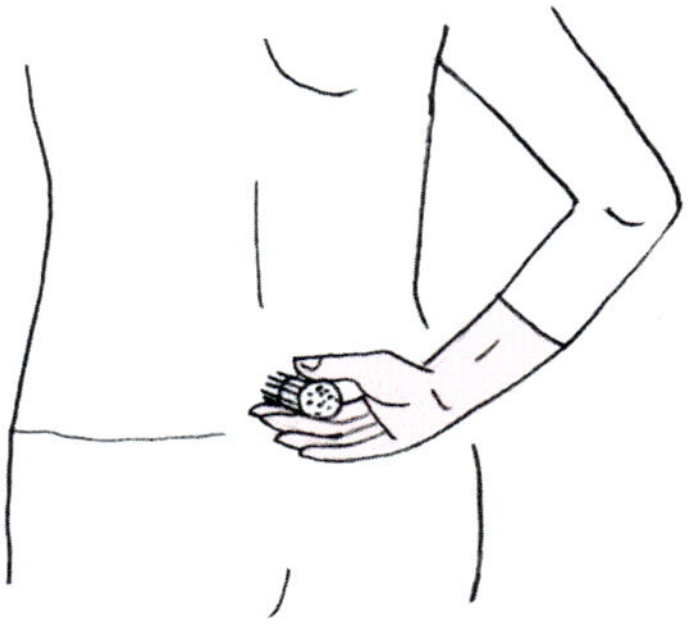

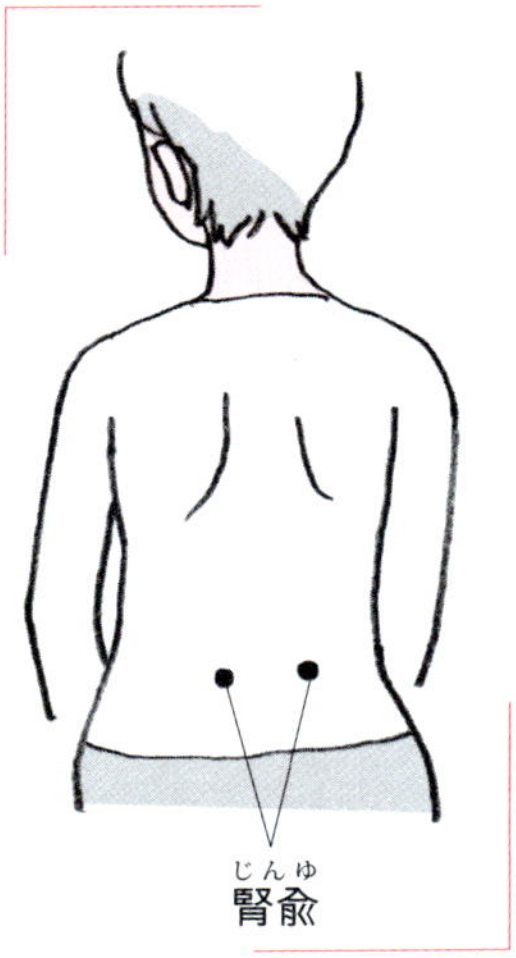

●腎兪は背中のおへその高さで、背骨から指の幅2本分（人差し指、中指）離れたところ（背骨の両脇の筋肉のふくらんだところ）

3 足首の太谿《たいけい》を刺激します。

つまようじ30本の先端で左右の太谿とも50回ほど叩きます。

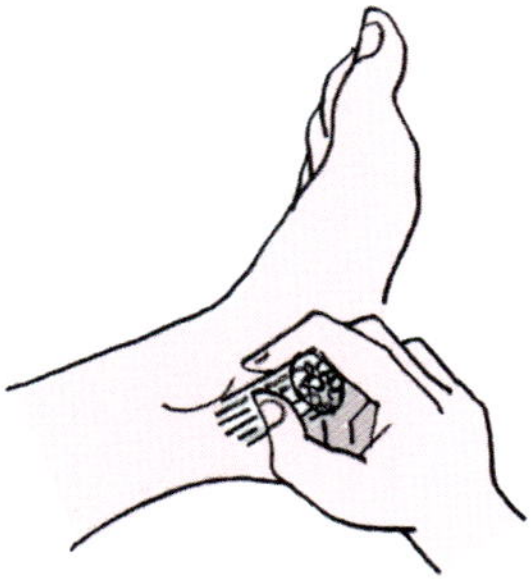

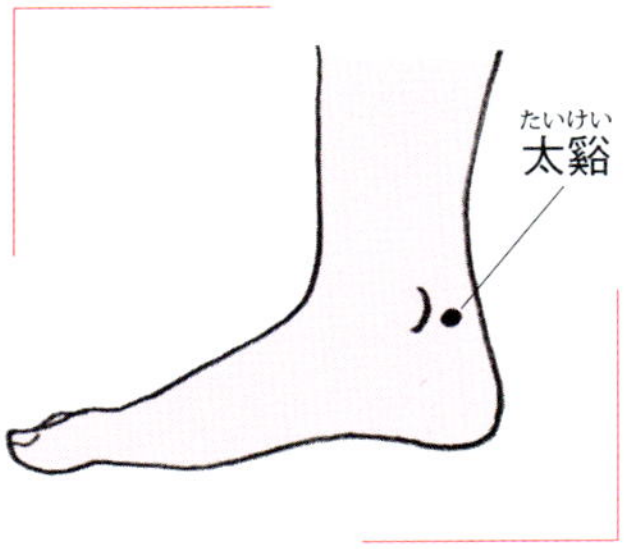

●太谿は内くるぶしのもっとも高いところの後ろのくぼみ

美肌

肌の色、つや、はり、しみ、しわなどに関係する外的要因としては、ビタミンA、C、Eの不足や、紫外線、乾燥、ストレスなどがあります。それに加えて、ホルモンのバランス、血流状態、腸内環境などが内的要因として大きくかかわります。このツボ療法は、内的要因の状態を改善し、美肌効果を得るものです。この療法にはとくに順番はありません。

基本的な療法として1と2を組み合わせて行いますが、便秘がちなど腸の状態が不安定な方は3も組み合わせて行うとよいでしょう。しわが気になるときは補足療法を組み合わせます。また飲みものをはとむぎ茶にするとより効果的です。

1 顔の太陽《たいよう》と下関《げかん》を刺激します。

太陽と下関は、顔面の血流をよくしますので、肌の色、つやの改善、しみ、しわの予防と改善に役立ちます。爪を切り、肌を傷つけないようにします。

2つのツボを同時に刺激します。太陽に人差し指の腹を、下関に親指の腹をあてて、ひじをテーブルにつきます。

指の力で押さず、頭を指の方にゆっくりもたれかかるようにしてズーンと響いたらそこで3秒ほど静止し、頭をゆるめます。

これを7~8回くり返します。左右に行います。午前と午後、1日2回行います。

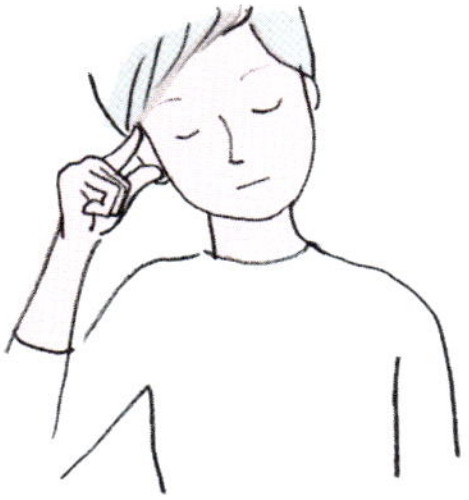

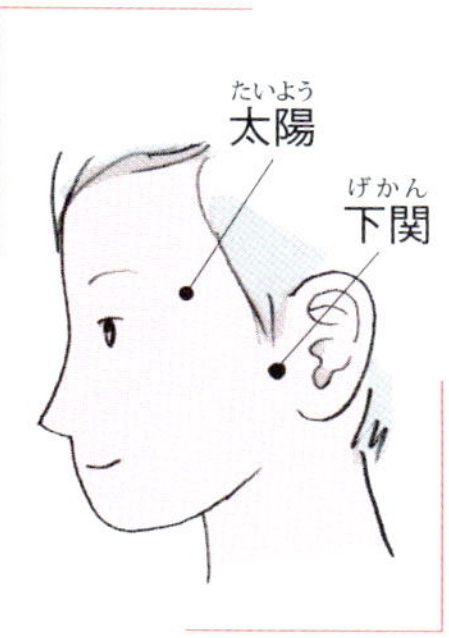

●太陽は眉の外端と目尻の中間点から親指の幅分耳寄りのくぼみ

●下関は耳珠《じじゅ》（耳の穴の頬側にある軟骨の突起）の前、およそ親指の幅分のところで、骨の下縁にあるくぼみ。ここは口を閉じるとくぼみ、口を開けると盛り上がる。口を閉じて見つける

2 耳の内分泌《ないぶんぴ》を刺激します。

内分泌はホルモンバランスをととのえるツボです。人差し指を左右の内分泌にあて、親指で耳の裏から挟みます。「1、2、3…」と

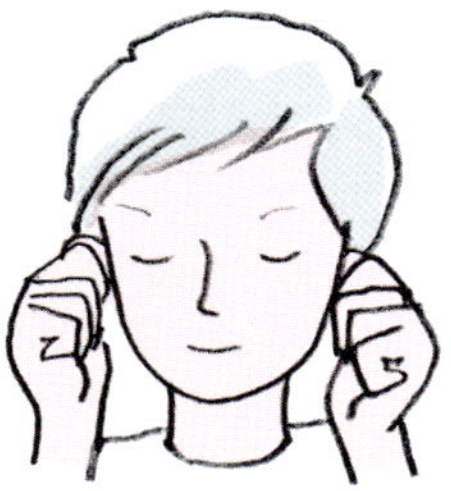

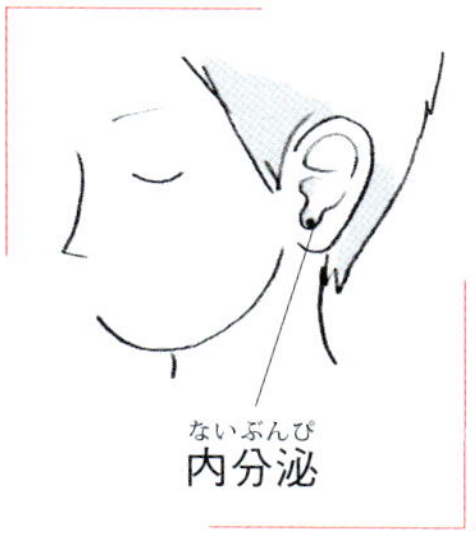

●内分泌は耳のいちばん下の深いきれ込みの内側、底の部分

「10」まで数えながら小刻みに圧迫して1セットとし、3セット行い、最後に耳たぶを10秒ほどしっかりもんで終わります。

朝昼晩、1日に3回行います。

3 脚の上巨虚《じょうこきょ》を刺激します。

上巨虚は腸の状態をよくするツボです。

図のように足と反対の中指の先端を上巨虚にあて、上からもう一方の手をかぶせて、両手で足を抱えるようにします。この体勢で上半身を前後にゆらし、後ろにいくときにツボに圧力が加わるようにします。30回ゆらします。左右に行います。朝晩行います。

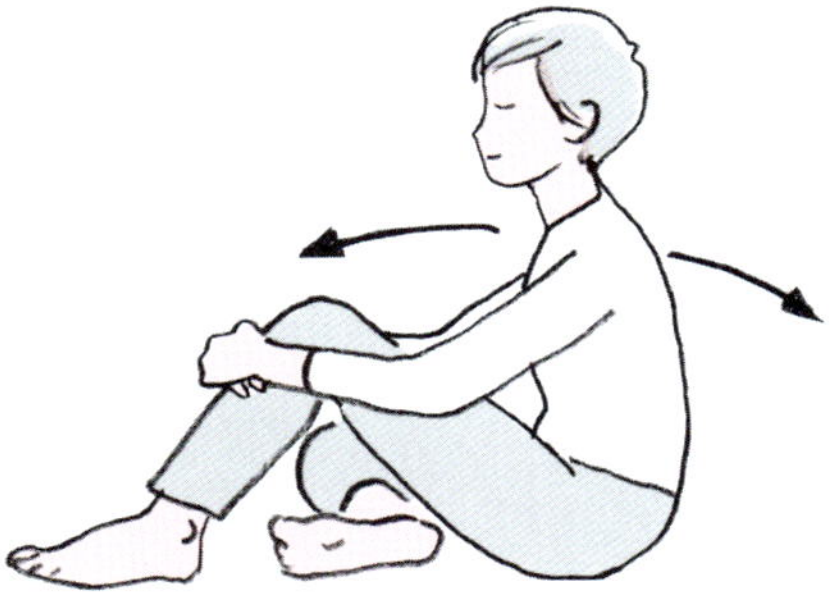

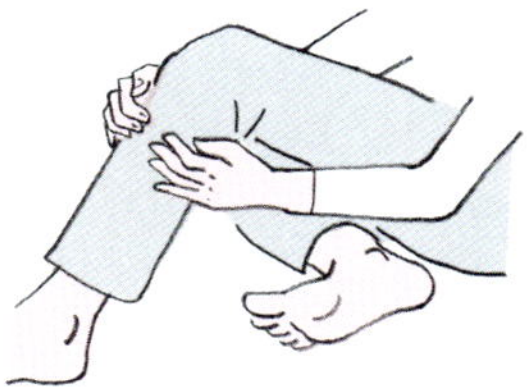

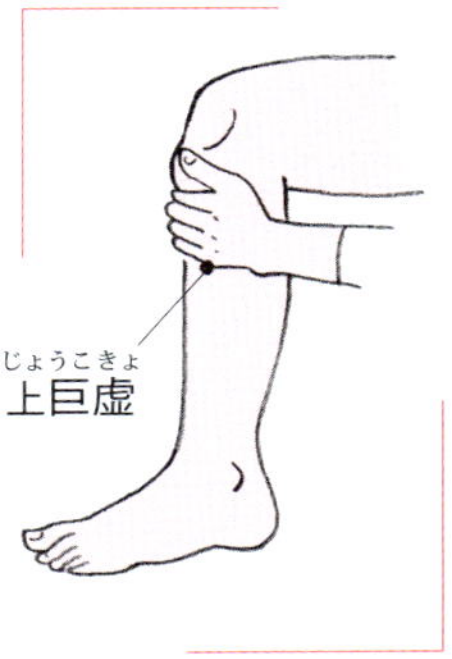

●上巨虚はすねの骨に手をあて下から上に滑らせたとき、人差し指が骨の出っぱりにぶつかったときの小指の高さで、すねの骨から親指の幅分外側のところ

補足療法●顔の血流を改善

美顔のために顔面の血流をよくする方法です。

1 頭をゆっくり前に倒して5秒静止し、次に後ろに倒して5秒静止します。左右も同様に行います。

2 顔に手当をします。両手を熱くなるまでこすって、1カ所10〜15秒ずつ順に、顔全体にあてます。

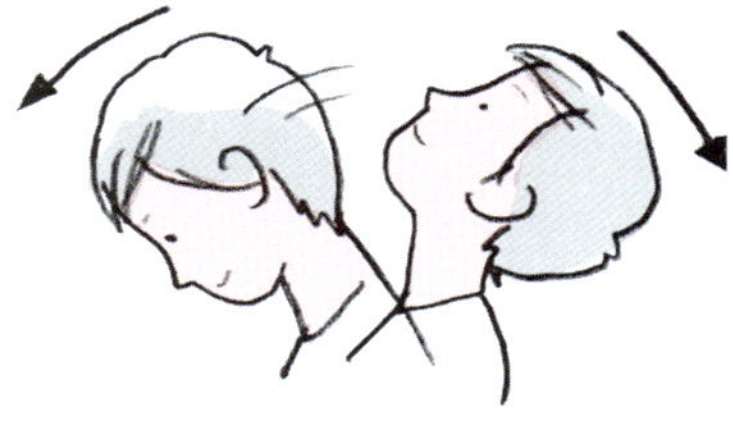

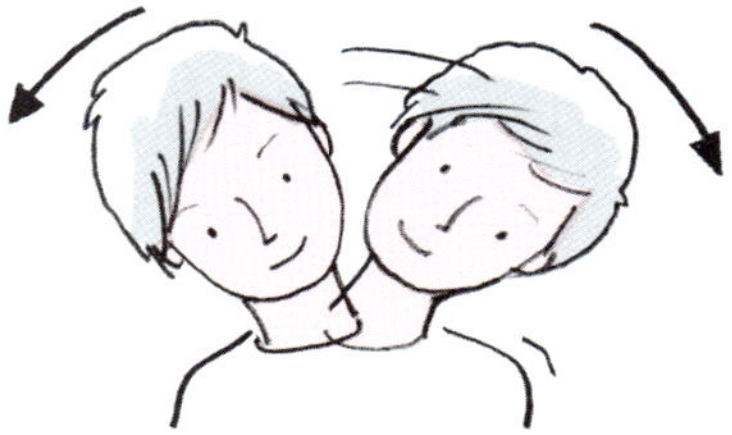

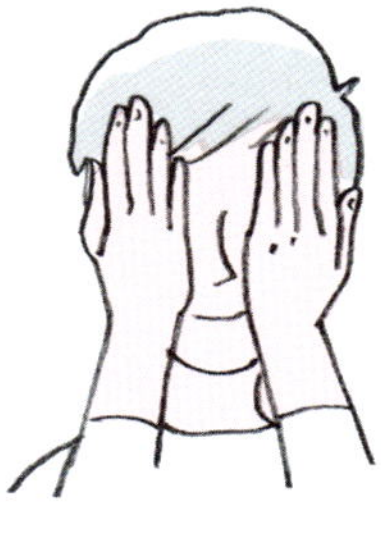

イライラ

現代の社会は、もたらされる膨大な情報、忙しすぎる生活など、イライラしやすい状況にあります。イライラは「かなり追い込まれていますよ」という内からのメッセージですから、生活全般を振り返って、調整してみることも重要です。

自律神経のバランスをととのえるこのツボ療法は、イライラするときはたいへん役立ちます。補足療法の呼吸法は心と呼吸の相関性を利用した方法です。

1 手の中衝《ちゅうしょう》と少衝《しょうしょう》を刺激します。

中衝、少衝につまようじの丸い方かヘアピンのわの方をあてて、少し押し込み、ツボに「の」の字をかくように20秒刺激します。左右に行います。利き手でない手がうまく動かない場合は、ようじをあてた利き手をまわすとよいでしょう。

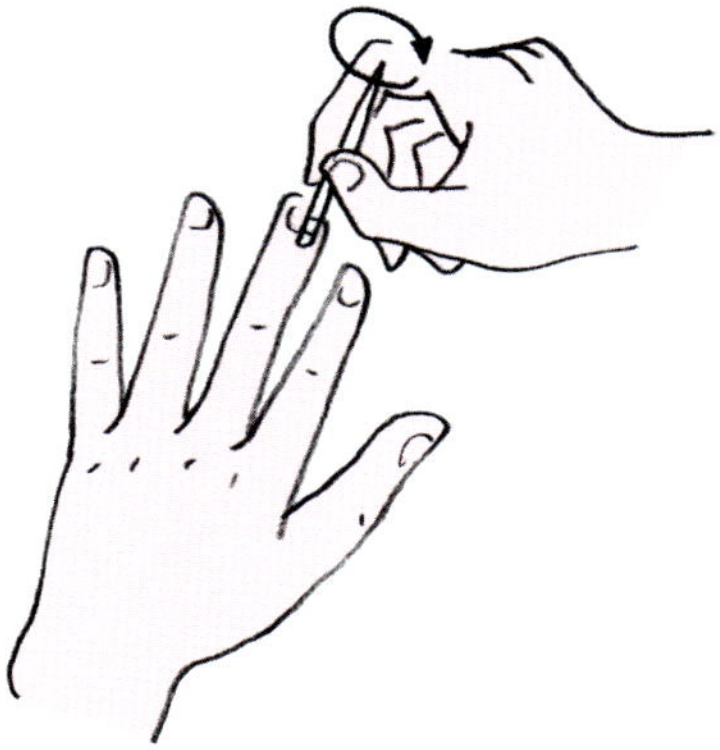

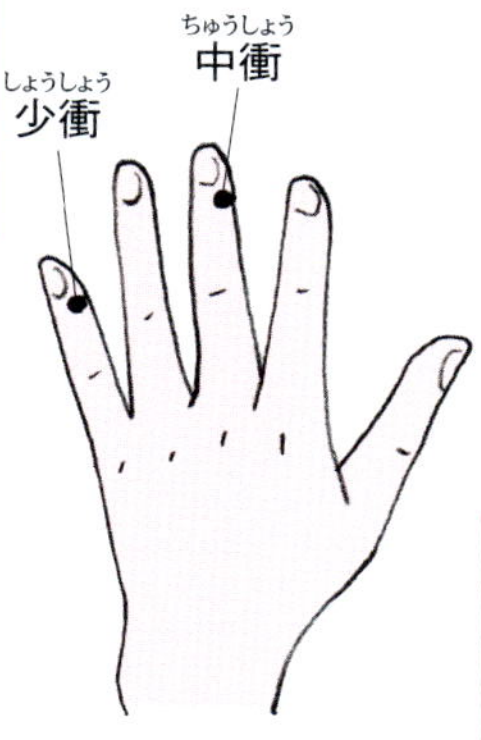

◉中衝は手の中指の爪の生えぎわ、親指側の角から2ミリほど離れたところ

◉少衝は手の小指の爪の生えぎわ、親指側の角から2ミリほど離れたところ

2 手首の内関《ないかん》を刺激します。

内関に親指をあて、ほかの指を裏にまわして支えます。そのまま親指をゆっくり押し込み、ゆるめます。5回くり返します。左右に行います。

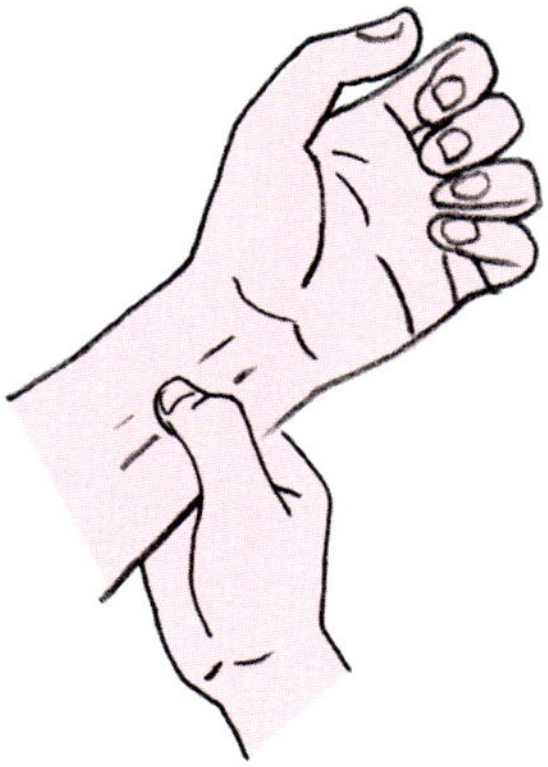

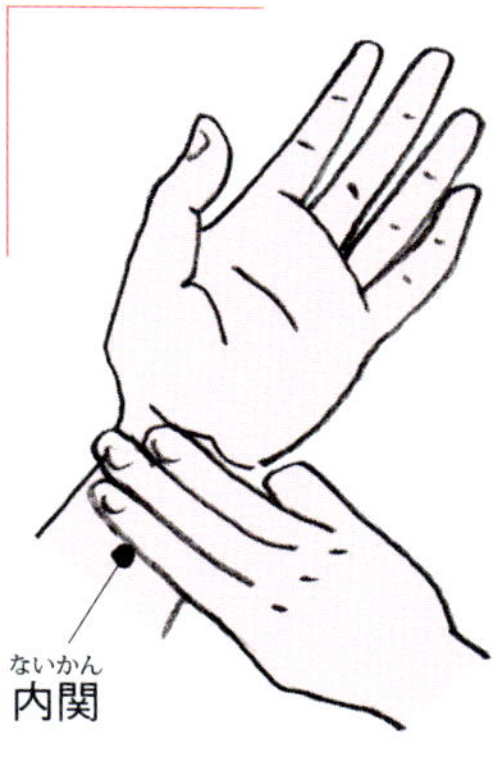

◉内関は手首の手のひら側で腕の真ん中、手首のしわから指の幅3本分（人差し指、中指、薬指）ひじ寄りのところ

3 頭の百会《ひゃくえ》の周辺を刺激します。

百会を中心に、半径5センチぐらいの円を、ヘアブラシで50回ほど叩きます。

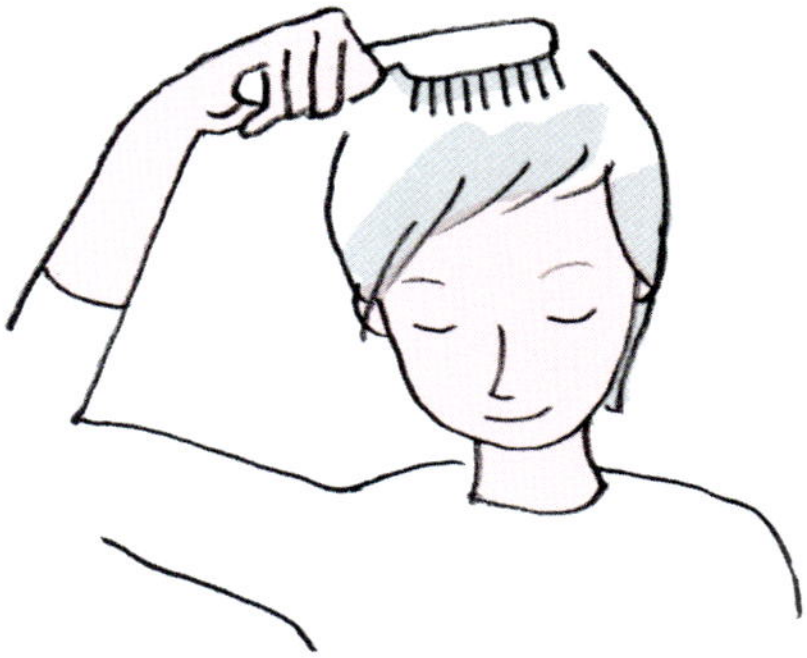

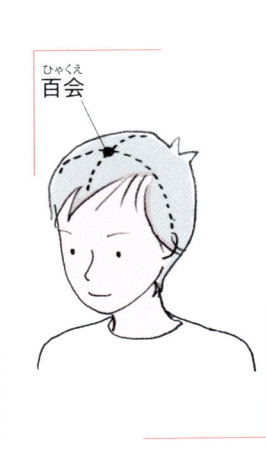

●百会は両耳のいちばん高いところを上で結んだ線と、正中線（身体の中心線）が交わるあたり。指で押すとへこみ、もっとも響くところ

補足療法●呼吸法

椅子に座って行う即効性のある呼吸法です。呼吸がゆっくり深くなると、心は落ちつきリラックスするようになっていますのでこの仕組みを利用します。

1 図のように手のひらを胸の前で下に向け、口から息を吐きながら、両手をひざまで下ろします。

2 手のひらを上に向け、手を前に出しつつ身体を前に倒して、息を吐ききります。

3 手のひらを上に向けたまま、身体をゆっくり起こします。このとき、しぜんに鼻から息が入ってきます。1の姿勢に戻ります。1～3を10回ほどくり返します。

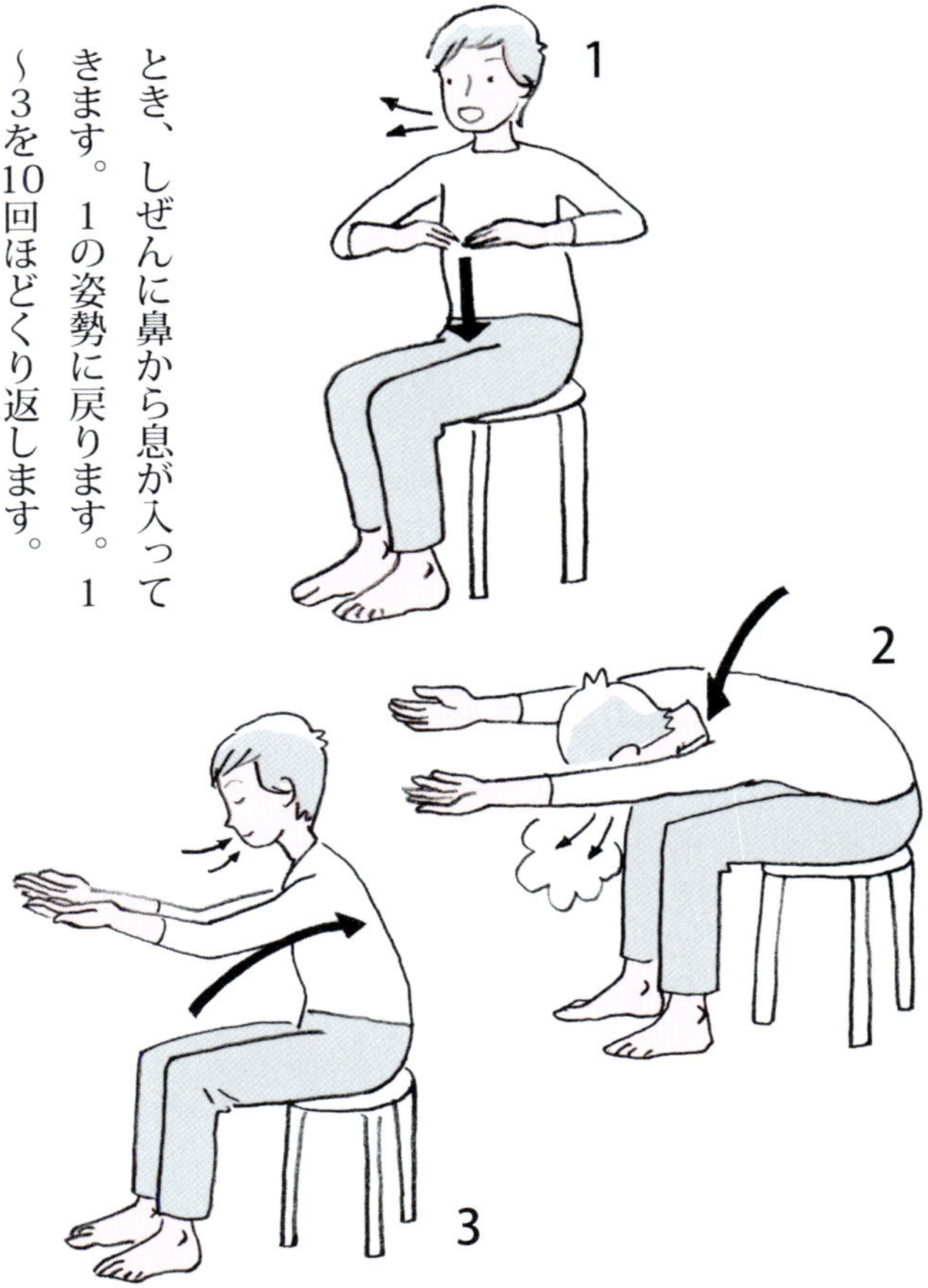

疲労感 ストレス

精神的に疲れた、あるいはストレスがたまって元気が出ないときなどは、ツボを使った頭と顔のマッサージがとても有効です。このマッサージはとても簡単にでき、確かな爽快感が得られます。

最初に頭、次に顔のマッサージをします。

1 頭のマッサージをします。

両手を熊手のような形にして、前髪の生えぎわから、髪をとかすように後ろに流してマッサージします。風池《ふうち》の位置まできたら止まり、5本の指を1つにして、キツツキが木をついばむように、トントンと5回ほど叩きます。

頭の中央、両サイドにこの動きを数回行います。

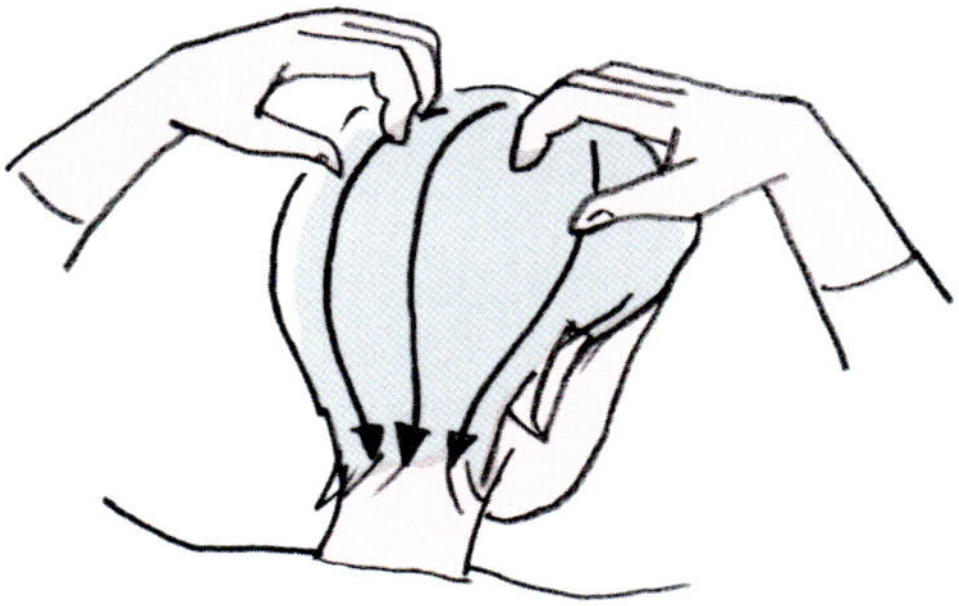

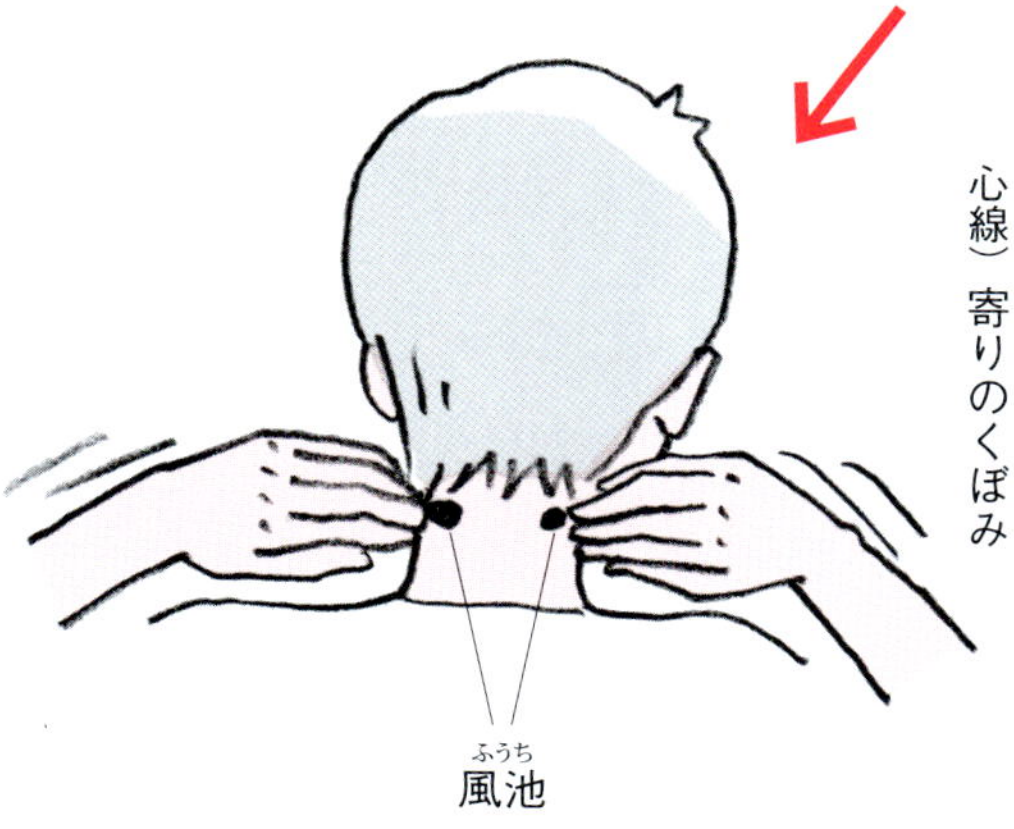

●風池　耳たぶのすぐ後ろの骨の出っぱり（乳様突起）の下端から指の幅２本分（人差し指、中指）正中線（身体の中心線）寄りのくぼみ

2 顔のマッサージをします。

図の順に、軽くこするようにして左右の中指を滑らせます。承漿《しょうしょう》、地倉《ちそう》、迎香《げいこう》、山根《さんこん》、攢竹《さんちく》、絲竹空《しちくくう》の6つのツボでは1回軽く押します。太陽《たいよう》では、中指で5回ほどツボに「の」の字をかくように刺激します。耳は、指で挟んでまんべんなくつまみ下ろして、耳たぶを下に引っぱります。

これを3回くり返します。

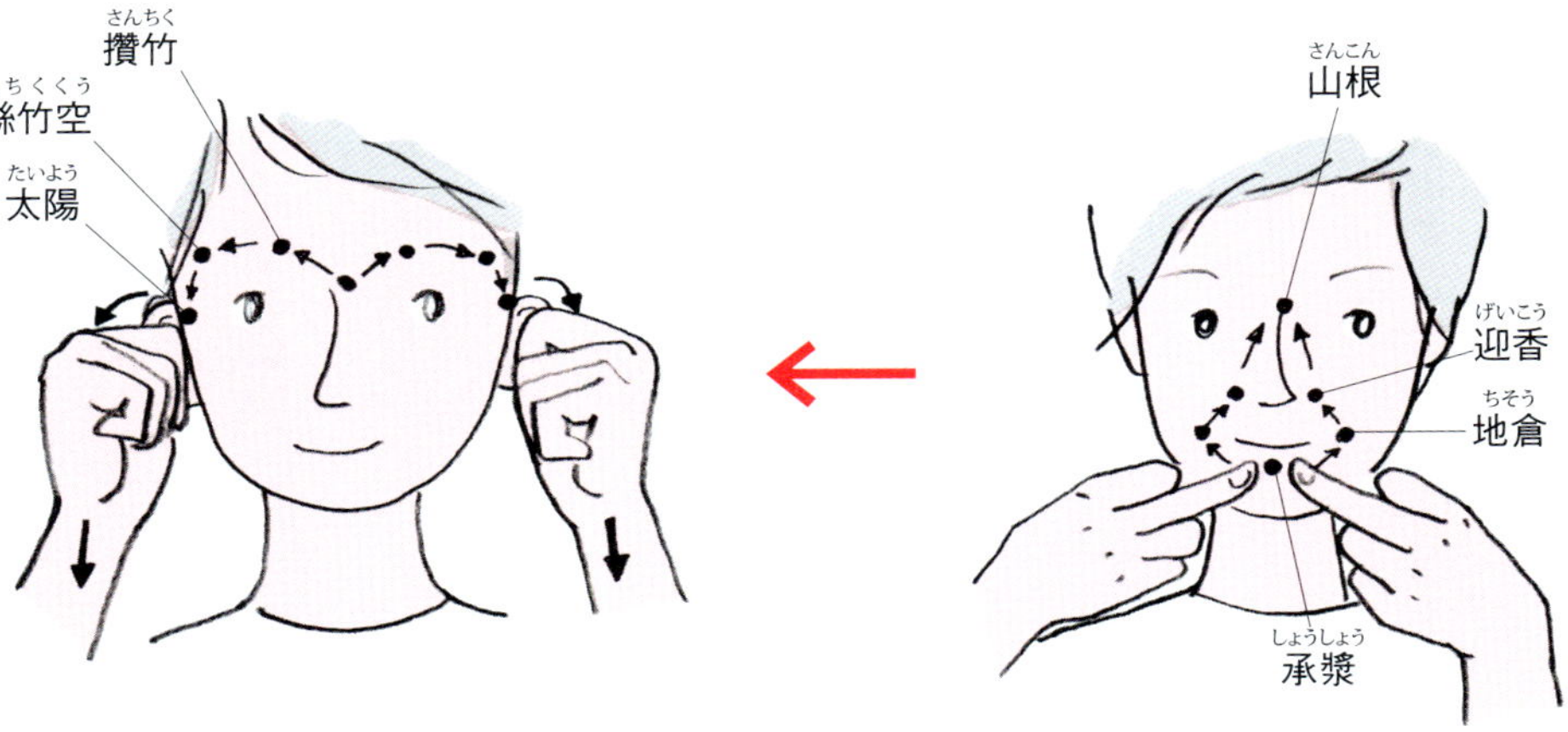

- 承漿は下くちびるの下のくぼみ
- 地倉は口角の外側
- 迎香は鼻翼の外側
- 山根は両目の中間
- 攢竹は眉の内端
- 絲竹空は眉の外端
- 太陽はこめかみ

めまい

周囲の風景がグルグルまわったり、身体がフラフラしたりするめまいを訴える方は意外に多いものですが、これは身体のバランスを保つ機能が失調しているために起こります。代表的な疾患としてはメニエール病、前庭神経炎などがあり、更年期障害で起こるケースもあります。

ツボ療法では、多くの場合、首（後ろ側）の緊張やしこり、あるいは筋肉のバランスのくずれなどが原因で内耳周辺の血流がわるくなり、それによってめまいが起こると考えています。これらを改善するとよくなることが少なくありません。症状が落ちついてからの対処は1〜3すべて行うのが理想的ですが、どれか1つでも効果を実感できるはずです。

＊片方の耳に難聴があってめまいが持続する場合や、頭痛やしびれを伴うようなときは、医師による早期の診察が必要です。

めまいに襲われたときのとっさの対処法

めまいが起こったら、椅子か床に座り、図のように顎を上げて、上向きの姿勢をとります。このとき全身の力を抜いて、頭の重さで上向きとなり、両目を軽く閉じ、口はポカーンと開けます。眉間をゆるめて、とくに吐く息を意識しながら大きく呼吸します。椅子の場合は寄りかかります。そのまま2分ほどたったら目を閉じたまま両目を「上下」、「斜め上下」、「左右」と、ゆっくり動かしてから目を開けます。とても速やかにめまいから解放されるでしょう。

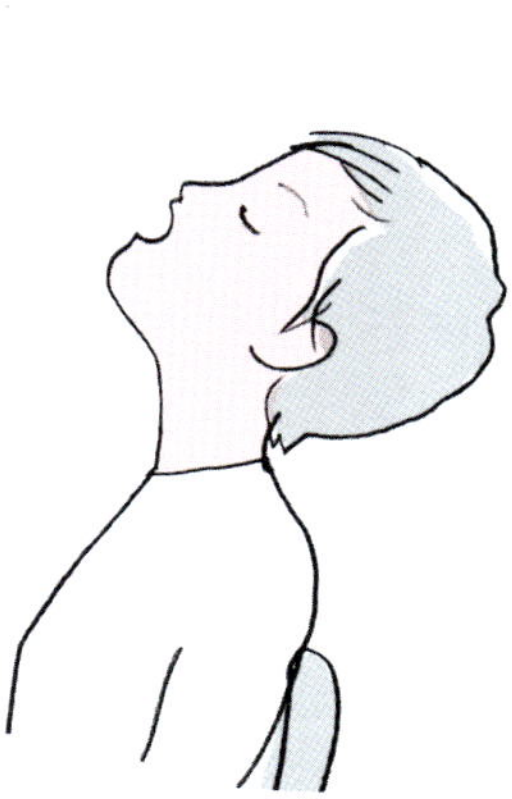

落ちついてからの対処

1 首の聾通《ろうつう》を刺激します。

聾通に親指をあててひじをテーブルなどにつきます。頭の方からもたれるように力をかけて、親指でしっかりと支えます。

ゆっくり押してゆるめることを3回くり返し、3回目は心地よい痛みを感じるところで動きを止め、そのまま目を閉じて30秒ほど静かに自分の呼吸に注意を向けます。左右に行います。

1日に2回、午前と午後に行います。

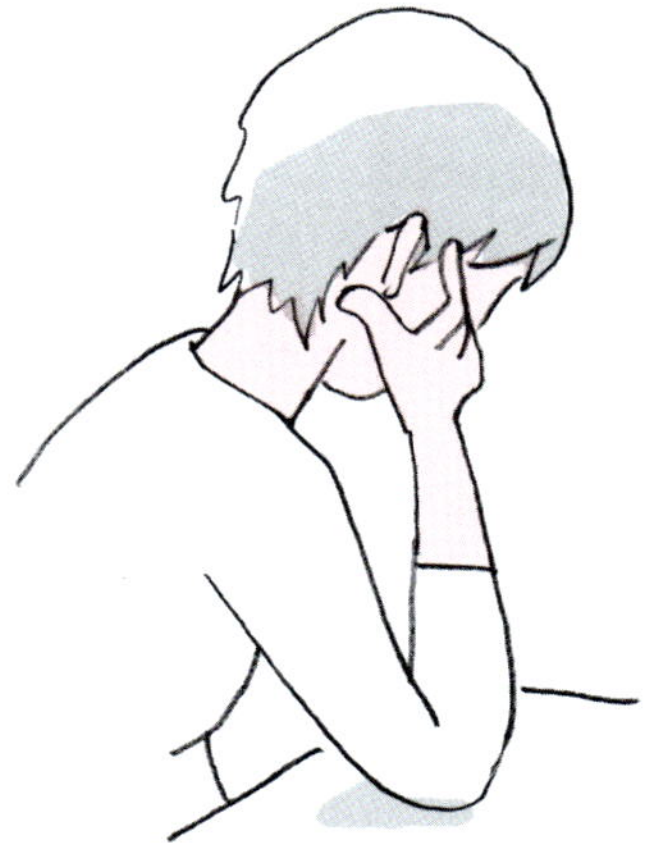

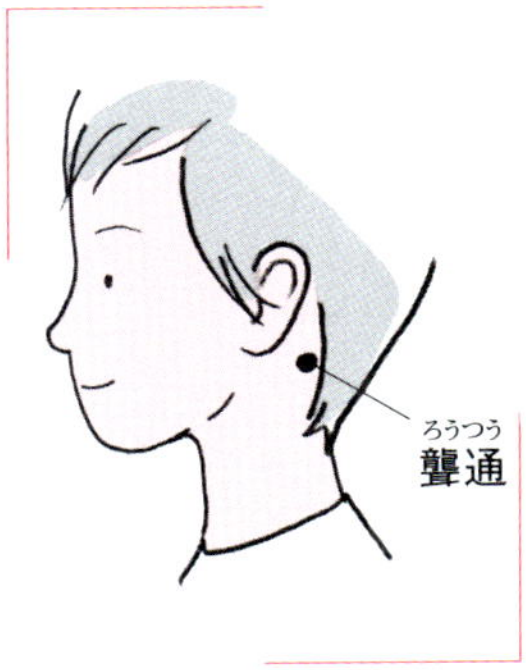

●聾通は耳の後ろにある骨の高まりの下端から1センチほど下がり、そこからさらに1センチほど首の中心寄り、押すと痛みが響くところ

2 足の小趾尖《しょうしせん》を刺激します。

小趾尖につまようじの丸い方かヘアピンのわの方、または爪をグッと押し込んでツボに「の」の字をかくように15秒ほど刺激します。左右交互に2回ずつ、計4回行います。

1日に2回、午前と午後に行います。

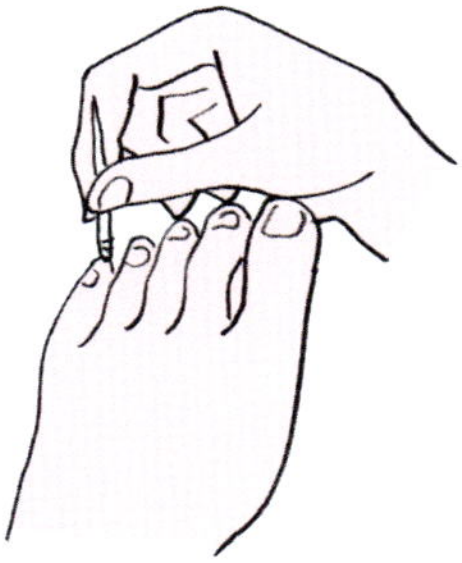

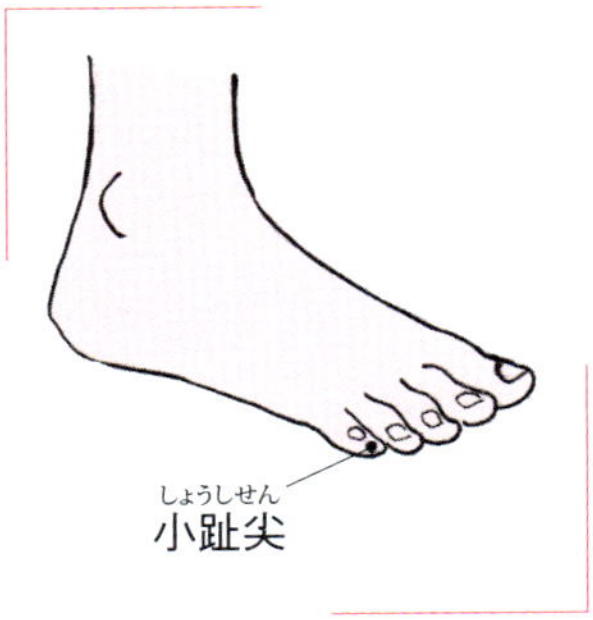

●小趾尖は足の小指の先端

3 聴息法をします。

首の筋肉の左右のバランスが修正されるので、めまいが起こりにくくなります。

枕を使わずに仰向けに寝ます。左、右、と首をまわして、楽で落ちつく向きを見つけ（ときによって違うこともあるので、毎回見つける）、そちら側にゆっくり首をまわして静止します。そのまま目を閉じ、3～5分、自分の呼吸に意識を向けます。1日1回、就寝前に行うとよいでしょう。

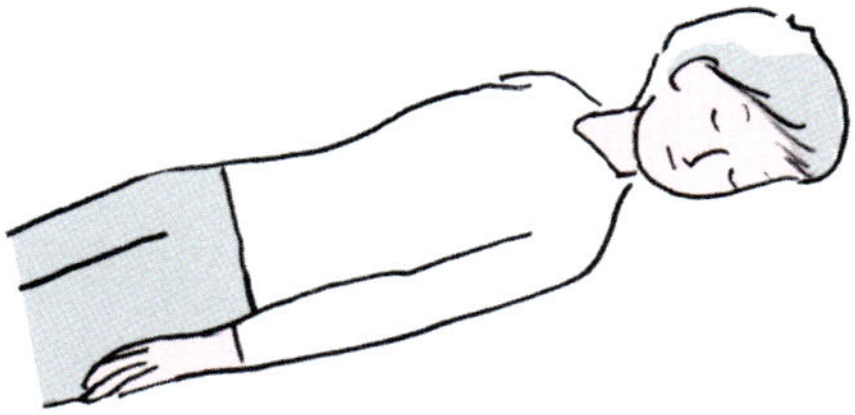

のぼせ

「のぼせ」は、じっさいに発熱しているわけではないのに、頭や顔に熱感（ほてり）がある状態をいいます。手足の末端が冷たく感じられる冷え性と同時にあらわれる「冷えのぼせ」が起きることもあります。

中国医学では、火と水のバランスがくずれ、「火が上にのぼってしまった状態」ととらえます。現代医学的には、主にホルモンや自律神経のバランスの乱れで起きるととらえます。また女性の更年期障害の症状として訴えられることも珍しくありません。このようなときにツボ療法は、とても有効です。ただし、すぐ効果があらわれたとしても根本的な体質の問題があるので、最低2カ月は続けましょう。

1 足首と足のツボに米粒をはります。

三陰交《さんいんこう》、復溜《ふくりゅう》、大敦《だいとん》、左右合わせて6カ所に、米粒やビーズ、野菜の種をサージカルテープやばんそうこうなどではりつけます。

3日はったら1日はずして皮膚を休ませて、また3日はり、これをくり返します。皮膚が弱くてかゆくなる場合には、はる日数を2日または1日にします。

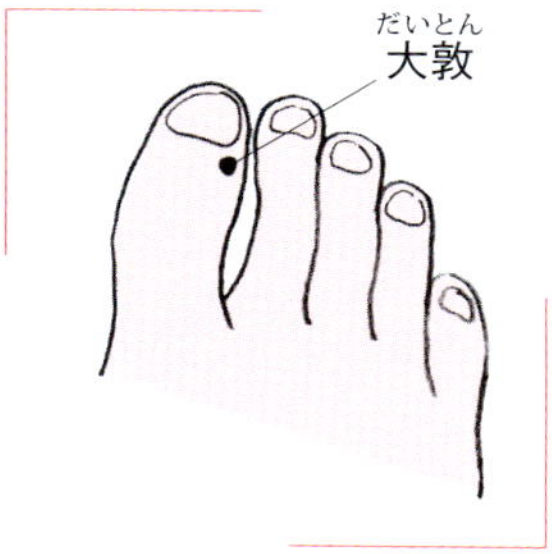

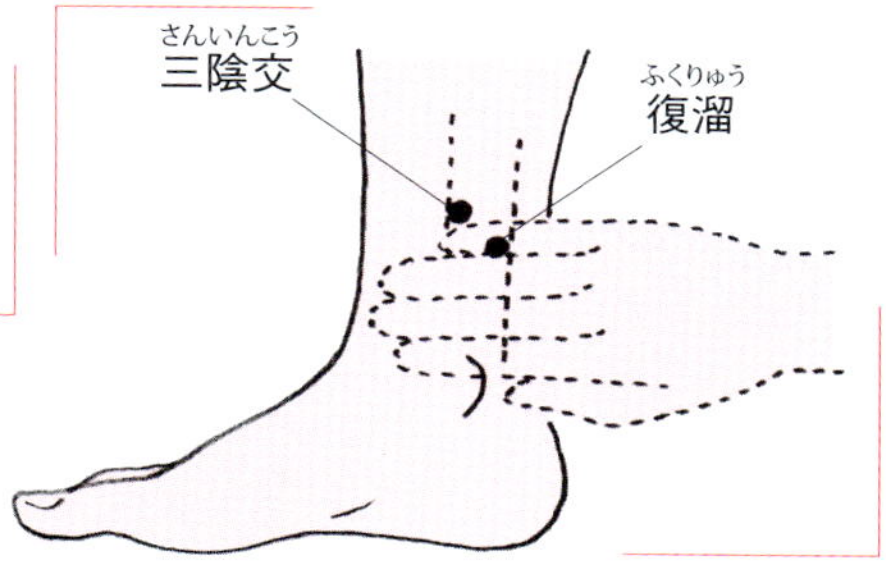

●三陰交は内くるぶしのもっとも高いところから指の幅4本分（親指以外）上の、すねの骨のきわ
●復溜は内くるぶしのもっとも高いところから指の幅3本分（人差し指、中指、薬指）上で、アキレス腱の前縁の溝のところ
●大敦は足の親指の爪の生えぎわ、人差し指側の角から2ミリほど離れたところ

2 足の裏を刺激します。

まず湧泉《ゆうせん》、続いて人差し指と中指のつけ根の間、薬指と小指のつけ根の間を刺激します。ツボ押し棒かキャップつきのボールペンなどを押し込んで、ツボに「の」の字をかくようにそれぞれ15秒ほど刺激します。

1日1回、行います。

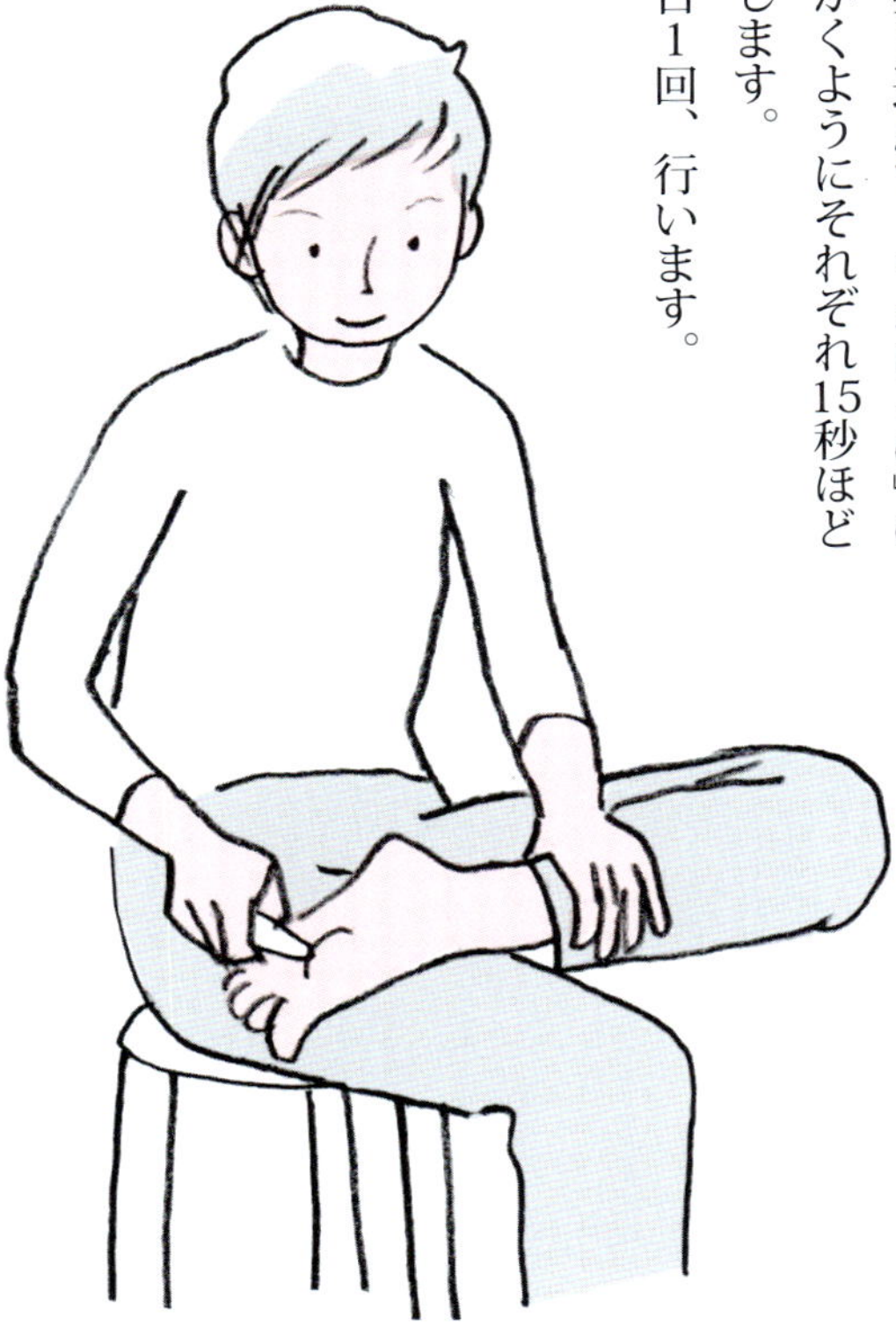

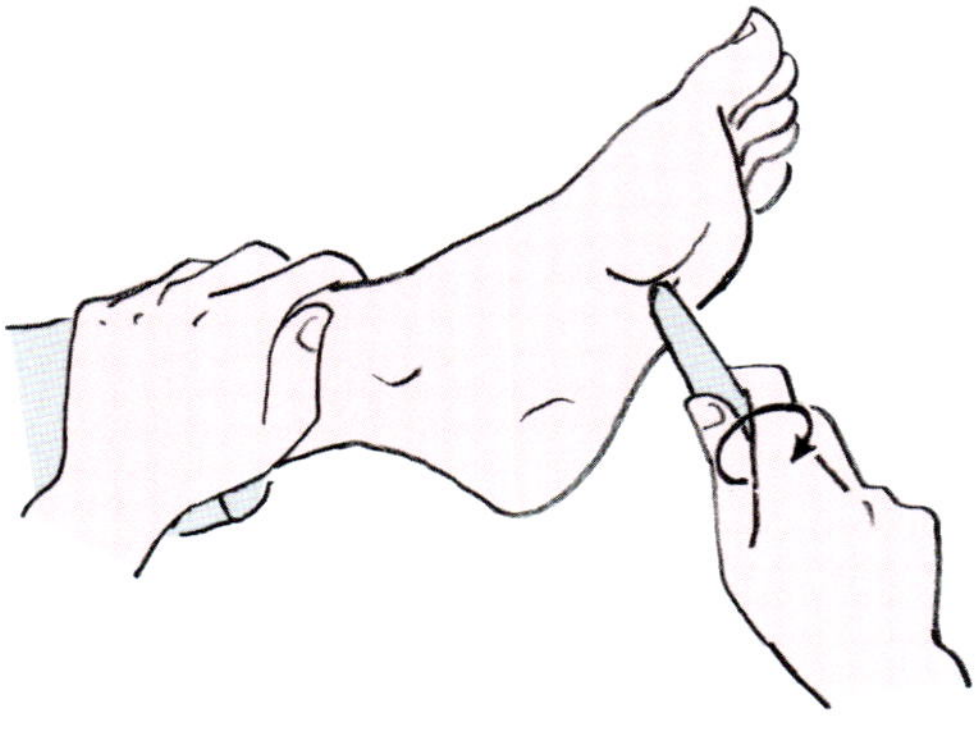

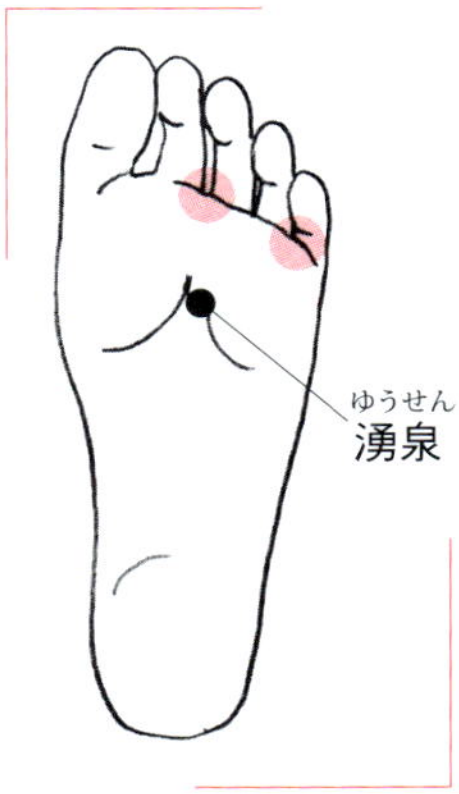

●湧泉は足の裏の前方（指側）3分の1あたりのところ、中央のくぼみ

もの忘れ ぼけ予防

だれもが加齢によって「もの忘れをするようになった」とか「記憶力が衰えた」という印象を持つようになります。いわば自然の法則なのですが、同じ年代でもある人はもの忘れがひどく、ある人は、まったくもの忘れを感じないということがあるのも事実です。

ツボ刺激を利用して、脳に刺激を与えて活性化、血流をよくすることは大切です。過労や睡眠不足もおおいに影響するので、注意しましょう。

＊もの忘れがひどくなるのと同時に手足の障害が起きたとき、頭をぶつけたあとでひどくなったときにはすぐに医師の診察を受けてください。

1 頭の上星《じょうせい》と百会《ひゃくえ》を刺激します。

つまようじを15本ほど輪ゴムで束ねます。ようじのとがった方で、上星と百会をそれぞれ30～50回、トントンと軽く叩きます。

午前、午後1回ずつ行います。

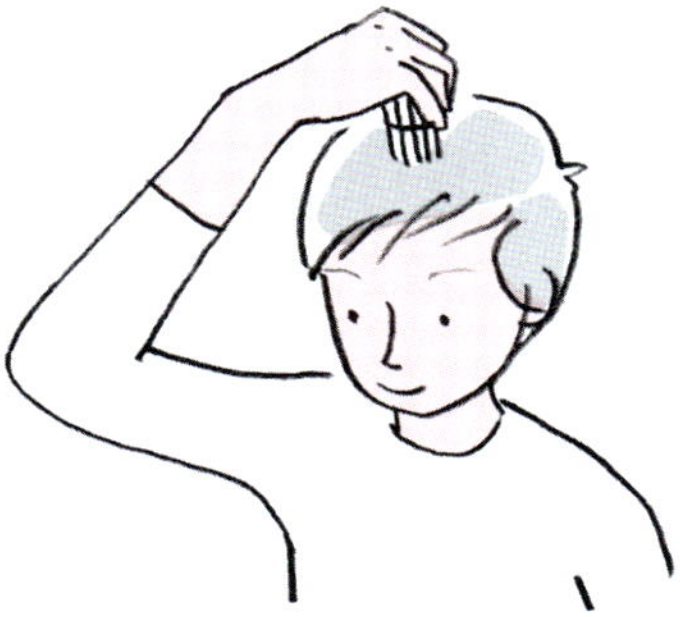

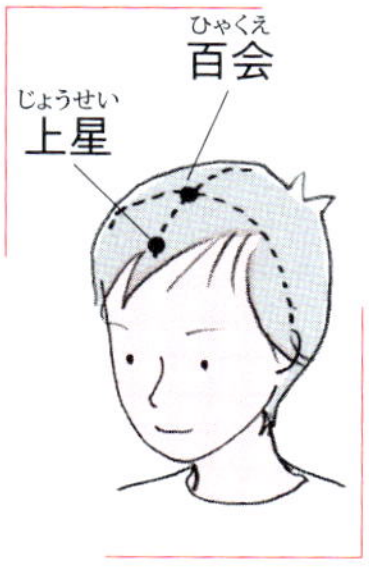

●上星は正中線（身体の中心線）上で髪の生えぎわから親指の幅分上

●百会は両耳のいちばん高いところを上で結んだ線と、正中線が交わるあたり。指で押すとへこみ、もっとも響くところ

2 手の商陽《しょうよう》と中衝《ちゅうしょう》を刺激します。

商陽と中衝につまようじの丸い方かヘアピンのわの方を押しあててツボに「の」の字をかくように15秒ほど刺激します。左右に行います。利き手でない手がうまく動かない場合は、ようじをあてた利き手をまわすとよいでしょう。

午前、午後1回ずつ行います。

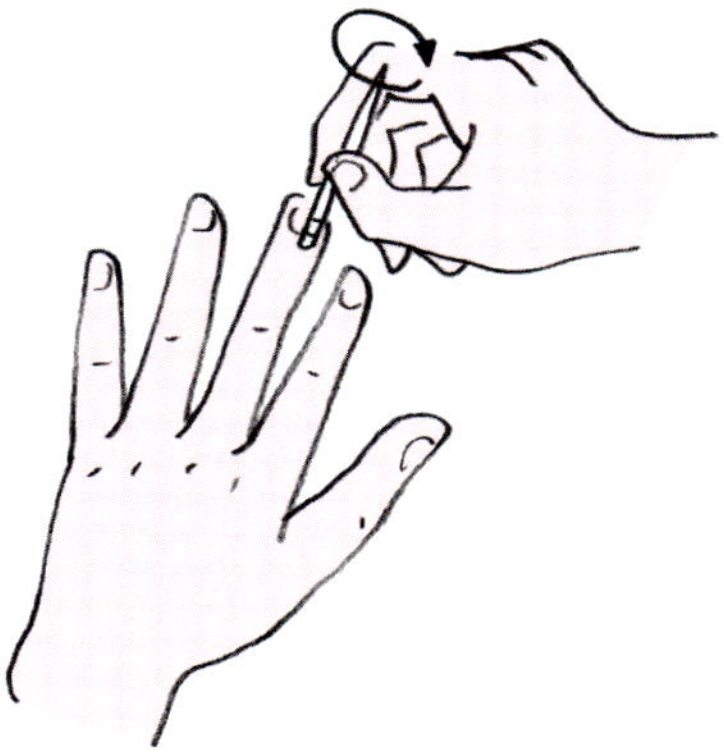

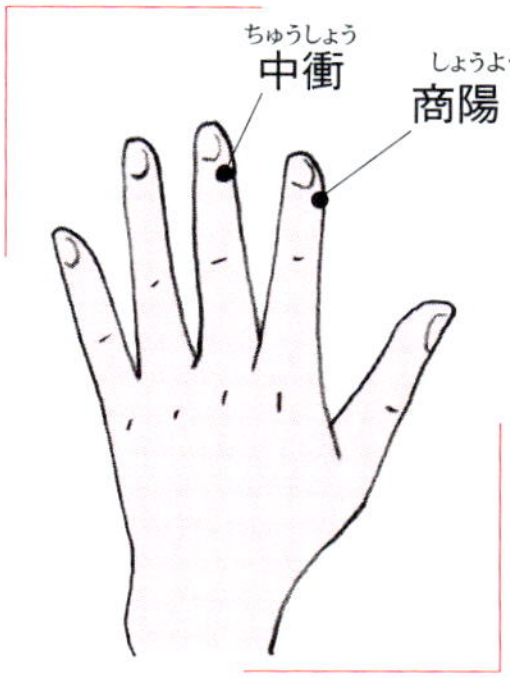

●商陽は手の人差し指の爪の生えぎわ、親指側の角から2ミリほど離れたところ

●中衝は手の中指の爪の生えぎわ、親指側の角から2ミリほど離れたところ

3 指リング気功をします。

昔から手先をよく使う人はぼけない、といわれます。指先と大脳はとくに関係が密接で「指は大脳の出先器官である」ともいわれています。中国気功でも指先を使って智力の維持向上がはかられています。

親指でほかの指の指先を、小指、中指、人差し指、薬指の順で押していきます。早くする必要はありませんので、1つ1つていねいに押し、数分間くり返します。片手ずつでも左右同時でも構いません。

1日数回、心がけて行います。

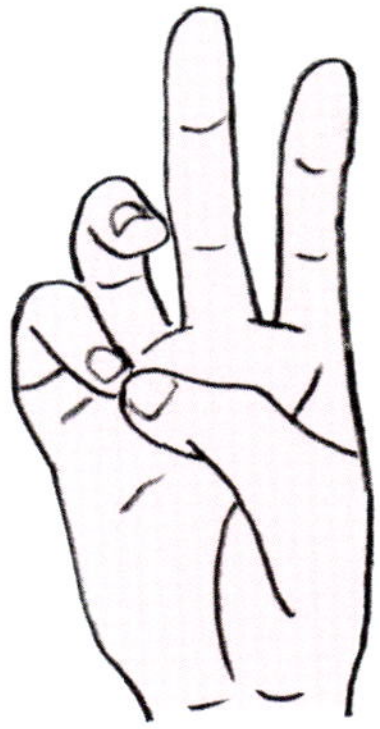

4 舌気功をします。

舌も指と同様、大脳の出先器官といわれています。

口を閉じて舌を次の順序でまわします。

まず、歯の外側で時計まわりに9回、反時計まわりに9回まわします。次に歯の内側で、時計まわりに9回、反時計まわりに9回まわします。合計で36回まわしたら、たまった唾液を3回に分けて飲み込みます

1日数回、生活の合間に行いましょう。

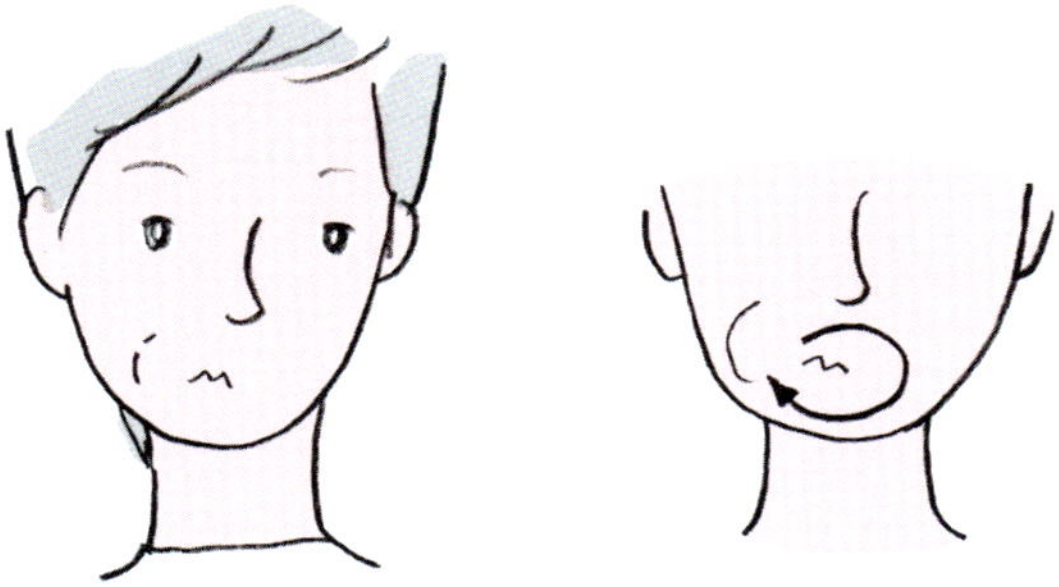

補足療法●香り、歩く

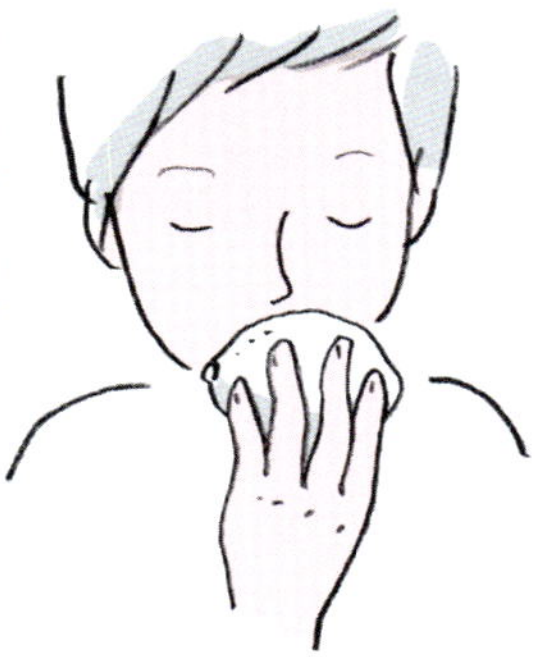

花や果物の香り、とくに柑橘系の香りをかぐと、脳の活性化に有効です。生活の中で積極的、意識的に香りをかぐことをおすすめします。

また、ただ歩くだけでも脳全体の血流がアップするので、つとめて歩くようにしましょう。

冷え性

「冷え性」とは、とくに原因疾患があるわけではないのに、四肢末端や腰などの特定部位だけが冷たく感じられるものです。また、顔はのぼせているのに手足は冷える「冷えのぼせ」という症状もあります。これらは女性に多く見られ、原因は自律神経やホルモンバランスの乱れに由来する血流障害だと考えられています。

それらの症状改善に有効なツボ療法と呼吸法をしましょう。また身体をあたため血流をよくする食材のしょうが、にんにく、ねぎなどもとりましょう。

1 足の気端《きたん》を刺激します。

つまようじの丸い方かヘアピンのわの方を気端に押しあて、ツボに「の」の字をかくように10秒ほど刺激します。

押す力は多少痛みを感じる程度です。すべての指に行います。

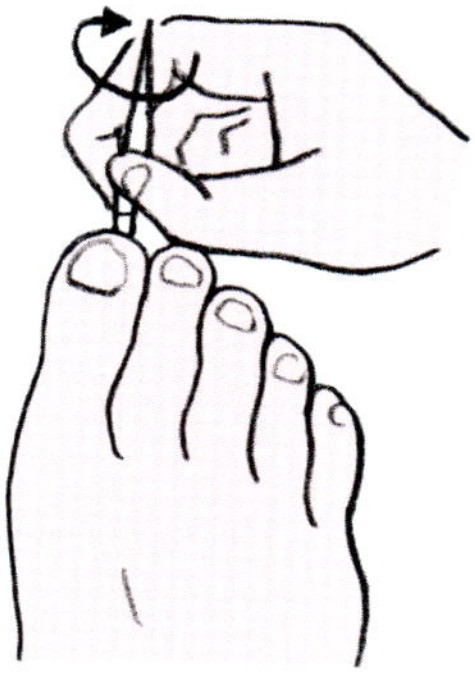

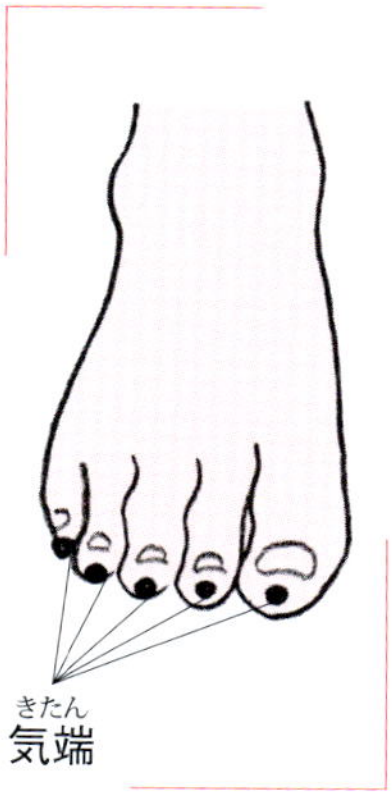

●気端は足の指の先端

2 足首の三陰交《さんいんこう》と太谿《たいけい》を刺激します。

両手の親指で左右を同時に、9回軽く小刻みに押し、10回目にジワーッと5秒ほど「痛いが気持ちよい」という程度に深く押し込みます（「九軽一重」）。それぞれのツボに3回ずつ行います。

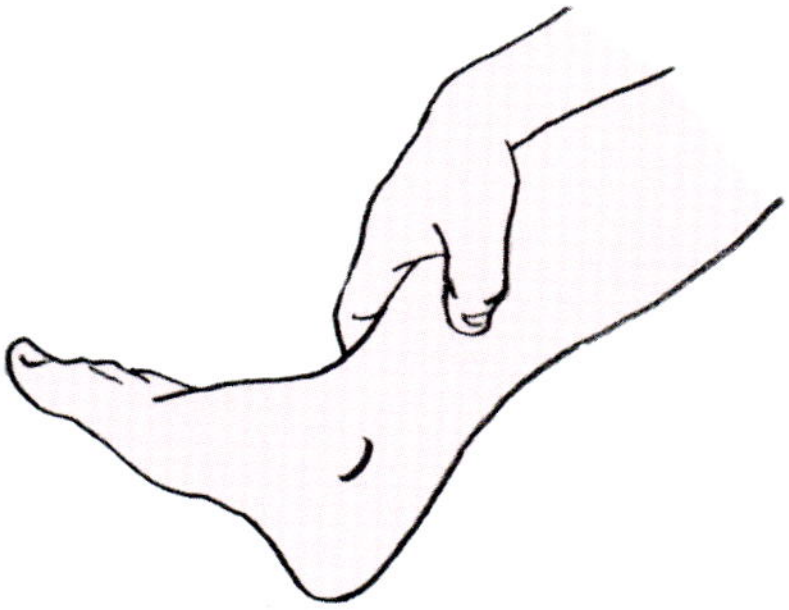

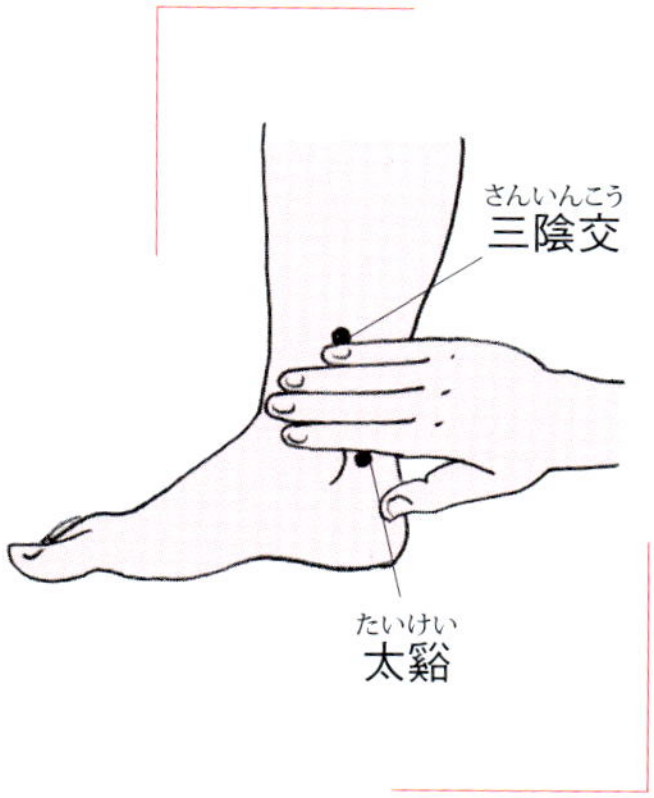

●三陰交は内くるぶしのもっとも高いところから指の幅4本分（親指以外）上の、すねの骨のきわ

●太谿は内くるぶしのもっとも高いところの後ろのくぼみ

3 腰の腎兪《じんゆ》に温灸をします。

ペットボトルの簡易温灸器（14ページ）で腎兪を左右交互にあたためます。

座っても横になった姿勢でもよいので、温灸器を服の中に入れて、ズボンなどに挟んで固定させます。あたたかさを通り越して、「熱い」と感じたらすぐに反対側に移して、合計で15～20分あたためます。

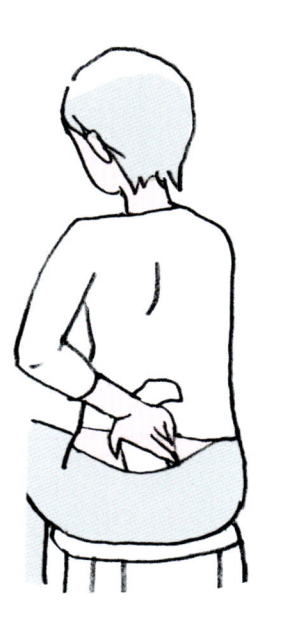

●腎兪は背中のおへその高さで、背骨から指の幅2本分（人差し指、中指）離れたところ（背骨の両脇の筋肉のふくらんだところ）

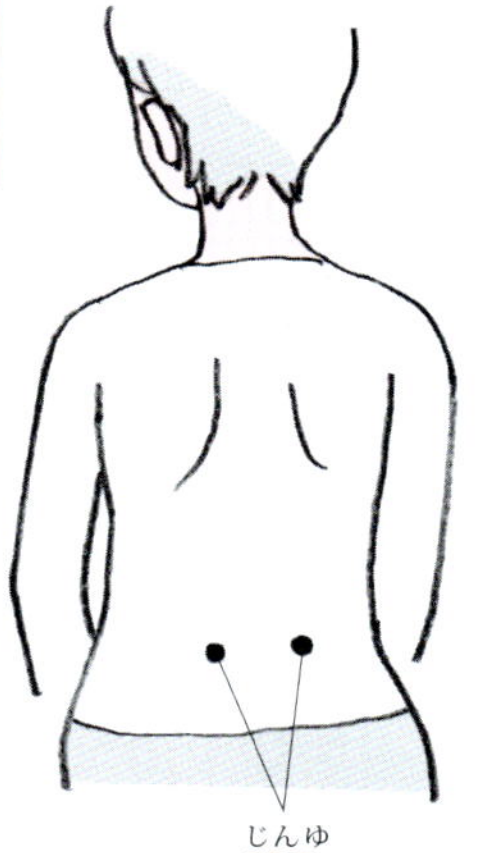

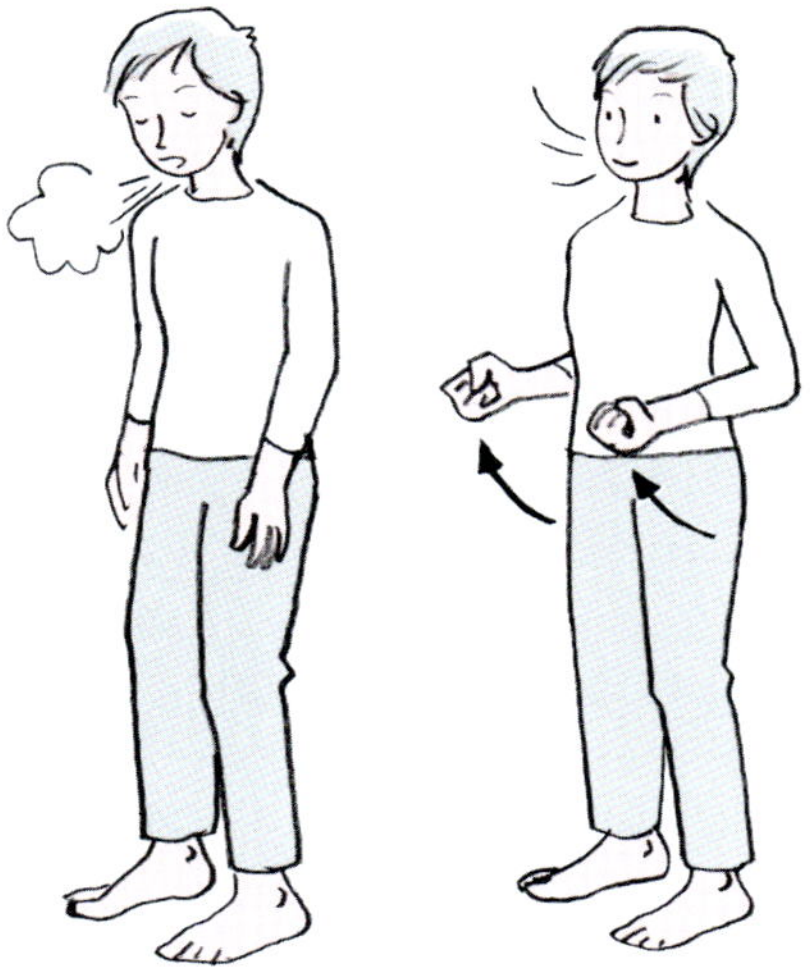

補足療法●逆腹式呼吸法

特殊な逆腹式呼吸法です。骨盤内を中心に血流を改善し、自律神経やホルモンバランスをととのえる作用があります。

足を肩幅に広げて立ち、しぜんに1～6まで数える間、鼻から息を吸い、肛門を身体の内側に引き上げるようにして下腹をへこませます。同時にこぶしを握って力を入れます。3秒息を止めて、1～6でお腹がしぜんにふくらむまで口から息を吐きながら力をゆるめます。吐ききったら3秒数え、最初に戻ります。

何回かくり返します。

＊生理中と満腹時は行ってはいけません。

むくみ

むくみは水分代謝の異常によって、組織間液が異常に増加した状態です。心臓、腎臓、肝臓、内分泌系疾患など明らかな疾患によって起こるむくみと、長時間の立ち仕事、体調不良、過度の飲食、徹夜などで起こるむくみがあります。どちらの場合もふだんの生活で積極的にツボ療法をすると、症状が改善されるでしょう。

疾患に伴うむくみの場合、適切な治療にツボ療法を加えます。また、手術でリンパ節を切除したことによる手足のリンパ浮腫の場合には、専門的なリンパドレナージュやリハビリ科でのエアーマッサージを受けながらツボ療法をとり入れてください。

1 脚の漏谷《ろうこく》と復溜《ふくりゅう》を刺激します。

図のように親指は内くるぶしの後縁あたり、残りの４本の指は外くるぶし側にしぜんにあてます。親指をすねの骨のきわに滑りこませるようにして、残りの指と親指でつかむように、ひざ関節にぶつかるところまで下から上に上げていきます。復溜と漏谷のところでは少し止まって、４～５回押し込みます。

片脚につき10～15回、左右に行います。

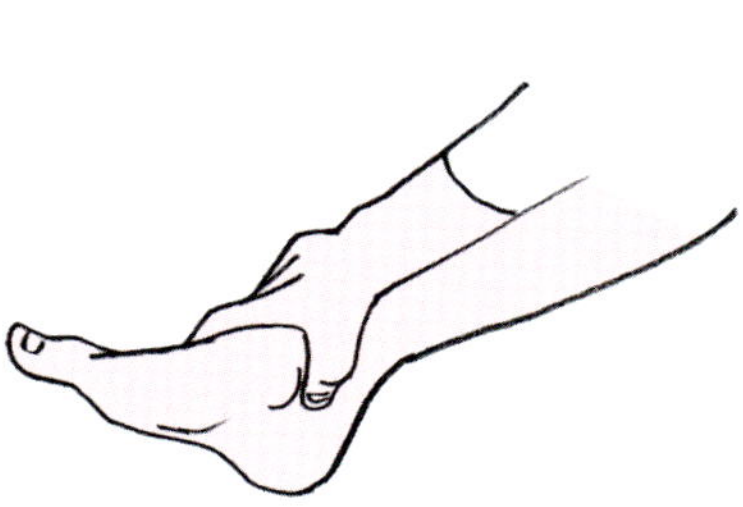

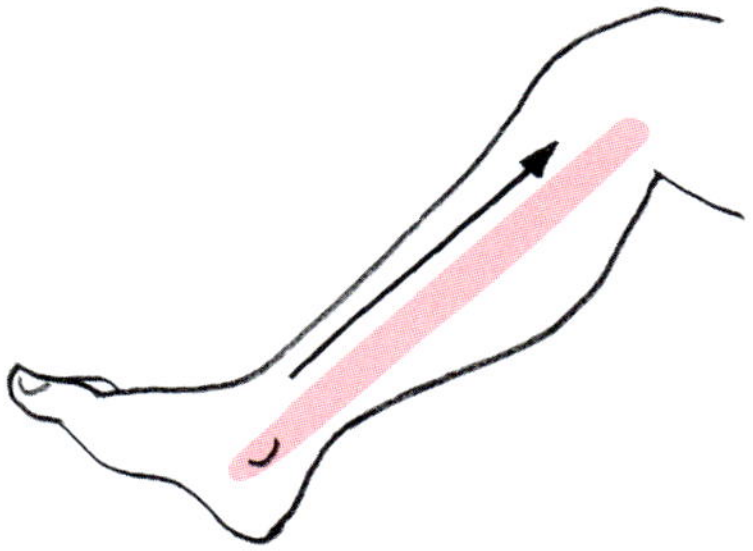

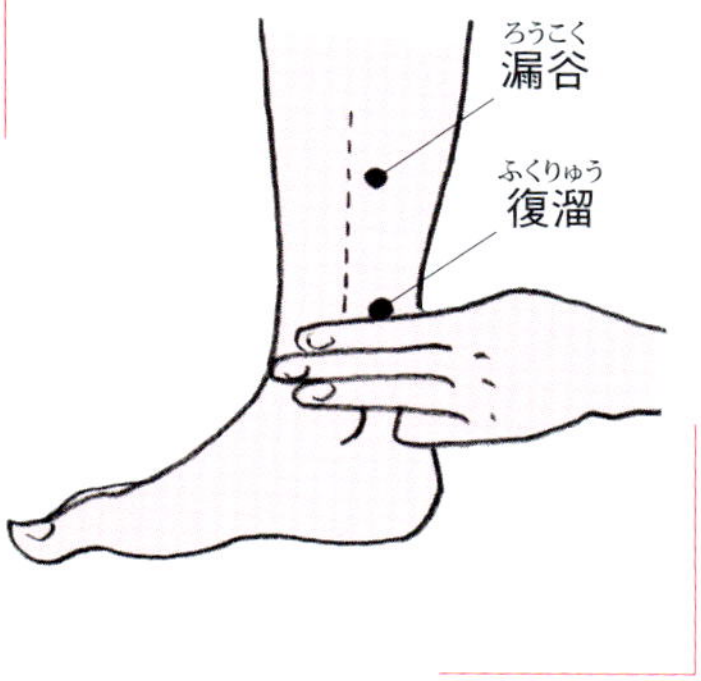

●漏谷は内くるぶしのもっとも高いところから指の幅８本分（親指以外）上の高さですねの骨の後縁
●復溜は内くるぶしのもっとも高いところから指の幅３本分（人差し指、中指、薬指）上で、アキレス腱の前縁の溝のところ

2 足の裏を刺激します。

湧泉《ゆうせん》、泉中《せんちゅう》、爐底三針《ろていさんしん》の５つのツボを重点的に、ツボ押し棒かキャップつきのボールペンなどで刺激するか、突起のついた足踏みグッズ、丸や四角の棒きれなどを踏みます。

片方ずつのときは合計10分、両足同時のときは5分行います。

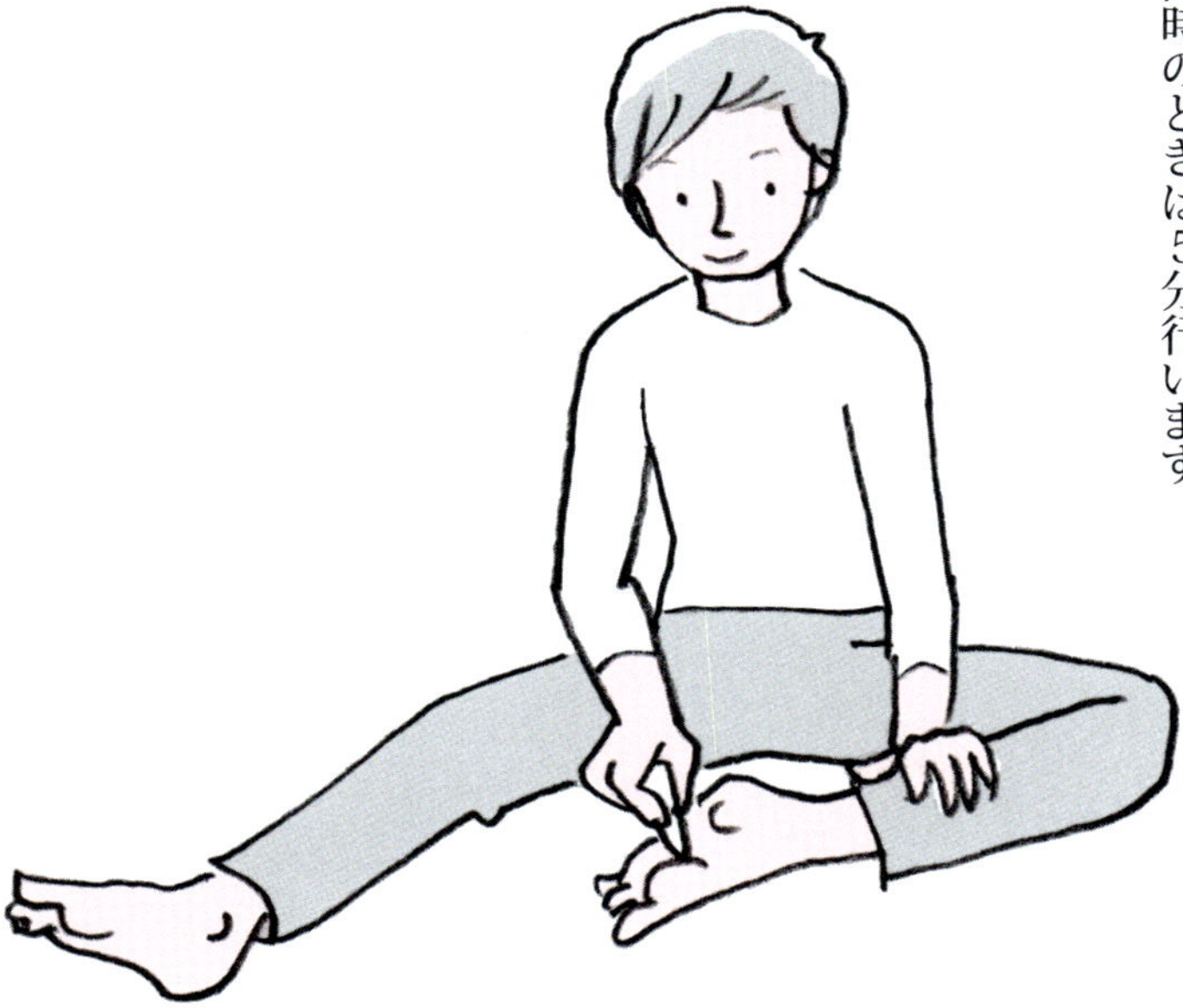

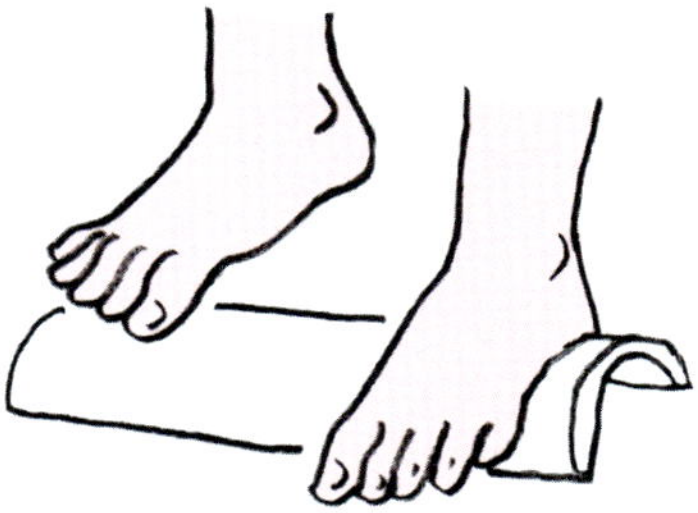

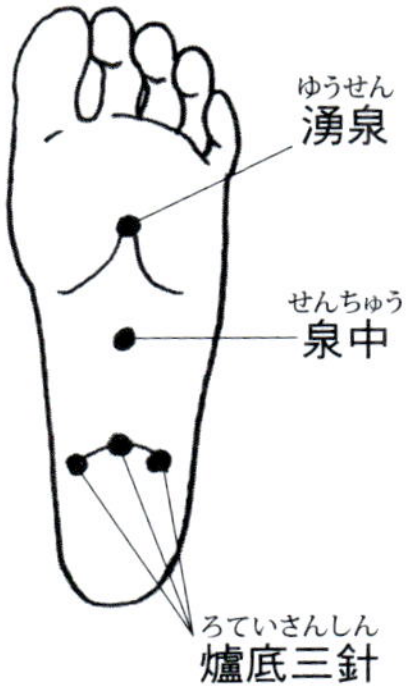

●湧泉は足の裏の前方（指側）３分の1あたりのところ、中央のくぼみ
●泉中は足の裏の真ん中あたり
●爐底三針は踵の前縁の中央とその両側約1センチのところ3カ所

補足療法●飲みもの

小豆のゆで汁も利尿作用があり効果的です。

小豆に4倍の水を入れて、ゆでこぼさずにゆで上げ、ゆで汁をポットに入れ、1日何回もお茶や水がわりに飲むと、有効であることが少なくありません。

不眠
夜泣き

何か心配ごとがあったり、ある原因で落ち込んでいたり、あるいは大きな行事をひかえて緊張しているときなどは、なかなか寝つけなかったり、途中で何度も目が覚めたりして、熟睡できないことがしばしばあります。そのようなときこそ、このツボ療法と補足療法の聴息法が助けになります。

この不眠に対する療法は夕方から夜にかけて行います。

1 手の合谷《ごうこく》を刺激します。

合谷に親指をあて、ほかの指は手のひら側に添えます。9回軽く小刻みに押し、10回目にゆっくりと強く深く、5秒ほど押し込みます（「九軽一重」）。

3回くり返します。左右に行います。

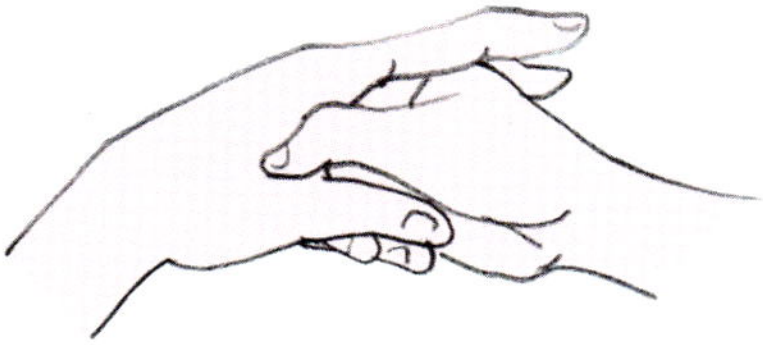

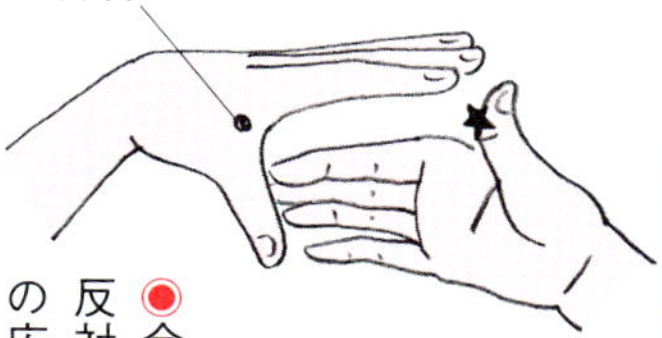

●合谷は親指と人差し指の間を広げて、反対の親指の第1関節の横しわを、その広げた水かきの部位にあてて押し込んだとき、親指の先があたるところ（親指と人差し指を閉じてできる筋肉のふくらみの頂点）

2 手首の内関《ないかん》を刺激します。

内関に親指をあて、ほかの指は裏側に添えます。合谷と同じ「九軽一重」を3回します。左右に行います。

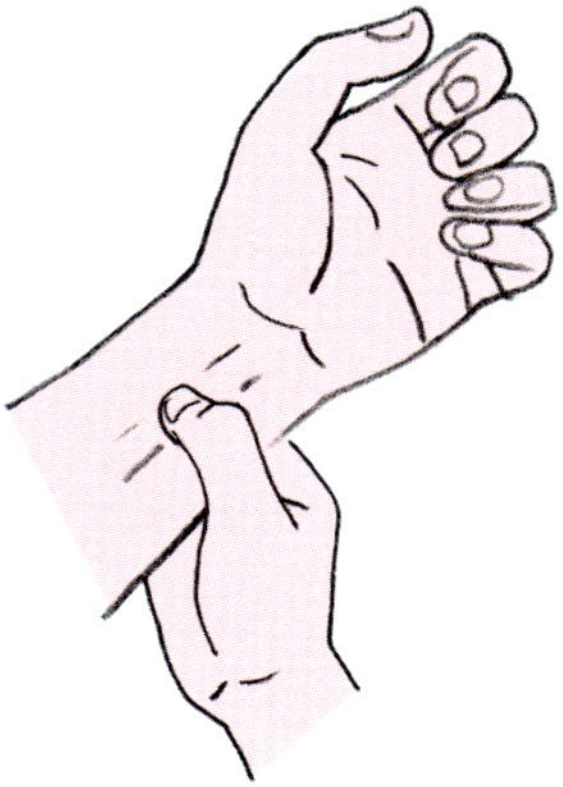

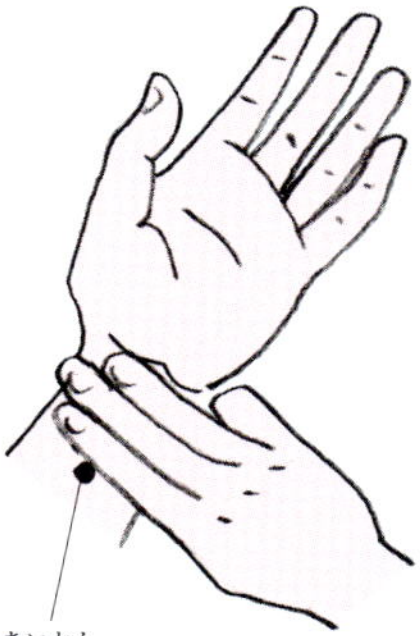

●内関は手首の手のひら側で腕の真ん中、手首のしわから指の幅3本分（人差し指、中指、薬指）ひじ寄りのところ

3 足の失眠《しつみん》を刺激します。

突起のついた足踏みグッズ、丸や四角の棒きれなどを、踵で踏みつけます。失眠の位置だけにこだわる必要はありません。3〜5分、行います。

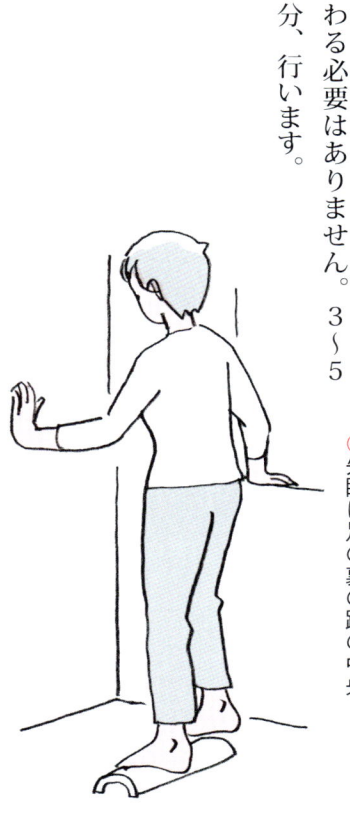

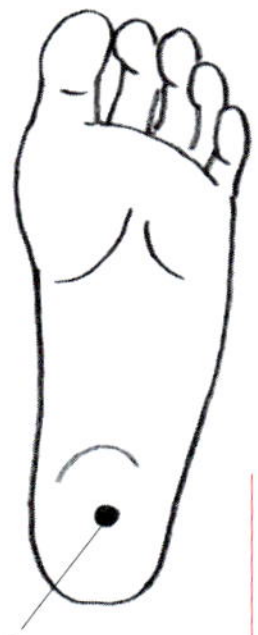

◉失眠は足の裏の踵の中央

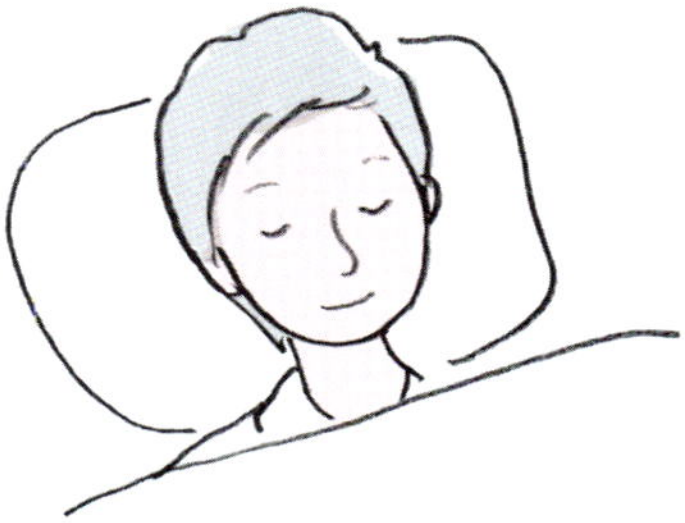

補足療法●聴息法

床についてから行う聴息法です。まず顔の表情をフニャとゆるめます。するとふしぎと全身の筋肉がゆるみます。

ゆるんだところで、自分の呼吸を意識します。しばらく意識していると、しぜんに呼吸が長く、細く変化してきます。それに伴い、意識がトローンとなって眠くなり、そのまま眠ってしまいます。

こどもの夜泣き、不眠●ヘアブラシと温灸

1 背中の身柱《しんちゅう》を中心に、肩甲骨の上から下までの背骨の上をやわらかいヘアブラシで1〜2分、トントン叩きます。

2 身柱にペットボトルの簡易温灸器（14ページ）をあてます。あたたかさを通り越して熱くなるころに離し、3秒たったら再びあてます。3回刺激します。やけどをしないように、あらかじめ大人が熱くなる時間を確かめてから行います。

温灸の代わりに腕の内側の手首から肘までの中央のラインを、人差し指と中指の腹で50〜100回やさしくこすってもよいでしょう。

◉身柱は背中の正中線（身体の中心線）と、左右の肩甲骨の背骨寄りで、もっとも出っぱっているところを結んだ線が交わるところ（64ページ）

自律神経失調症

自律神経とは、呼吸、循環、消化、排泄など、身体の内部環境を、意志と関係なく自律的にコントロールしている神経です。このコントロールが乱れているのが自律神経失調症であり、不眠、動悸、息切れ、胸痛、慢性の疲労感、腹部膨満感、便秘、下痢、四肢冷感、発汗異常など、多様な症状があらわれます。しかし、器質的変化がないので、検査をしても異常が見つかりません。

ツボの刺激は、自律神経のバランスを調整するすぐれた作用があります。

1 手の少商《しょうしょう》、中衝《ちゅうしょう》、少衝《しょうしょう》を刺激します。

少商、中衝、少衝に、つまようじの丸い方かヘアピンのわの方をあて、少し押し込み、ツボに「の」の字をかくように20秒ほど刺激します。左右に行います。利き手でない手がうまく動かない場合は、ようじをあてた利き手をまわすとよいでしょう。

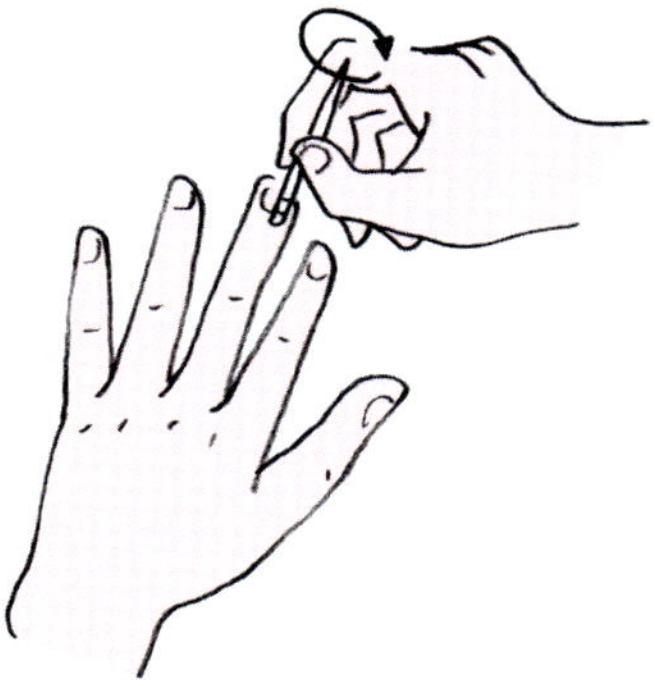

2 頭の百会《ひゃくえ》を刺激します。

百会のまわり半径5センチぐらいの円の中をヘアブラシで、50回ほど叩きます。最初は軽く、しだいに強くします。

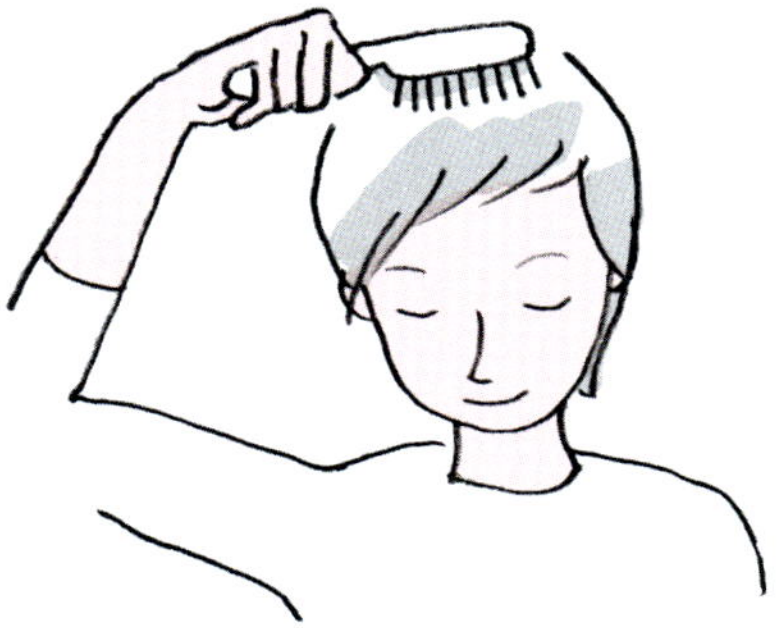

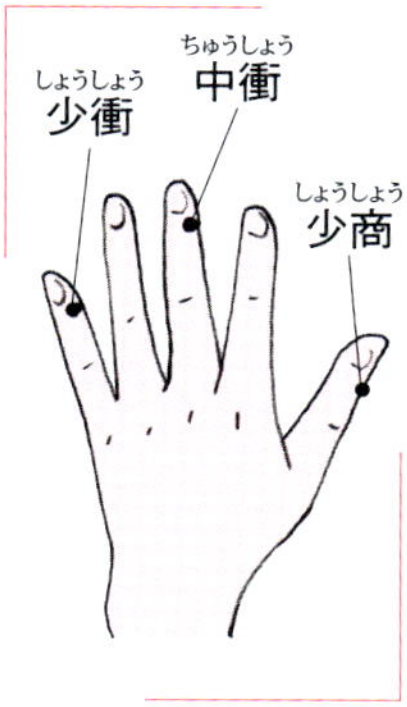

●少商は手の親指の爪の生えぎわ、人差し指とは反対側の角から2ミリほど離れたところ

●中衝は手の中指の爪の生えぎわ、親指側の角から2ミリほど離れたところ

●少衝は手の小指の爪の生えぎわ、親指側の角から2ミリほど離れたところ

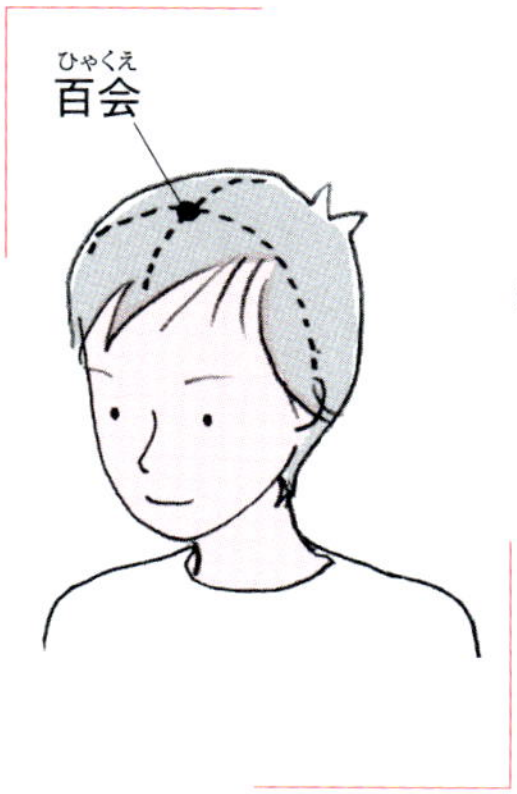

●百会は両耳のいちばん高いところを上で結んだ線と、正中線（身体の中心線）が交わるあたり。指で押すとへこみ、もっとも響くところ

3 足の裏を刺激します。

まず、突起のついた足踏みグッズ、丸や四角の棒きれなどで約2分足踏みし、足の裏をまんべんなく刺激します。

次に、失眠《しつみん》、泉中《せんちゅう》、湧泉《ゆうせん》、足の指のつけ根の間を親指側から小指側に順に刺激します。ツボ押し棒かキャップつきのボールペンなどをあて、足にもたれるように力をかけ、押し込みます。そのまま「の」の字をかくようにそれぞれ20秒ほど刺激します。左右に行います。

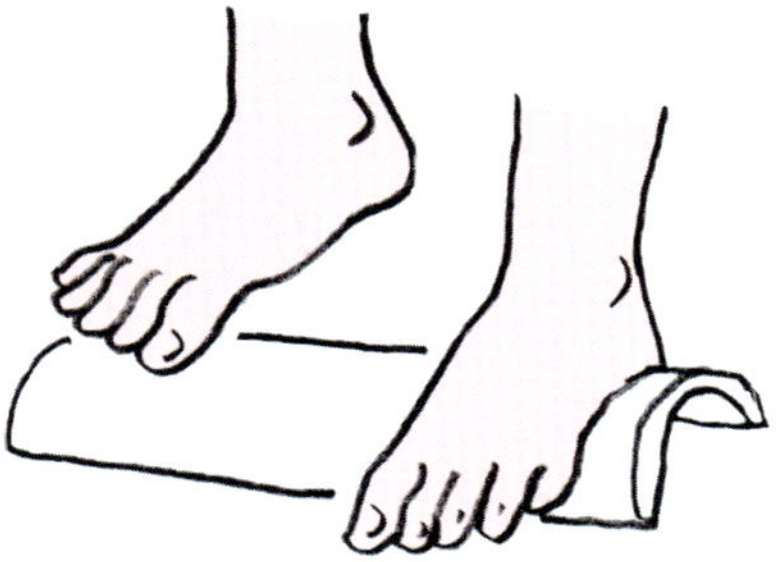

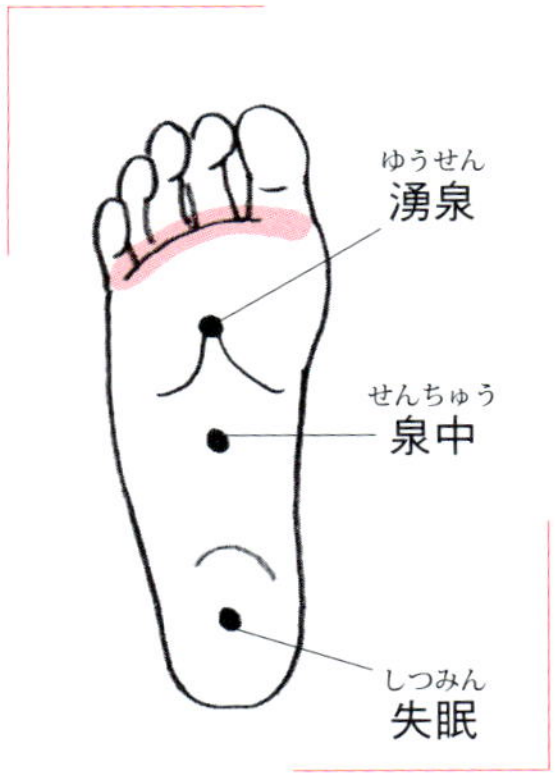

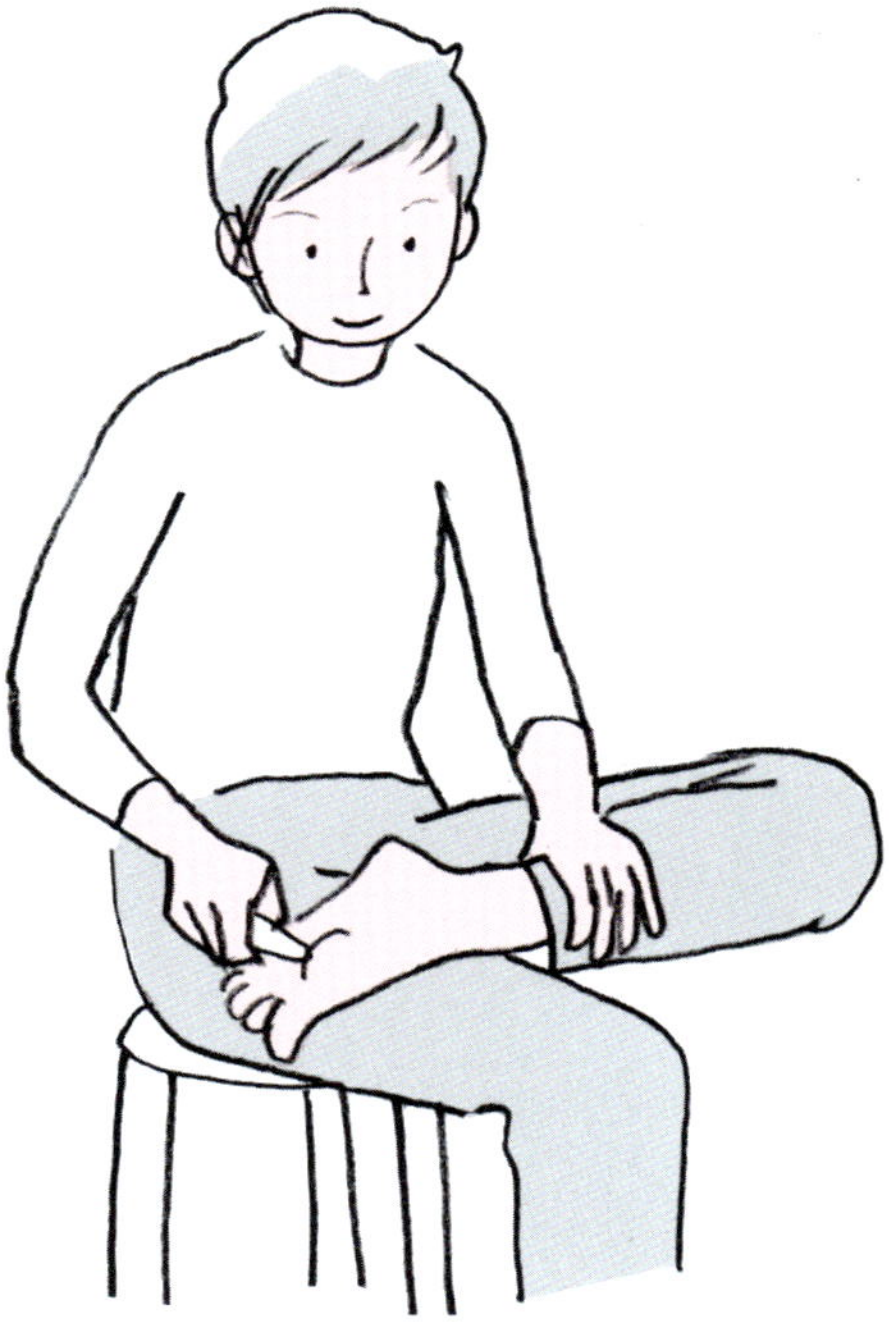

●失眠は足の裏の踵の中央
●泉中は足の裏の真ん中あたり
●湧泉は足の裏の前方（指側）3分の1あたりのところ、中央のくぼみ

かぜ
かぜ予防

かぜはウィルスの感染によって、咳、くしゃみ、鼻水、悪寒、発熱、喉の痛みなどの症状が起こる状態です。しかし、同じ生活環境でも、かぜを引く人、引かない人、長びく人、長びかない人がいます。これには、身体の抵抗力、血流のよしあしといったことが、要因として大きくかかわります。また、かぜが肺炎に移行したり、持病悪化の引き金になったりすることもしばしばあるのでとくに中高年では、注意が必要です。

身体の抵抗力を高め、血流をよくし、あたためる作用があるこのツボ療法は、かぜの予防と治療にとても役立ちます。

1 首の脊一《せきいち》、大椎《だいつい》、風門《ふうもん》に温灸をします。

ペットボトルの簡易温灸器（14ページ）で脊一、大椎、風門の周辺を3回ずつ、あたためます。あたたかさを通り越して「熱い」と感じたらすぐに次のツボに移します。

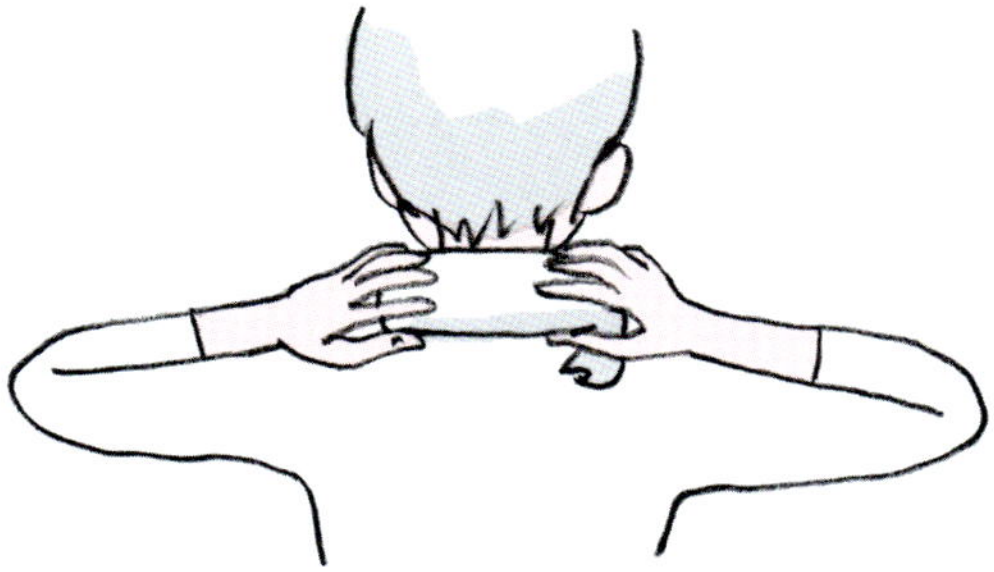

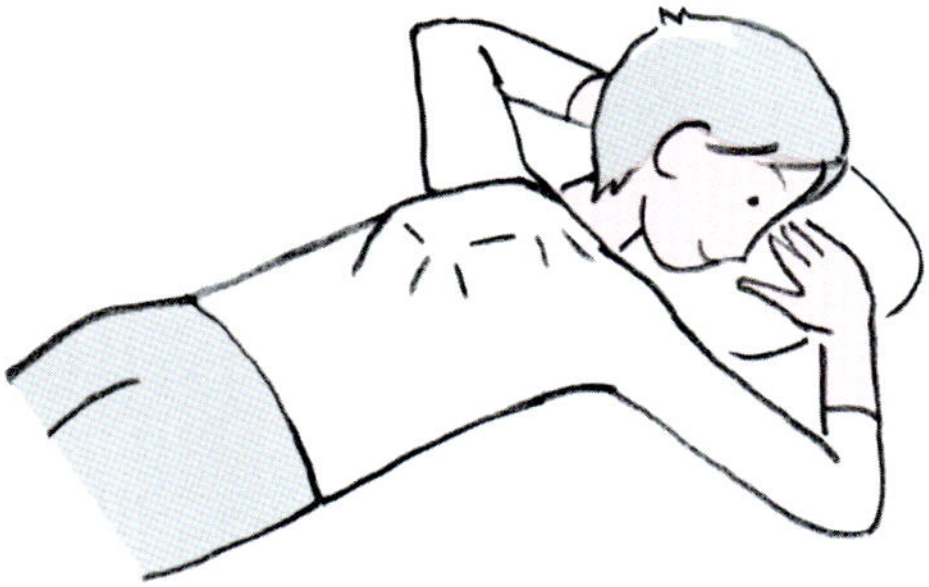

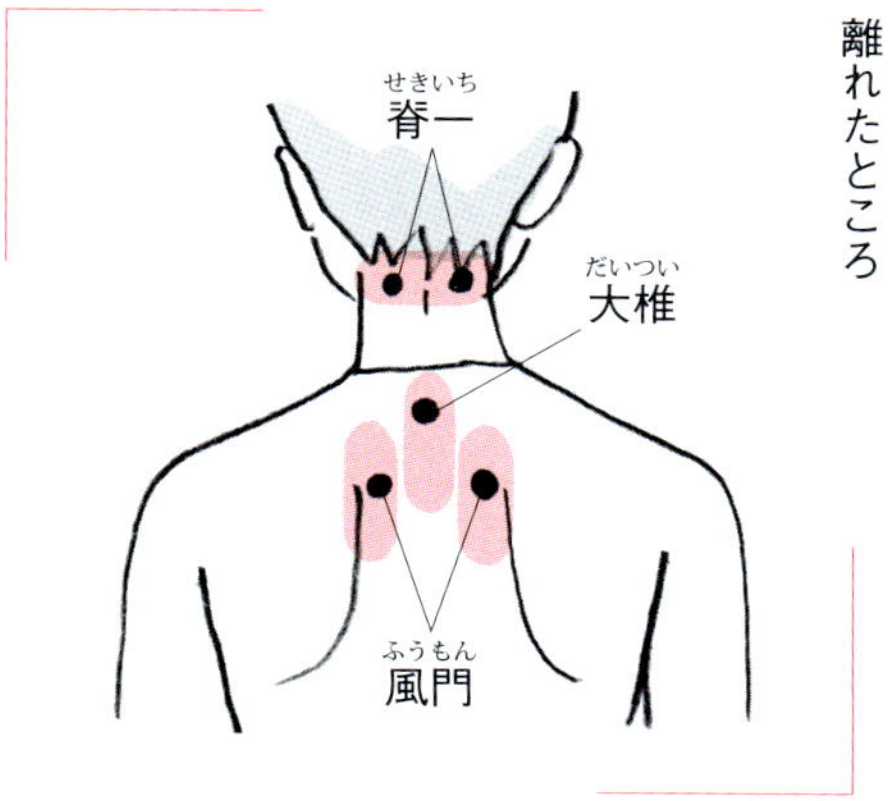

●脊一は首の後ろの正中線（身体の中心線）から1センチ離れたところで、髪の生えぎわから1センチほど下

●大椎は首をうなだれるように頭を前に倒したとき、首のつけ根に飛び出る骨の出っぱりの下のくぼみ

●風門は大椎を見つけた骨の出っぱりから下に2つ目と3つ目の出っぱりの間の高さで、正中線から3センチずつ離れたところ

2 首の水突《すいとつ》、胸の兪府《ゆふ》、彧中《いくちゅう》に温灸をします。

水突を中心に図の部分をあたためます。左右交互に3回ずつ。

兪府と彧中の2カ所を同時にあたためます。図の部分をそれぞれ3回ずつ。「熱い」と感じたらすぐに離し、3秒したらまたあてます。

●水突は喉ぼとけの両脇と鎖骨の内側の先端との真ん中あたり

●兪府は鎖骨のすぐ下のくぼみで、正中線から3センチほど離れたところ

●彧中は兪府のあるくぼみの1つ下のくぼみ

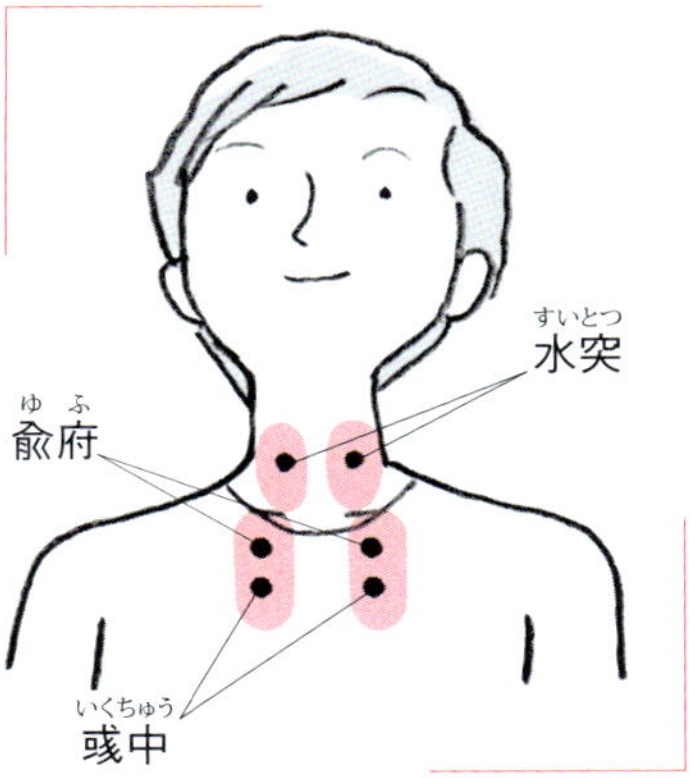

3 腰の腎兪《じんゆ》とその周辺に温灸をします。

腎兪を中心に、図の部分を3回ずつあたためます。

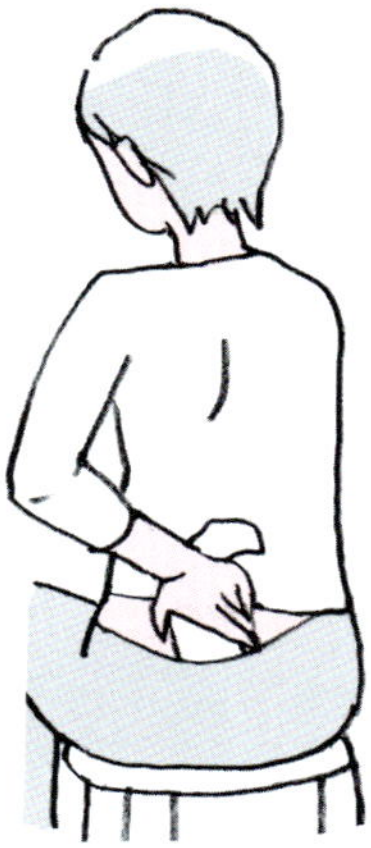

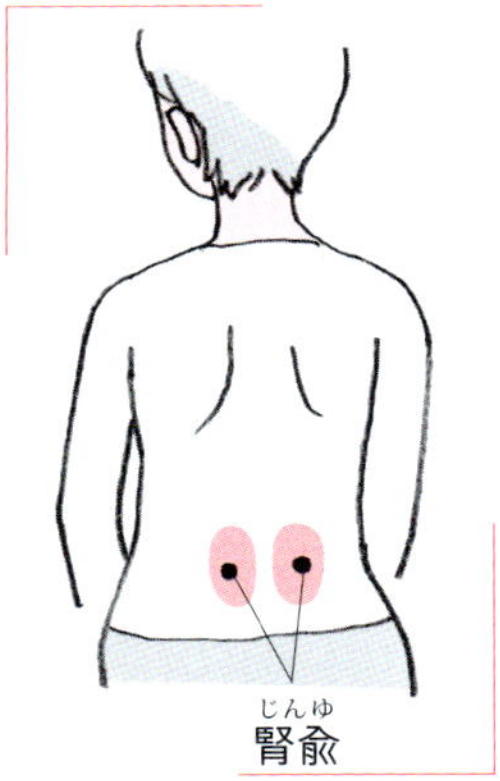

●腎兪は背中のおへその高さで、背骨から指の幅2本分（人差し指、中指）離れたところ（背骨の両脇の筋肉のふくらんだところ）

かぜを引いているときは

しょうが湯、くず湯など、身体があたたまる飲みものをとるよう心がけます。

就寝時は、首にマフラーやスカーフ、お腹に腹巻き、足には靴下を履いて寝ると、治りが早くなります。

日中は、大椎と腎兪のあたりに、下着の上から使い捨てカイロをはりつけます。就寝中は、低温やけどの危険があるので必ずはずします。

こども●温灸

脊一と背中の身柱《しんちゅう》に温灸器をあてます。あたたかさを通り越して熱くなるころに離し、3秒たったら再びあてます。やけどをしないように、あらかじめ大人が熱くなる時間を確かめてから行います。

●身柱は背中の正中線（身体の中心線）と、左右の肩甲骨の背骨寄りで、もっとも出っぱっているところを結んだ線が交わるところ（64ページ）

ぜんそく

ぜんそくは慢性疾患で気管支が狭くなるために呼吸困難、荒い息づかい、咳と痰が出る病気です。これらの改善にたいへん役立つ耳ツボ療法と温灸です。

この3つの方法すべて行うのが理想ですが、どれか1つでも効果はあるので、無理のないところからはじめましょう。発作が起きたときには耳のツボを刺激します。

1 耳の平喘《へいぜん》と耳尖《じせん》を刺激します。

左右どちらかの平喘と耳尖に米粒やビーズ、野菜の種をサージカルテープやばんそうこうなどではりつけます。そして1日3～4回、親指と人差し指で小刻みに30回ほどつまんではゆるめます。3日はったらはずして、今度は反対側にはり、同様の方法で刺激します。これをくり返すと皮膚を傷めずに刺激が継続できます。皮膚が弱くてかゆくなる場合には、2日で左右交替します。

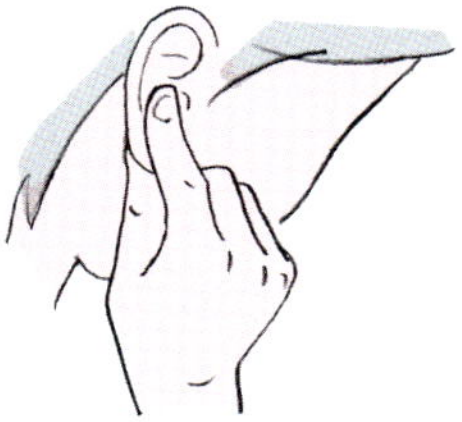

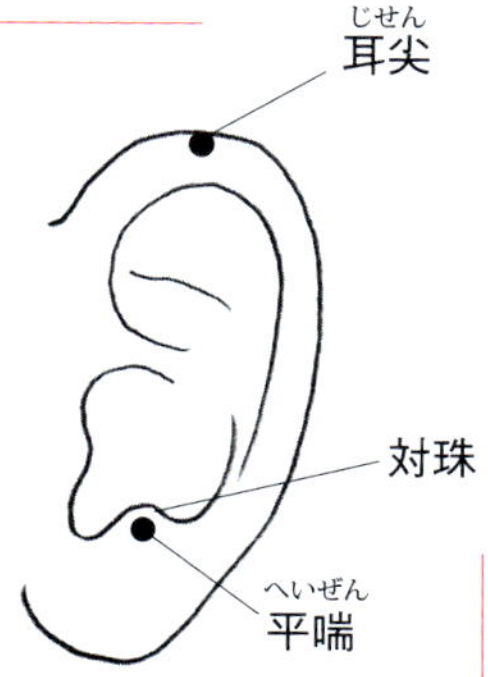

●平喘は図のように対珠《たいじゅ》の先端から2ミリほど下

●耳尖は耳輪の最上端で、耳の穴をふさぐように耳を縦に折ったときの折れ目の最上端

2 背中の定喘《ていぜん》と灸哮《きゅうこう》に温灸をします。

定喘と灸哮にペットボトルの簡易温灸器（14ページ）をあてあたたかさを通り越して、「熱い」と感じたらすぐに次のツボに移し、1つのツボに合計8～10回あたるようにします。

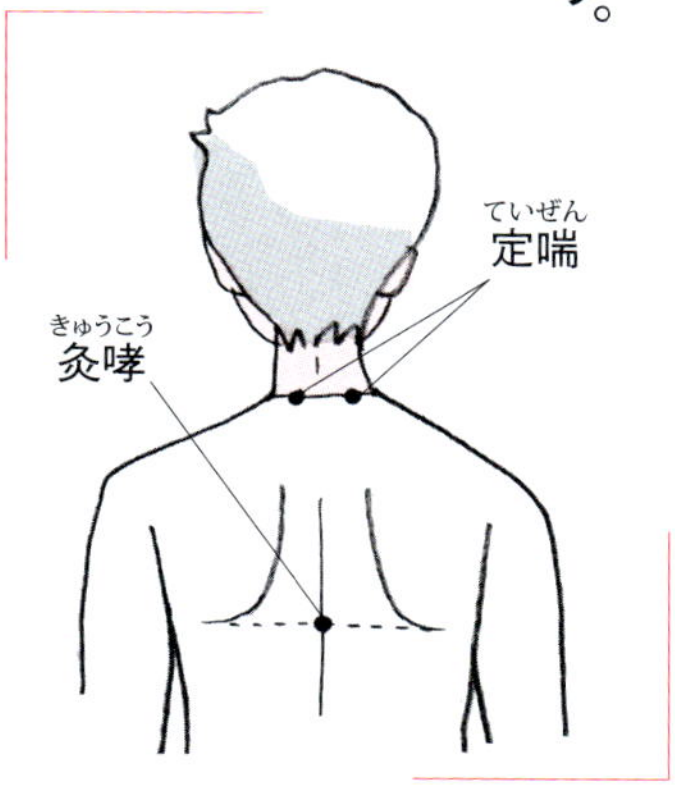

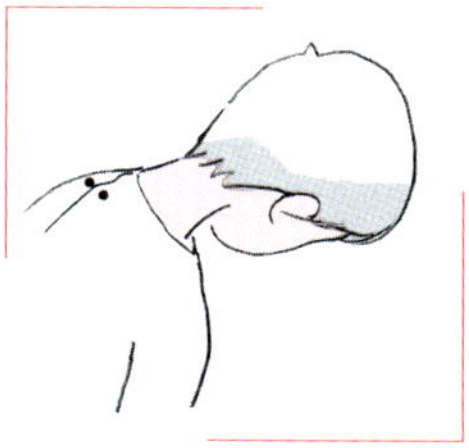

●定喘は頭を前に倒したときに首のつけ根に出っぱる骨の高まりのすぐ下のくぼみから1センチほど外側

●灸哮は第8胸椎の棘突起の真上。肩甲骨のいちばん下の角の高さを目安とする

補足療法●体質強化気功

アレルギーにたいへん効果のある気功です。立ってポーズを維持するだけなのですが、これが意外に症状の改善、緩和に役立ちます。

足を平行に、肩幅ほどに開いて立ちます。頭のてっぺんがアドバルーンのようなもので、天に向かって引っぱられているのをイメージします。そのまま徐々に膝を曲げ、無理のない程度に少し腰を沈めます。お尻が出て胸をはった姿勢にならないよう身体をまっすぐに保ちます。そして手と腕で円柱形のクッションをフワッと持つようにイメージして、手が肩幅より少し広く開き、顔の高さになるまで両腕をあげます。両目を少しだけ開けた、半眼状態にします。この姿勢を5分程度、毎日続けるとよいでしょう。

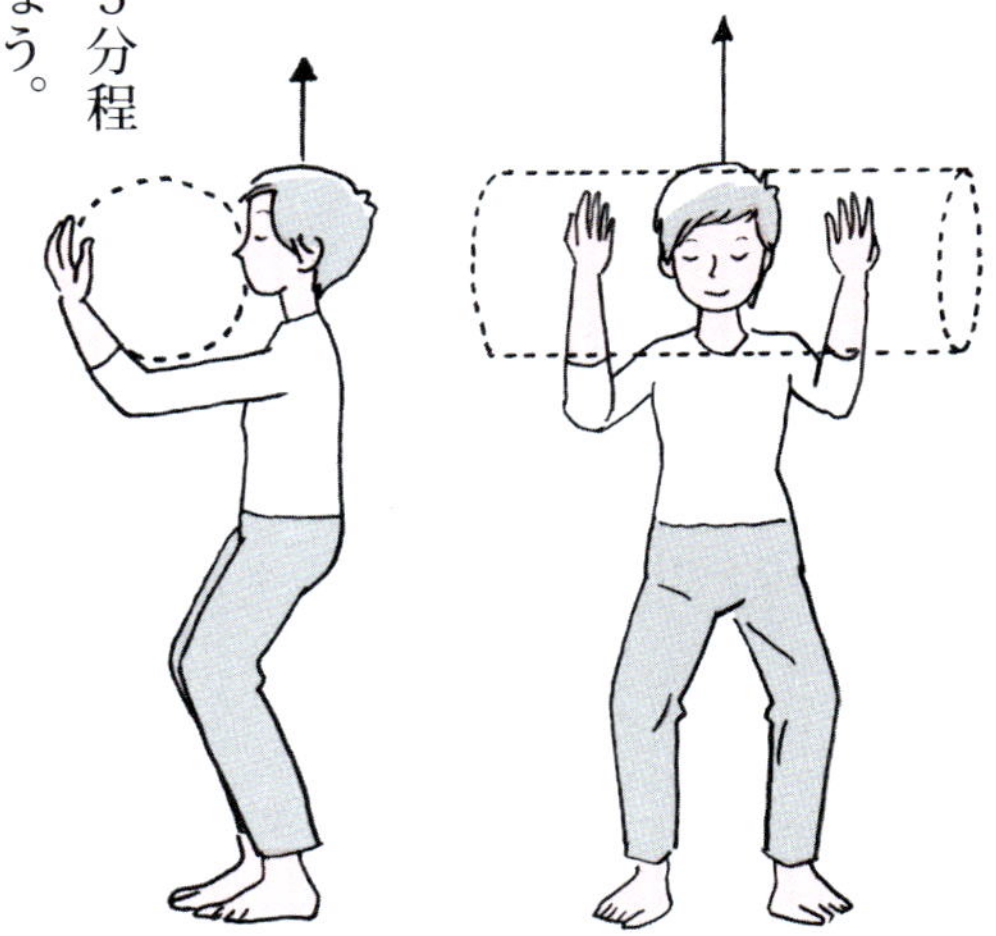

補足療法●皮膚のまさつ

中国医学的には皮膚は呼吸器と一体であると考えています。ぜんそくの体質を改善するには、皮膚を刺激することが有効です。毎日乾布まさつか冷水まさつをします。全身の皮膚を赤くなるぐらいにゴシゴシと5~10分こすります。

発作を起こしたとき

こどもも大人も同様に対処します。激しい発作はツボ療法だけに頼らず、薬を併用します。

耳尖と平喘を左右それぞれ30秒ずつ強くつまんではゆるめ、ようすを見ます。粒をはっている場合も同様です。効果がじゅうぶんでなければ、ヘアブラシで肩甲骨の上から下までの間の背骨の上を強めに3分ほど叩きます。

こども●粒と温灸

1 平喘に大人と同じように粒をはります。ただし指での刺激は行いません。また毎日左右をはりかえます。

2 温灸は定喘と灸哮にします。あたたかさを通り越して熱くなるころに、次のツボに移し、それぞれ3回刺激します。やけどをしないように、あらかじめ大人が熱くなる時間を確かめてから行います。

免疫力アップ

中国医学で免疫力に相当する言葉は「正気《せいき》」です。「正気が内にあれば邪《じゃ》にはおかされない」と中国古代の医書『素問《そもん》』にあります。鍼灸学の伝統的な考えでは「ツボに対する刺激により、滞っていた気血の巡りがよくなり、経絡《けいらく》のバランスがとれることによって、腎を中心とする内臓の機能も活性化して正気が充実する」ということになります。

日本でも中国でも「無病長寿」のツボとして多用され、免疫力増強効果が認められている5つのツボを紹介します。1の刺激か2の温灸どちらかだけでも効果はあります。

1 4つのツボを刺激します。

大椎《だいつい》、腎兪《じんゆ》、曲池《きょくち》、足三里《あしさんり》とその周辺を、柄の先がへら状になったくしか、それにかわるもの、または浴用タオルで、優しく、熱くなるまでこすります。

こするかわりに、つまようじ15～20本を輪ゴムで束ね、とがった方で鳥がついばむようにツボのあたりをトントンと軽く50回ほど叩く方法もあります。

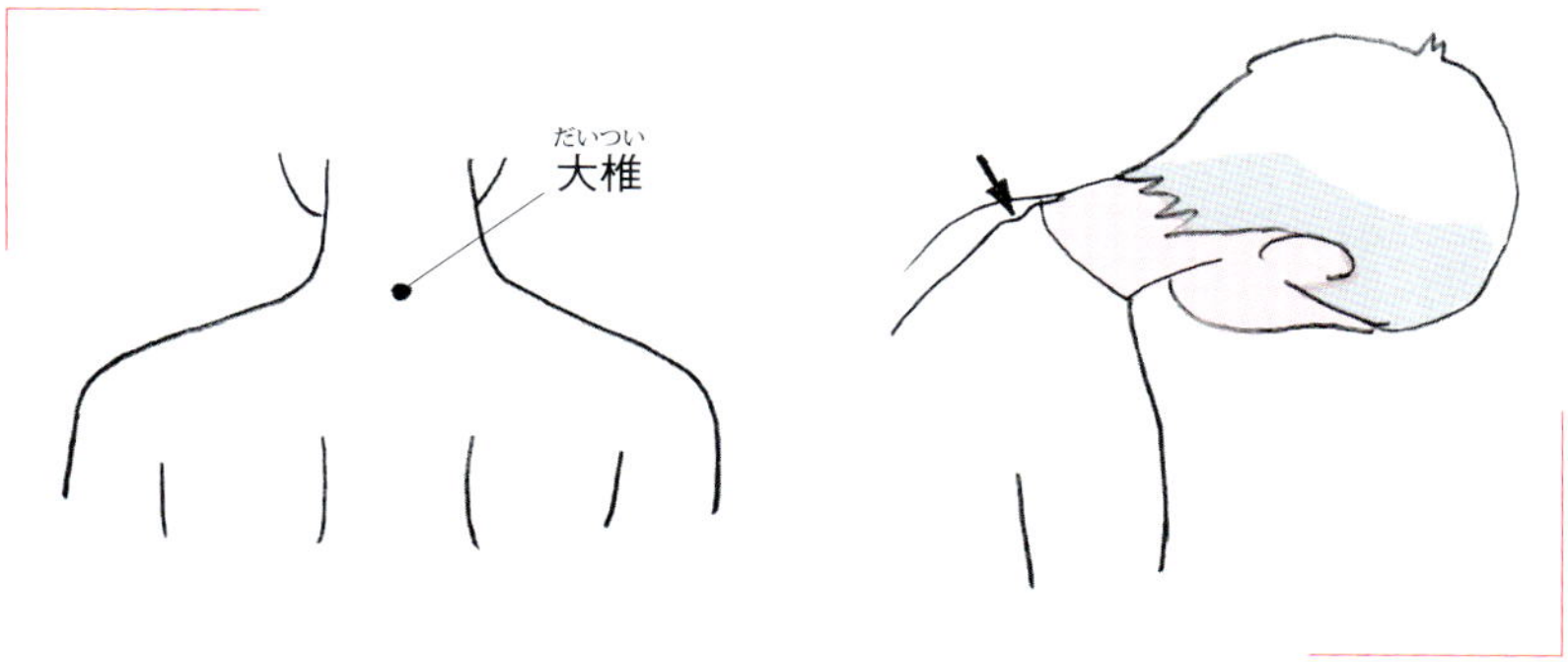

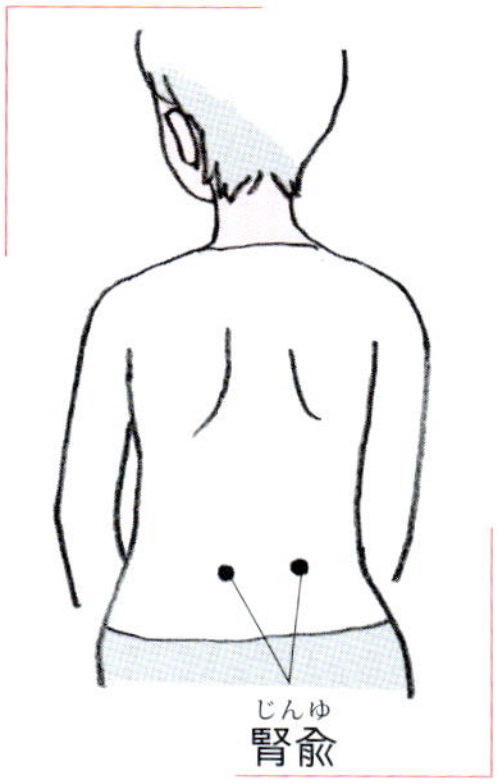

●大椎は首をうなだれるように頭を前に倒したとき、首のつけ根に飛び出る骨の出っぱりの下のくぼみ

●腎兪は背中のおへその高さで、背骨から指の幅2本分（人差し指、中指）離れたところ（背骨の両脇の筋肉のふくらんだところ）

2 5つのツボに温灸をします。

大椎、腎兪、曲池、足三里、神《しん》闕《けつ》にペットボトルの簡易温灸器（14ページ）をあて、あたたかさを通り越して「熱い」と感じたらすぐに次のツボに移します。曲池、足三里は左右交互にしてもよいでしょう。3回くり返します。

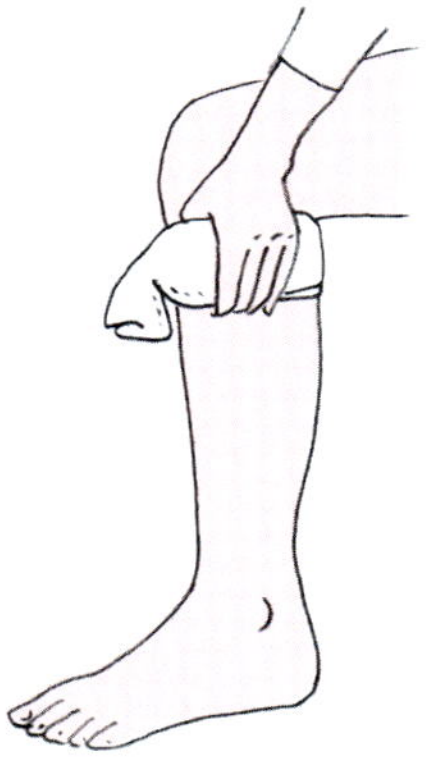

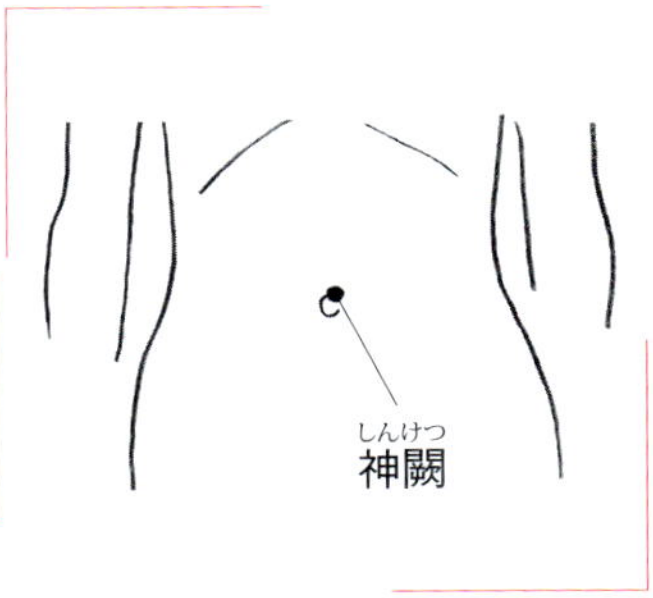

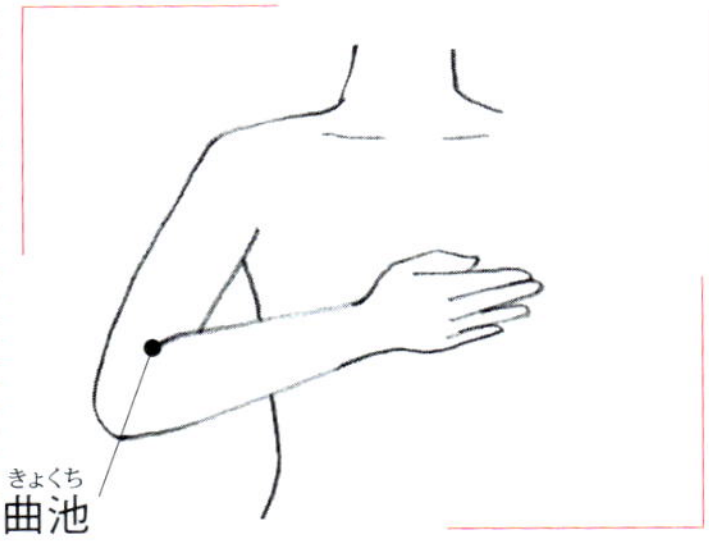

●神闕はおへそ
●曲池は手のひらを反対側の胸へあてたときにできるひじのしわの先端
●足三里はひざを90度ほどに曲げて、足と同じ側の親指と人差し指の間の水かきの部分を広げ、図のようにひざの皿にすっぽりとはめたときの、中指の先のあたりで、押すともっとも響き、気持ちのよい痛みを感じるところ

こども●まさつと温灸

1 首のつけ根から骨盤の上までの背骨の上を1～2分、ヘラやタオルでこすります。やわらかいヘアブラシで軽く叩いてもよいでしょう。

2 神闕と背中の身柱《しんちゅう》に温灸をします。温灸器をあててあたたかさを通り越して熱くなるころに離し、3秒たったら再びあてます。やけどをしないように、あらかじめ大人が熱くなる時間を確かめてから行います。

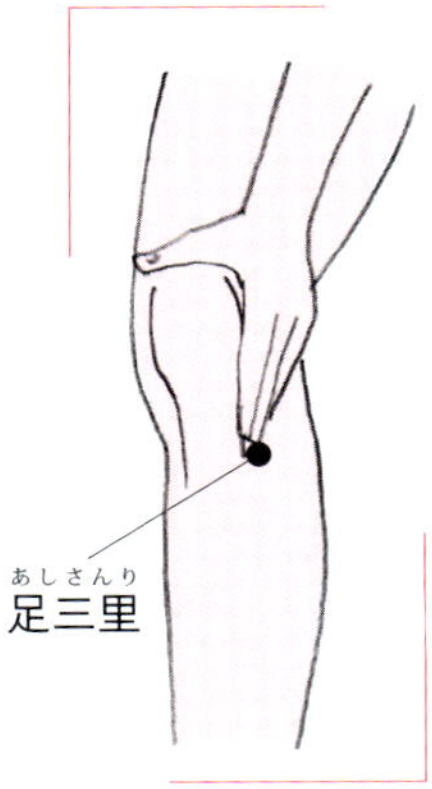

●身柱は背中の正中線（身体の中心線）と、左右の肩甲骨の背骨寄りで、もっとも出っぱっているところを結んだ線が交わるところ（64ページ）

つわり

つわりは妊娠初期に起きる食欲の低下、吐き気、嘔吐などの症状のことで、程度の差はあるものの、大部分の方に見られるものです。このようなときに薬を使わずに治療できるツボ療法は安心な対処法の1つです。気分の落ち込み（マタニティーブルー）にも効果があります。症状が軽ければ内関の刺激だけでよいでしょう。

内関への刺激はどこでもできるので気分があやしくなったときにも行えます。

1 手首の内関《ないかん》を刺激します。

手軽にどこでも行えるツボ刺激です。気分があやしくなったときにこの内関刺激を用います。

内関へ親指の先を押し込むようにしてほかの指は裏に添えます。9回軽く小刻みに押し、10回目に少し強く、3秒ほど押し込みます（「九軽一重」）。3回くり返します。左右に行い、これをしばらく反復してようすを見ます。

2の温灸をしないで内関の刺激だけをする場合は朝晩1日2回、この要領を3分ほどくり返し行います。

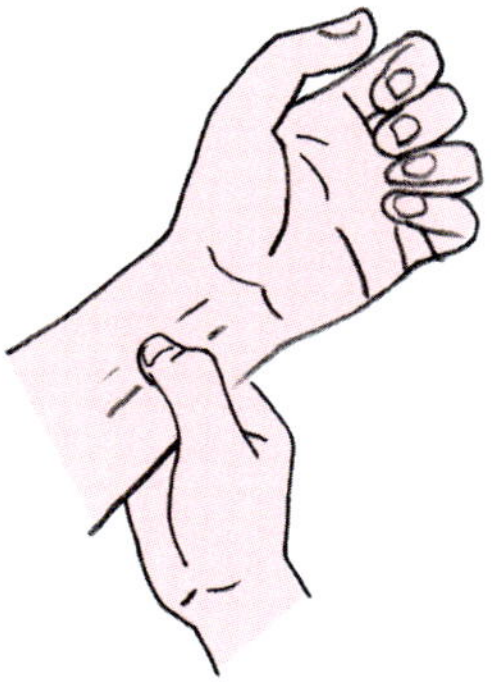

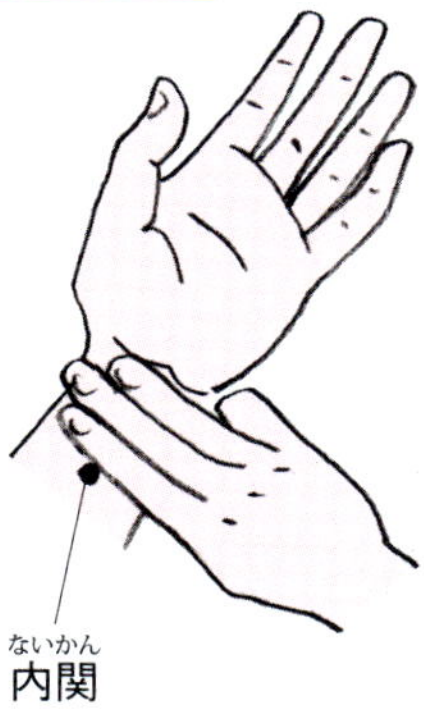

◉内関は手首の手のひら側で腕の真ん中、手首のしわから指の幅3本分（人差し指、中指、薬指）ひじ寄りのところ

2 お腹の通関《つうかん》と八曜《はちよう》に温灸をします。

ソファーなどに寄りかかるか、仰向けに寝ます。まず通関にペットボトルの簡易温灸器（14ページ）を横向きにあて、左右同時にあたためしばらくして「熱い」と感じたらすぐ温灸器を離して、八曜にあてます。首のつけ根の骨の出っぱりのすぐ下のくぼみを確認して温灸器を縦向きにあてると8つすべての八曜をカバーできます。ここも同様に「熱い」と感じたら離し、通関にあてます。これをくり返して各ツボを4～5回刺激します。

これを1日1回、毎日行うとよいでしょう。

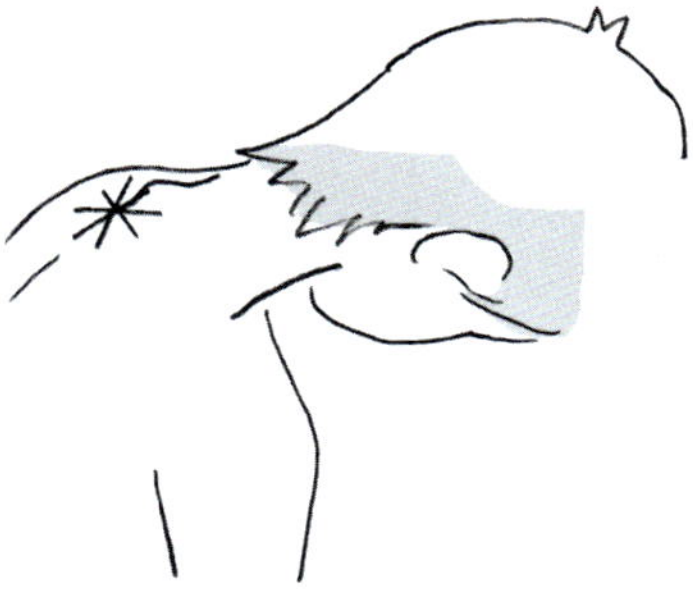

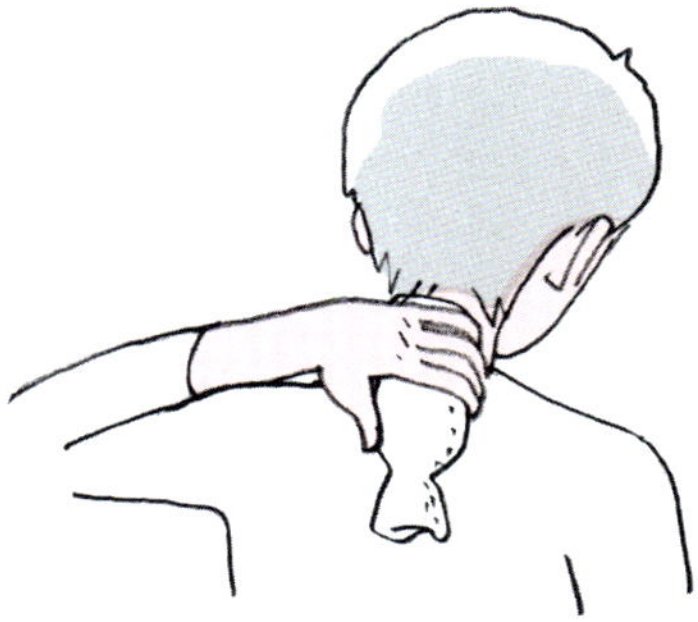

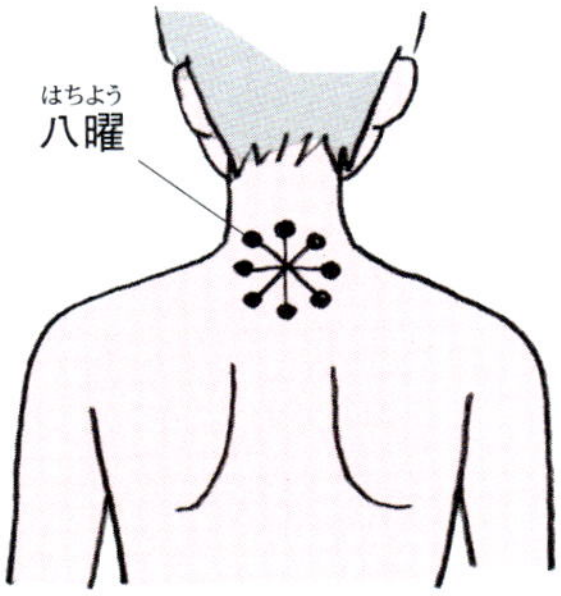

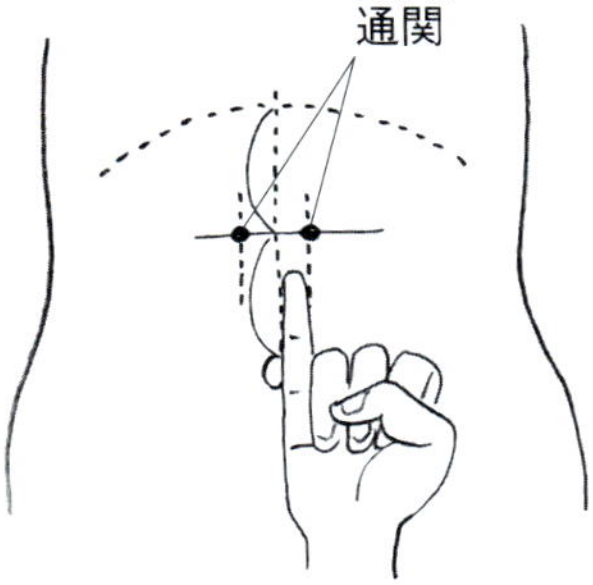

●通関は、おへそとみぞおちのちょうど中間点で正中線（身体の中心線）から小指の幅分離れたところ
●八曜は、まっすぐに座った状態で首を前に傾けたときに首のつけ根にあらわれる骨の出っぱりのすぐ下のくぼみから、上、下、左、右、斜め上、斜め下に親指の幅分離れた8ヵ所。「米印」のようになる

乗りもの酔い

乗りもの酔いは車や船などの乗りものに乗って移動中に不快感、冷や汗、悪心、嘔吐といった症状が起こる状態をいいますが、これは車などに乗ったときの見え方と乗る前の静止しているときの見え方が大きく異なるために感覚が混乱して生じると考えられています。また睡眠不足や食べすぎなど体調不良のときに起きやすい傾向があります。

このような乗りもの酔いにツボ療法はたいへん効果があります。

1 前日から手首の内関《ないかん》とお腹の水分《すいぶん》に米粒をはります。

乗りものに乗る前日から左右の内関と水分の３カ所に米粒やビーズ、野菜の種をサージカルテープやばんそうこうなどではりつけておきます。

これらのツボは胃腸、自律神経をととのえ、気分不快を解消する優れた効果がありますので、これだけで間に合うことも少なくありません。

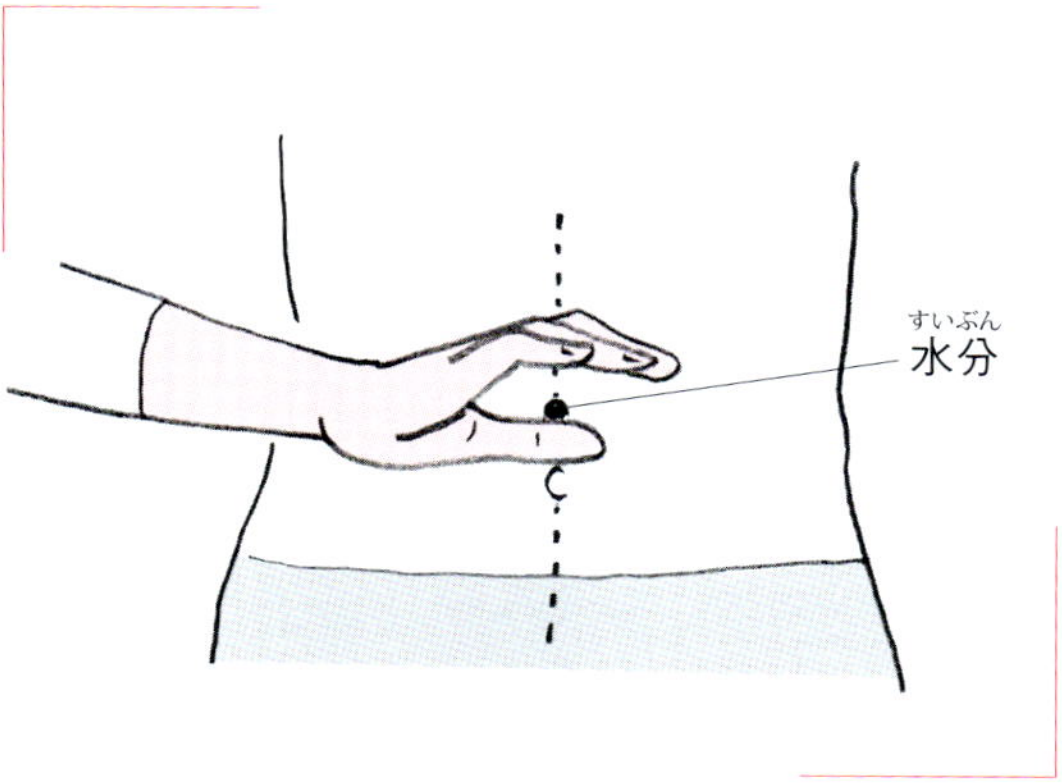

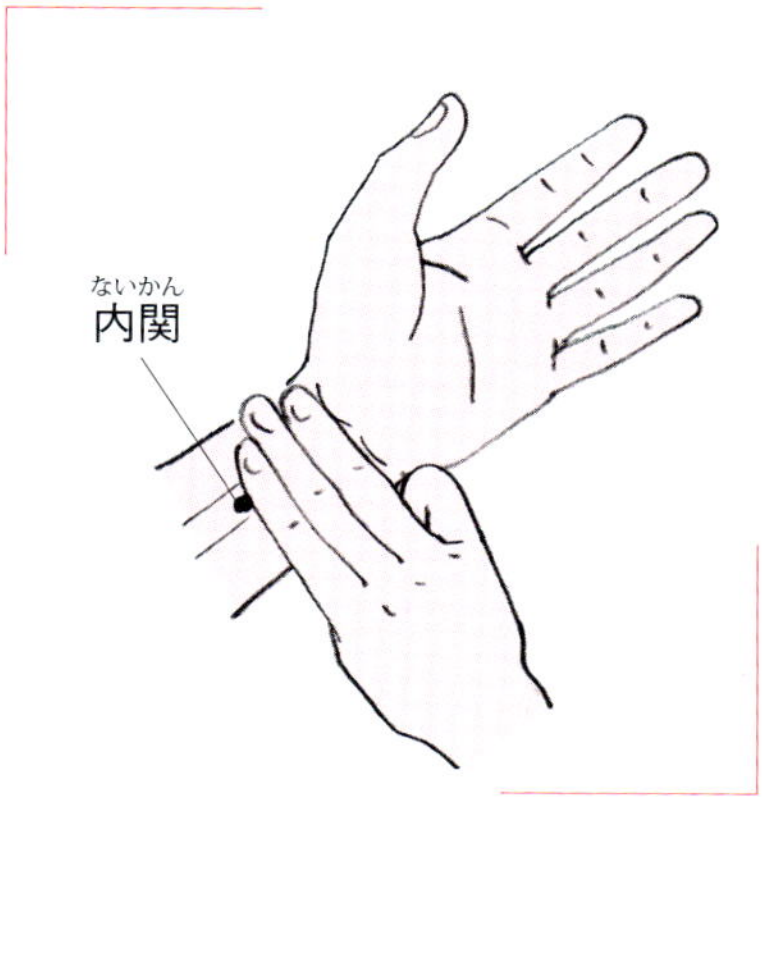

●内関は手首の手のひら側で腕の真ん中、手首のしわから指の幅３本分（人差し指、中指、薬指）ひじ寄りのところ
●水分はおへそから親指の幅分上

2 乗りものの中で内関を刺激します。

もし、乗りものに乗っていて不安な感じがしてきたら、両目を閉じて内関に親指の腹をあて、ほかの指は裏に添えて、親指で9回軽く小刻みに押し、10回目にゆっくり強く深く、5秒ほど押し込みます（「九軽一重」）。

これを3回したら、左右交替して同様に刺激します。

何回かくり返しているうちに楽になってくるでしょう。

こども● 大人と同様に刺激します。

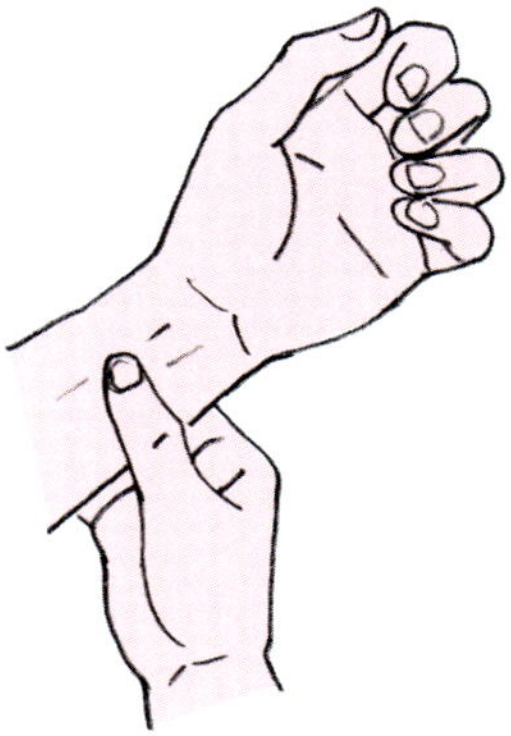

伝統医療あれこれ4 中国の名人

北京の郊外に麻痺の治療で注目されている先生がいました。先生の口癖は「オリンピックの体操、雑技の曲芸をみなさい。指導と必要な器具、血のにじむような練習で、我々と同じつくりの人間なのに、あんなことができるようになるんだよ」というもので、リハビリに力を入れていました。比較的軽い脳性小児麻痺では1回の外気功治療（外から気功をする）で、歩行がしっかりする人もいて、脳卒中では鍼、推拿《すいな》（按摩）でかたく握った手を開かせ、動かなかった足を動かし、リハビリにつなげていました。

重症の脊髄損傷でも多くは2回目の治療後、布や添木などの装具をつけて立たせ、介助をつけ、松葉杖で歩かせるのです。ただし感覚まで元の状態に回復するわけではありません。

この名人の手法は非常に特殊で、一般的なリハビリとはかけ離れています。麻痺の治療では鍼、気功、推拿の際に患者さんの主体的な運動をすることで効果が大いに上がることが分かり、そのための呼吸、力の入れ方、イメージの持ち方など、私も治療に生かしています。

高血圧

高血圧のほとんどは原因のはっきりしない本態性高血圧症とよばれるものです。自覚症状はない場合が多いので、病院や、健康診断で発見されるのが大半です。しかし高血圧の状態を放置すると、脳、心臓、腎臓の血管に重大な合併症を起こし危険なので、医師の診察を受けてきちんと治療せねばなりません。

つとめて歩くようにすることも非常に有効で、ツボ療法も自律神経が調節され、血流が改善されるために、血圧を下げるのに役立ちます。即効性もかなりありますが、安定した効果を得るには、1日1回、3～4週間続けることが必要です。

1 手の十宣《じゅっせん》を刺激します。

つまようじの丸い方かヘアピンのわの方を十宣に押しあて、ツボに「の」の字をかくように10秒ほど刺激します。力の強さは、痛みを感じるくらいの強さです。すべての指に行います。利き手でない手がうまく動かない場合は、ようじをあてた利き手をまわすとよいでしょう。

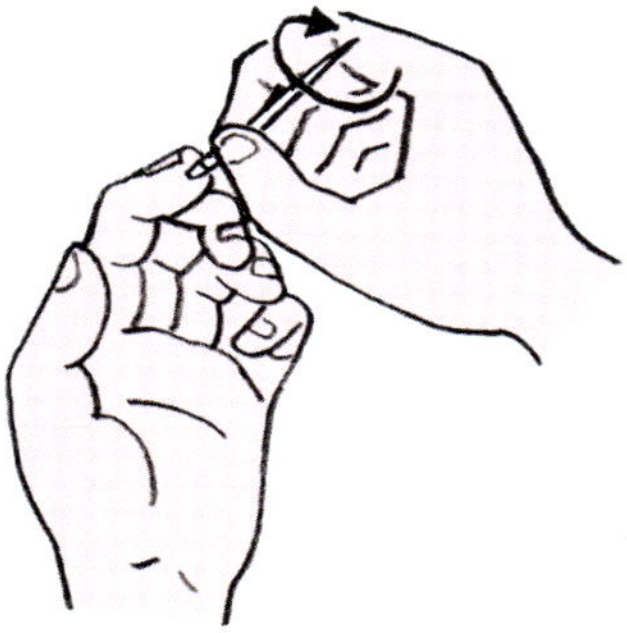

●十宣は手の指の先端

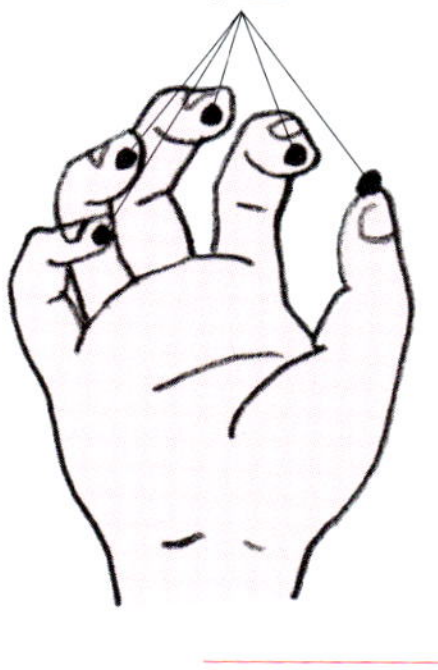

2 足の気端《きたん》を刺激します。

十宣と同様に気端につまようじかヘアピンを押しあて、ツボに「の」の字をかくように10秒ほど刺激します。すべての指に行います。押す力は痛みを感じる程度。

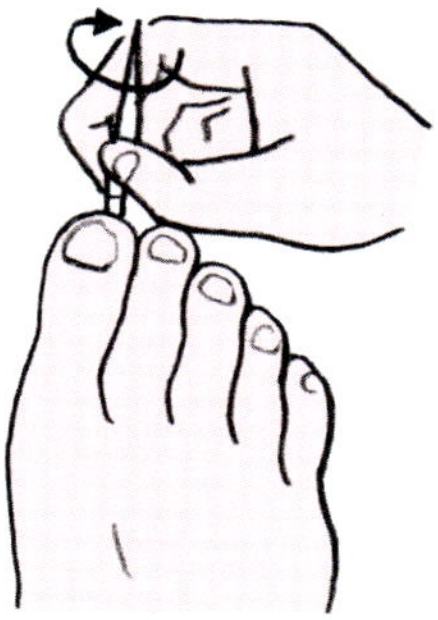

●気端は足の指の先端

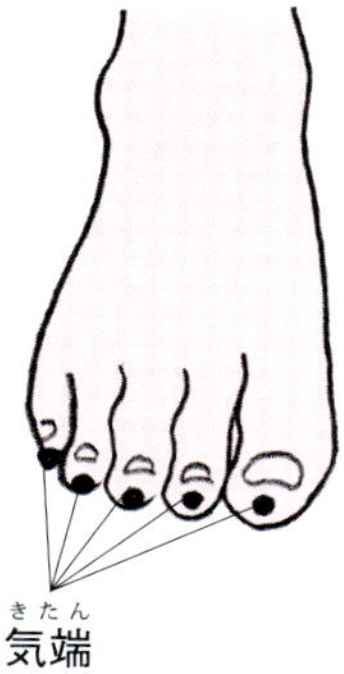

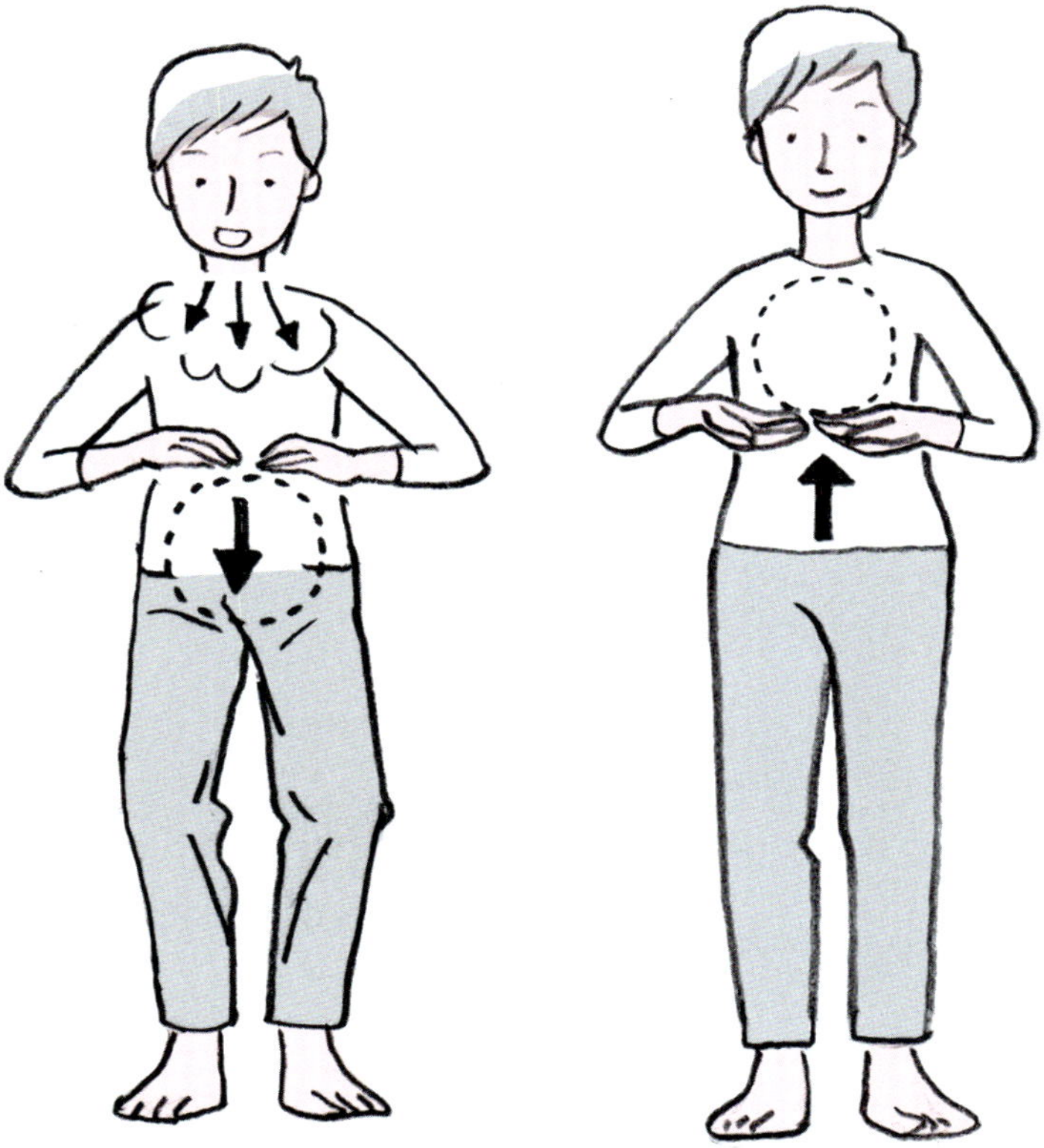

補足療法●昇降呼吸法

この呼吸法を加えるとさらに効果が期待できます。これによって、自律神経を調整し、血液循環の改善によって、血圧を下げる作用があります。

お腹の前に丸い風船をイメージして立ちます。

息を吸いながら手のひらを上向きにして、その風船を肩の高さまですくい上げ、手のひらを下向きにして息を吐きながら、下腹まで押し下げます。息を吐くときにひざをゆるめ、息を吸うときにひざを伸ばします。

息は鼻から吸って、口から吐きます。動きは無理のない程度にゆっくり。２分くり返します。

１日１回、行います。

低血圧

低血圧であっても明らかな原因がなく、何の症状もない場合はそのままで問題ないので、治療の対象になりません。しかし、肩こり、めまい、疲れやすい、頭が重い、腰がだるい、いつも元気がないなど何らかの症状が見られる場合「低血圧症」とよび、治療が必要な場合もあります。

このツボ療法は、全身の機能を活性化することで、不都合な症状を緩和させようとするものです。1～3を毎日、午前中に行います。

1 手首の内関《ないかん》を刺激します。

内関に親指の先端をあて、9回軽く小刻みに押し、10回目に少し強く、3秒ほど押し込みます（「九軽一重」）。3回くり返します。

左右に行います。

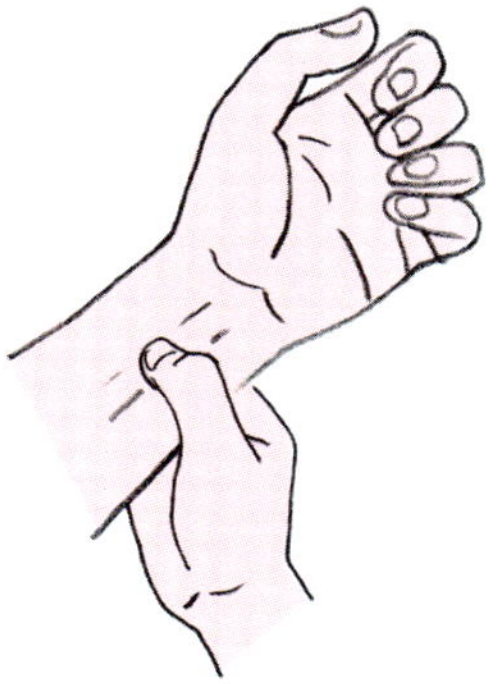

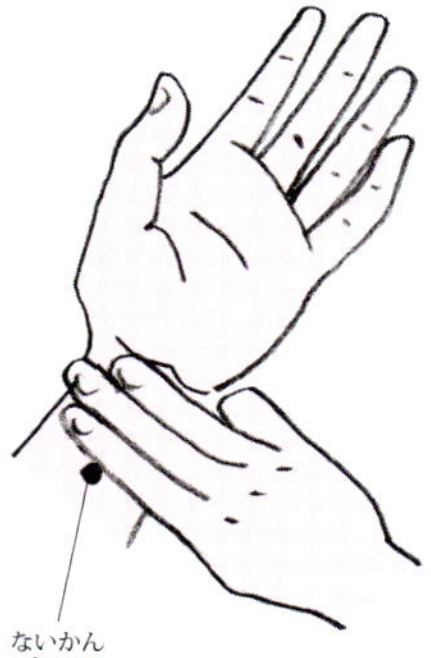

◉内関は手首の手のひら側で腕の真ん中、手首のしわから指の幅3本分（人差し指、中指、薬指）ひじ寄りのところ

2 ひざの足三里《あしさんり》を刺激します。

刺激する足と同じ側の手でこぶしをつくり、小指側で足三里を30～50回叩きます。刺激が中に浸透する感じがするくらいの強さで。

左右に行います。

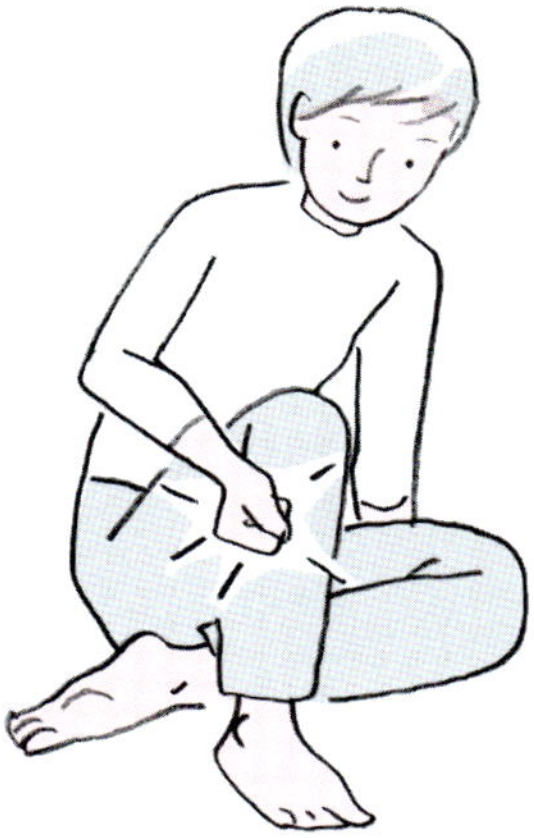

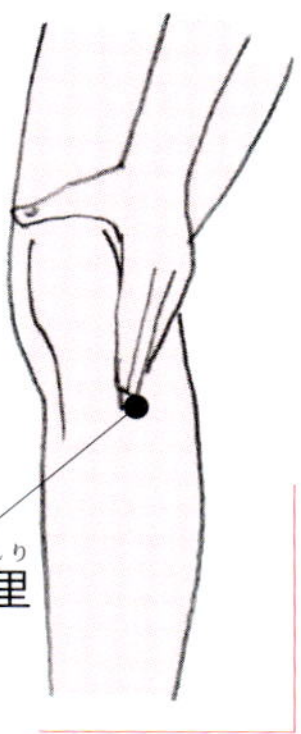

◉足三里はひざを90度ほどに曲げて、足と同じ側の親指と人差し指の間の水かきの部分を広げ、図のようにひざの皿にすっぽりとはめたときの、中指の先のあたりで、押すともっとも響き、気持ちのよい痛みを感じるところ

3 頭の百会《ひゃくえ》を刺激します。

百会に利き手の中指の先端を立てるようにあて、その上にもう一方の手のひらを重ねます。そのまま、両手で円をかくように手をまわして、30～50回刺激します。

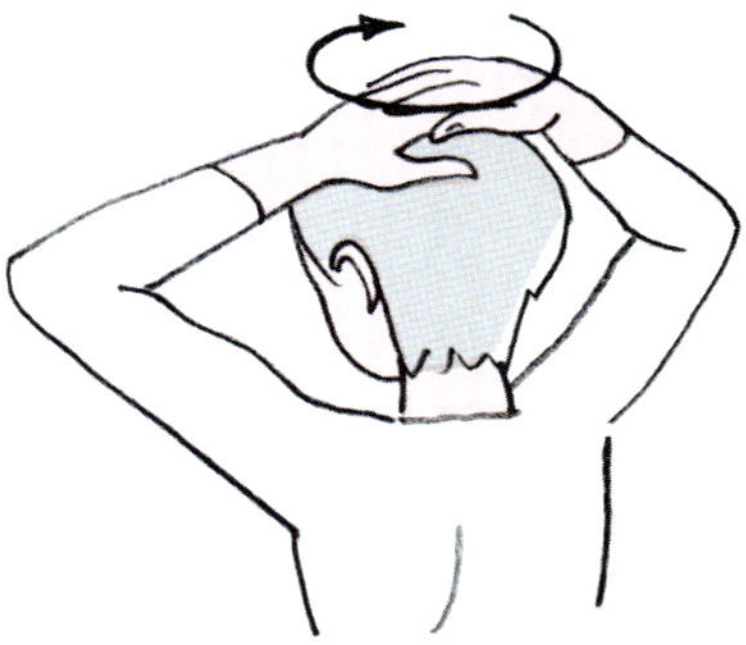

◉百会は両耳のいちばん高いところを上で結んだ線と、正中線（身体の中心線）が交わるあたり。指で押すとへこみ、もっとも響くところ

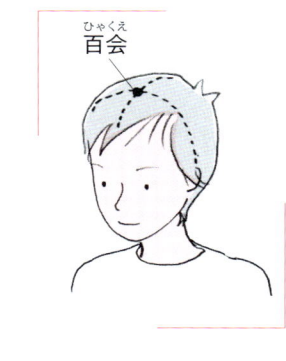

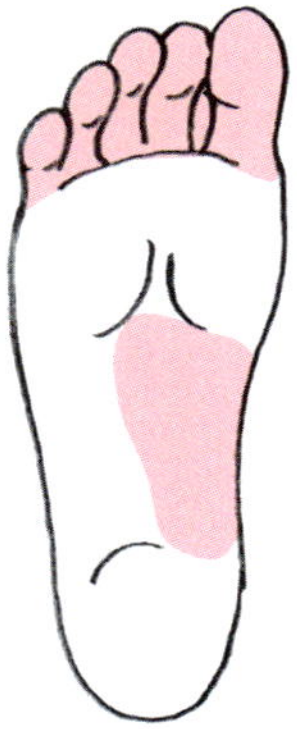

補足療法◉足の裏の刺激

足の裏の刺激も大きな助けになります。突起のついた足踏みグッズ、丸や四角の棒きれなどを踏んで刺激します。

まず図の土踏まずの部分を1分ほど刺激してから、指を1分ほど刺激します。

1日に2～3回、いつでもよいので時間のあるときに行います。

肥満

肥満とは体脂肪が正常以上に増加した状態のことをいいます。肥満が問題視されるのはけして美容的な理由や活動性の低下のためではありません。変形性膝関節症や腰痛の原因となるばかりでなく、高血圧、動脈硬化からの心臓疾患、痛風、糖尿病、高脂血症、慢性腎炎あるいは乳がん、子宮体がんなどの病気の誘因となり得るからです。これらの疾患の予防のために体重を上手にコントロールしましょう。

ここでは、ツボの刺激によって食欲を抑える方法と、ツボを使った呼吸法によって内分泌を調節し、脂肪の代謝を高める方法を紹介します。また、ストレスからの過食、遅い時間の夕食、運動不足なども原因であることが多いので生活を見直すことも必要です。

1 耳のツボを刺激します。

飢点《きてん》と胃《い》、内分泌《ないぶんぴ》、視床や脳下垂体のツボが集まる対珠《たいじゅ》を刺激し、食欲を抑制します。

左右どちらかの飢点、胃、内分泌に米粒やビーズ、野菜の種をサージカルテープやばんそうこうなどではりつけます。対珠は指での刺激のみ行います。

粒は人にはってもらう方が簡単ですが、自分でする場合は鏡を見てしましょう。

刺激のタイミングが重要で、食前15～30分前に飢点と胃、内分泌、対珠を親指と人差し指で10回つまんで離します。はっている側のみ刺激し、2分ほどかけて順に刺激します。

3日で左右をかえます。皮膚が弱くてかゆくなる場合には2日にして、1～3カ月継続します。

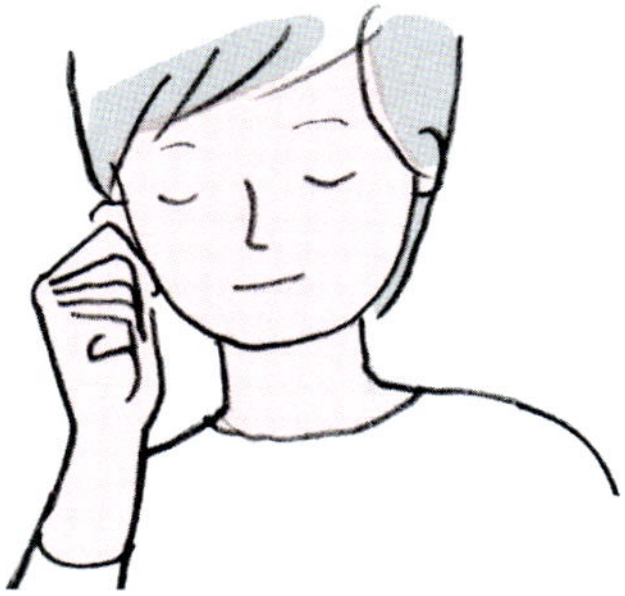

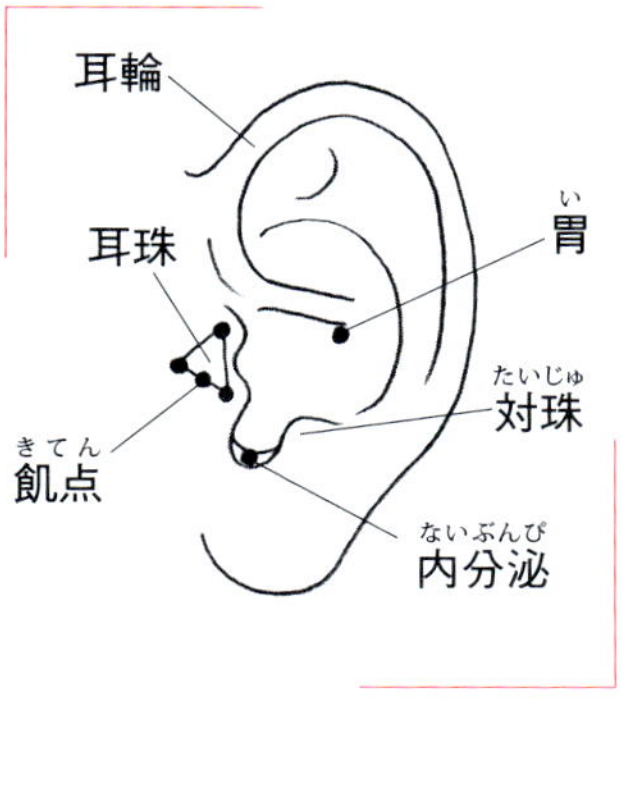

●飢点は耳珠《じじゅ》（耳の穴の頬側にある軟骨のふくらみ）の上下にある頂点を結んだ線を底辺とする正三角形の頬側の頂点と、下の山の頂点のちょうど中間点
●胃は耳輪《じりん》が中央に入りこんでふくらみが消える先端のすぐ下の部分
●内分泌は耳のいちばん下の深いきれ込みの内側、底の部分
●対珠は図の深いきれ込みの横の部分

2 呼吸法をします。

必ず空腹時に行います。

この呼吸法は内分泌を調節し、脂肪の代謝を高めようとする方法です。座った姿勢でも、仰向けに寝た姿勢でも、立ったままでもできます。

図のように関元《かんげん》に両手の指をあわせて添えます。鼻から息を吸いながら関元を指先で押し込み、同時に肛門を引き上げるように力を加えます。次に口から息を吐きながらお腹と指先、肛門をゆるめて元に戻ります。

息を吸うときしぜんに1～6まで数え、1、2と止めて、また1～6まで数えて吐き、1、2、3と止めます。

1セット30回とし、1日1回行います。

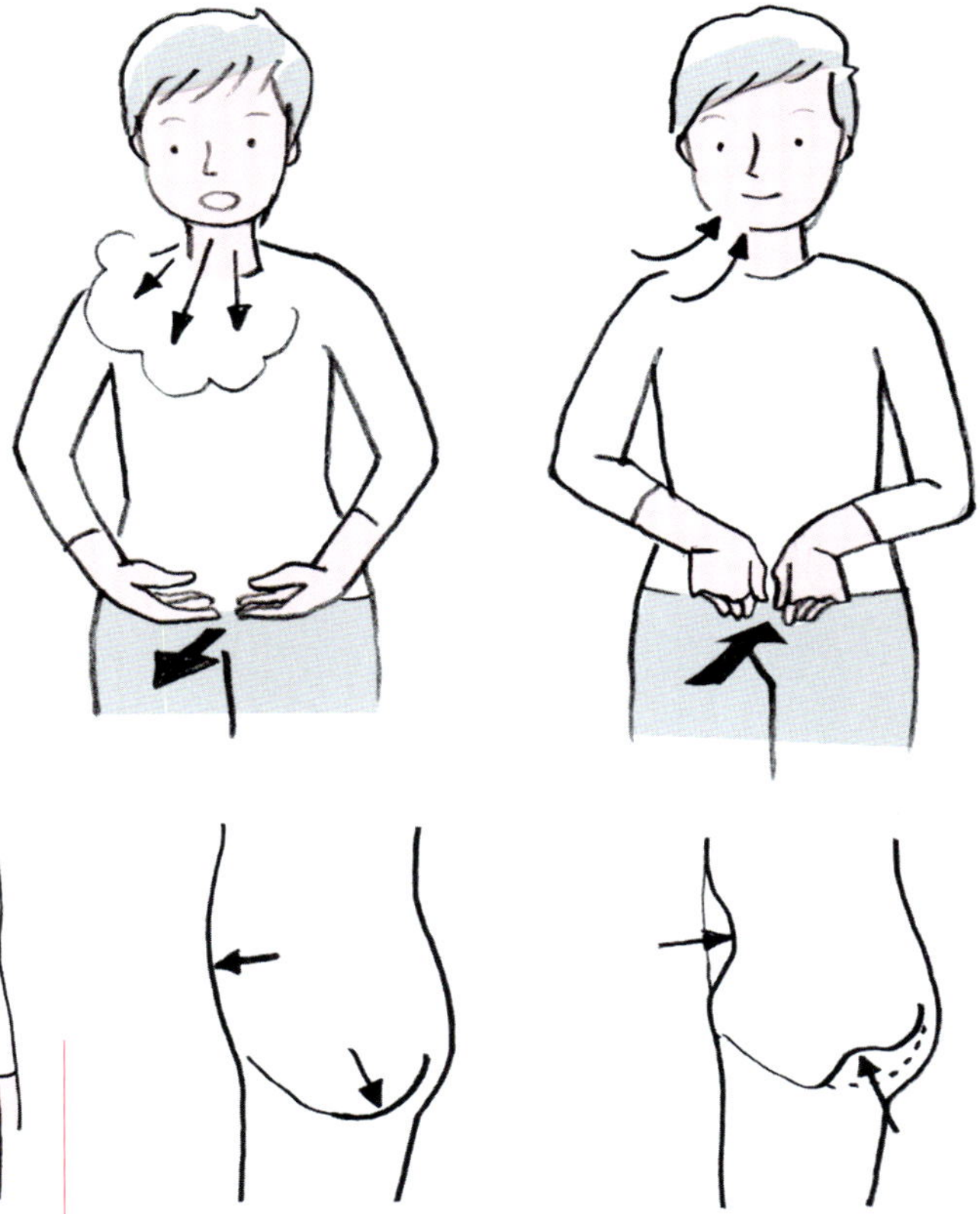

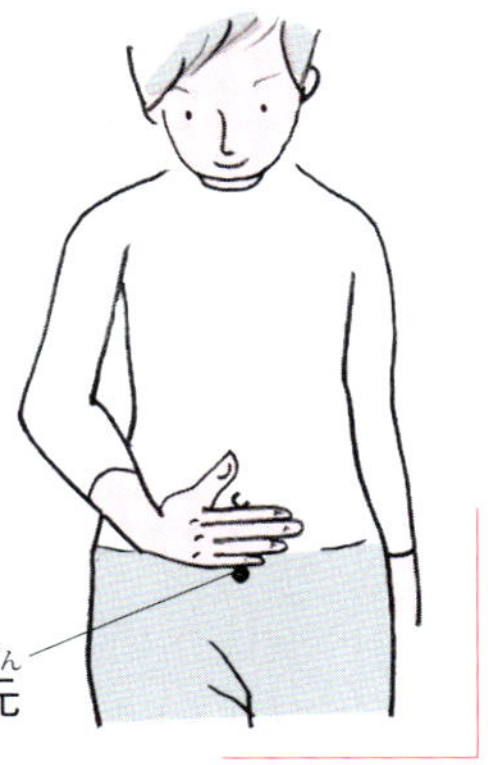

●関元はおへそから指の幅4本分（親指以外）下

糖尿病

糖尿病には、インスリンがつくれないI型糖尿病とインスリンの働きがうまくいかないII型糖尿病があり、日本ではII型が99％を占めています。症状としては、口渇、多飲、多尿、体重減少、手足のしびれなどが生じますが、怖いのは合併症で高血糖による動脈硬化から、心臓、脳、手足、目、腎臓に深刻な事態を招くことです。

このツボ療法と呼吸法は、II型糖尿病に効果がある方法です。3つの方法すべて行うのが望ましいのですが、どれか1つでも効果は期待できます。個人差はありますが、続けていれば3〜4週間で血糖値低下の効果が見られるでしょう。

1 手の小指尖《しょうしせん》と足の小趾尖《しょうしせん》を刺激します。

小指尖と小趾尖につまようじの丸い方かヘアピンのわの方、または爪をグッと押し込んでツボに「の」の字をかくように15秒ほど刺激します。利き手でない手がうまく動かない場合は、ようじをあてた利き手をまわすとよいでしょう。

左手、右手、左足、右足の順に押します。これを2回、朝昼晩に行います。

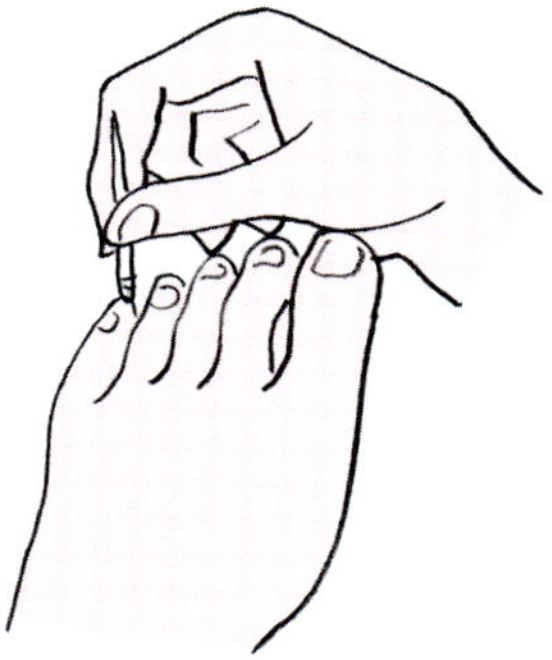

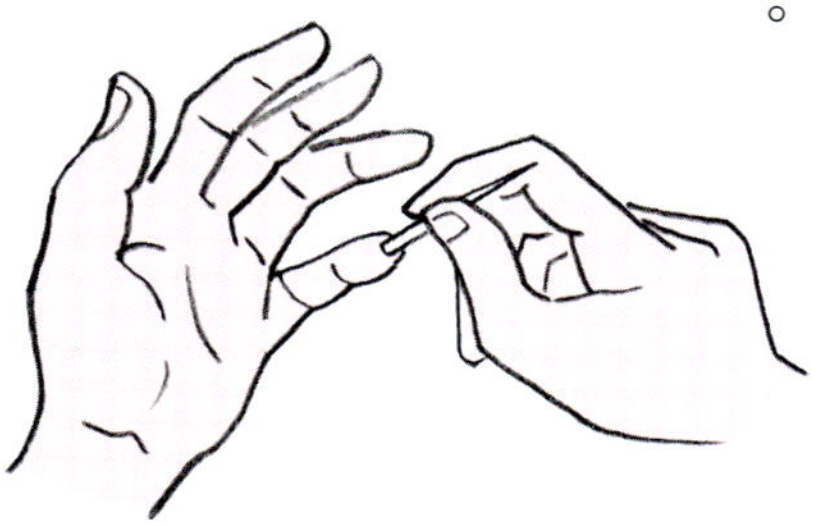

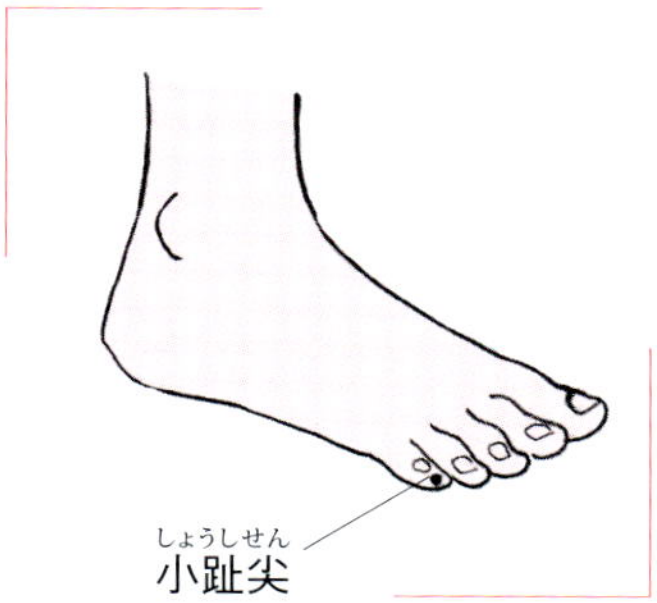

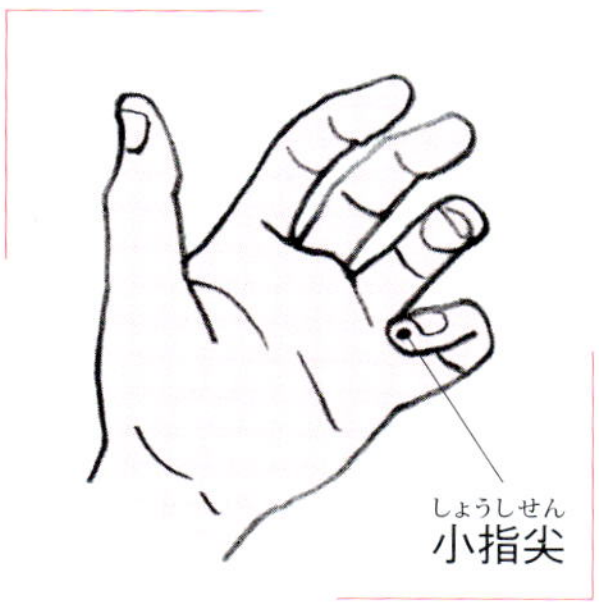

●小指尖は手の小指の先端
●小趾尖は足の小指の先端

2 足の裏を刺激します。

刺激するのは図の部分です。まず土踏まずの部分を突起のついた足踏みグッズ、丸や四角の棒きれなどを踏んで左右とも10分ほど刺激します。

次に親指と人差し指の間の部分をツボ押し棒かキャップつきのボールペンなどで20秒ほど刺激します。続けて同じ足の小指と薬指の間を同じように刺激します。効果に影響するので、この順序は必ず守ります。

反対側の足に移り、同様に親指側、小指側の部分を刺激します。

朝昼晩に行います。

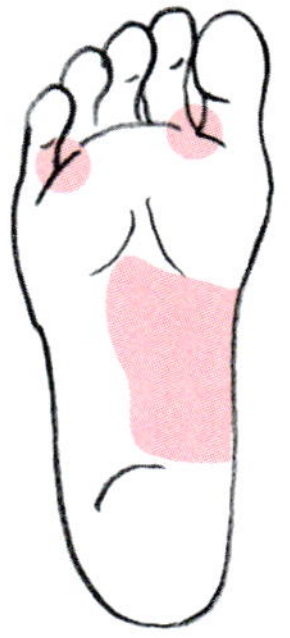

3 発声気功を行います。

両足をしぜんに開いて立ちます。両足はピンと伸ばして力を入れ、お尻にも力を入れます。胸をはって、下腹を前に出します。左の人差し指と中指の指先をお腹の気海《きかい》に立て、右手をその上に重ねます。

鼻から息を吸い、口から「ホー」と発声しながら息を吐いていきます。このとき「ホー」という音が身体の前面の正中線（身体の中心線）を下りるようイメージすることが大切です。息を吐く時間は9秒を目安にして、「ホー」の音が喉から胸、お腹まで下りて、発声しおわるとき気海を意識しているようにします。

この発音は本来中国語ですので、口を「オ」の形にして「フー」と発音します。

これを10回くり返します。

朝昼晩に行います。

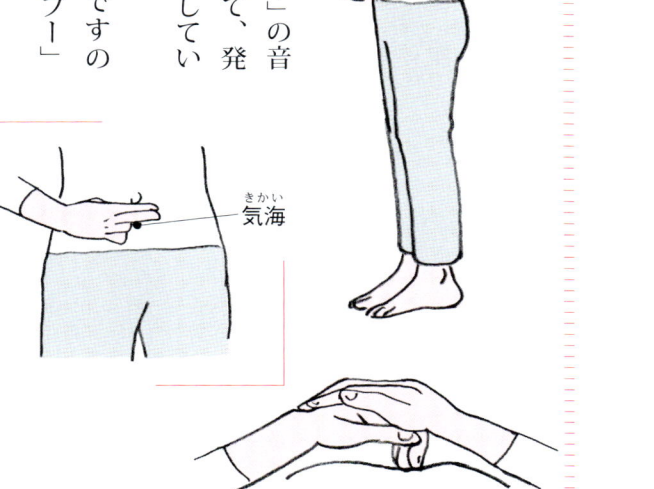

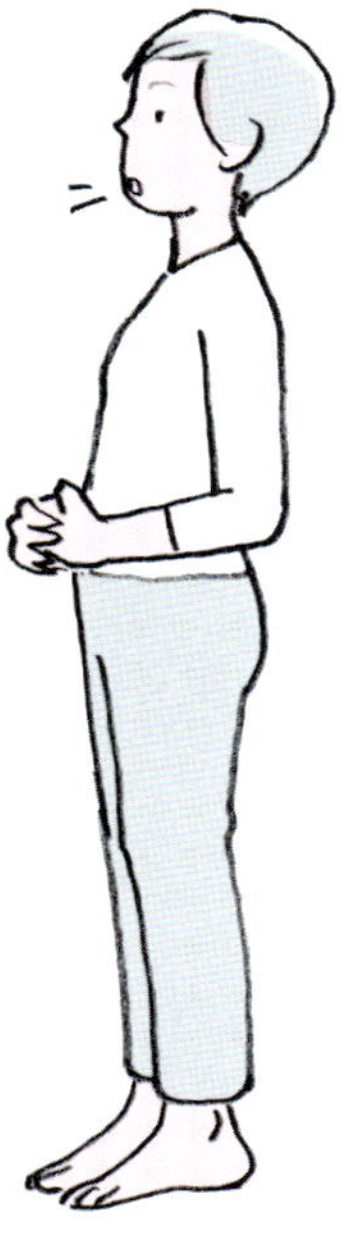

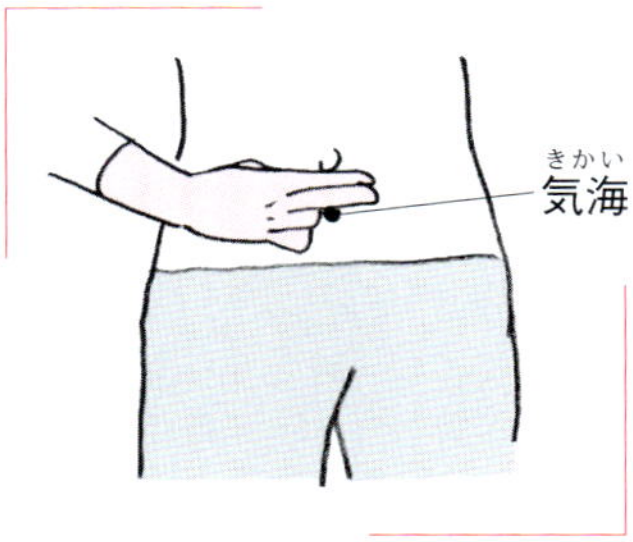

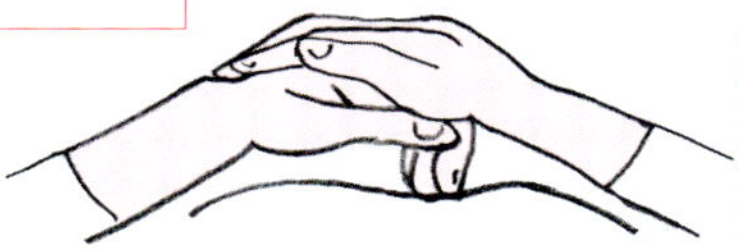

●気海はおへそから指の幅2本分（人差し指、中指）下

高脂血症

高脂血症は血液中に含まれる脂肪（コレステロール、中性脂肪など）が増えすぎた状態で、自覚症状はないのですが、これが動脈硬化を起こし、最終的には心筋梗塞、冠動脈硬化、脳梗塞、腎梗塞、大動脈瘤などの病気につながるので、コントロールしなくてはなりません。

ここでは高脂血症の改善に役立つ温灸を紹介します。どれか1つのツボがよいというより、この3種のツボが1セットとして効果を上げます。この順序を守って1日1回毎日行います。

1 足首の三陰交《さんいんこう》に温灸をします。

三陰交にペットボトルの簡易温灸器（14ページ）をあて、あたたかさを通り越して「熱い」と感じたらすぐに、反対側の三陰交にあてます。左右それぞれ4～5回刺激します。

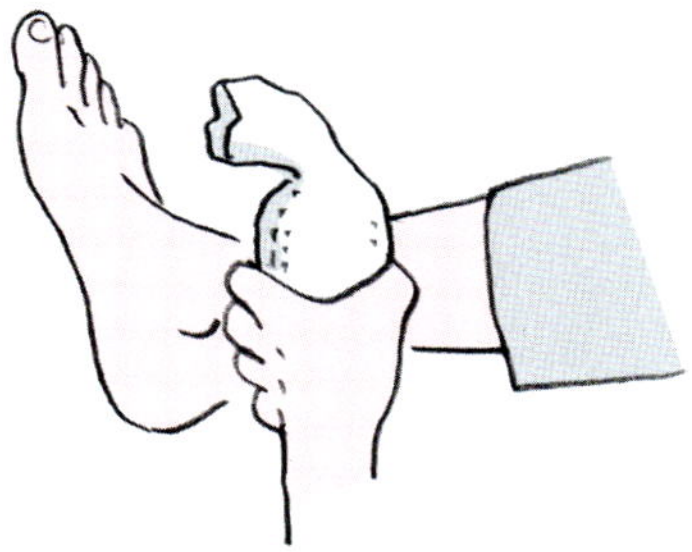

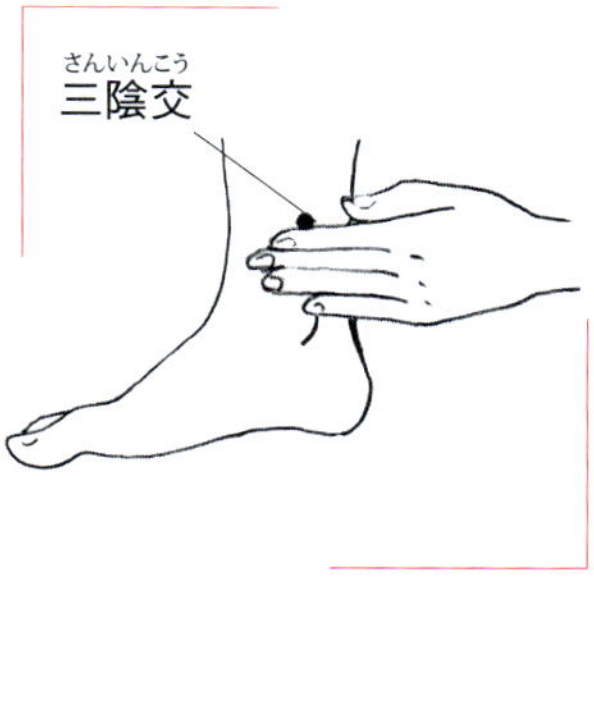

●三陰交は内くるぶしのもっとも高いところから指の幅4本分（親指以外）上の、すねの骨のきわ

2 ひざの足三里《あしさんり》に温灸をします。

三陰交と同様に温灸器で足三里を左右4～5回刺激します。

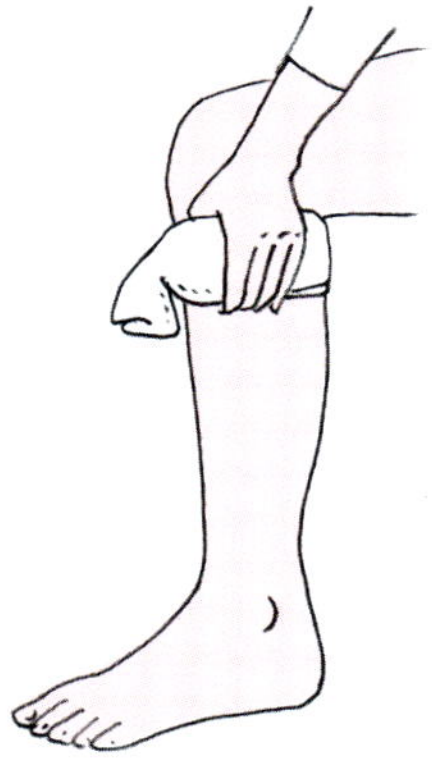

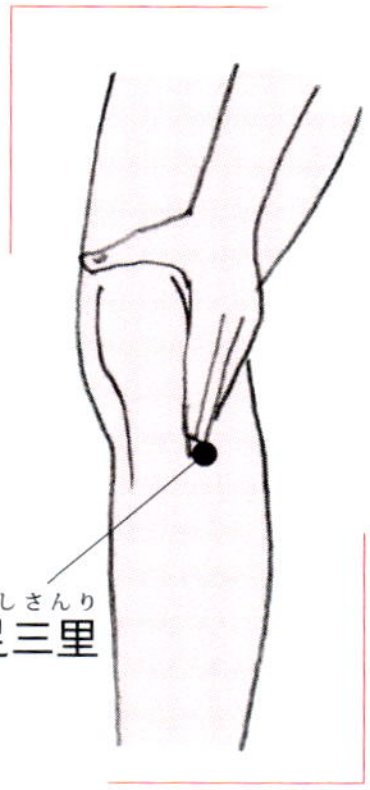

●足三里はひざを90度ほどに曲げて、足と同じ側の親指と人差し指の間の水かきの部分を広げ、図のようにひざの皿にすっぽりとはめたときの、中指の先のあたりで、押すともっとも響き、気持ちのよい痛みを感じるところ

3 手首の内関《ないかん》に温灸をします。

三陰交、足三里と同じように内関を温灸器で左右４～５回刺激します。

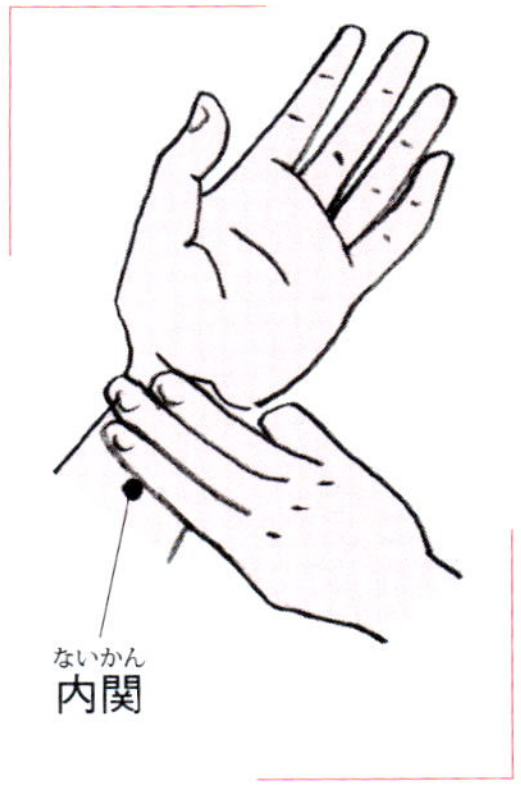

●内関は手首の手のひら側で腕の真ん中、手首のしわから指の幅３本分（人差し指、中指、薬指）ひじ寄りのところ

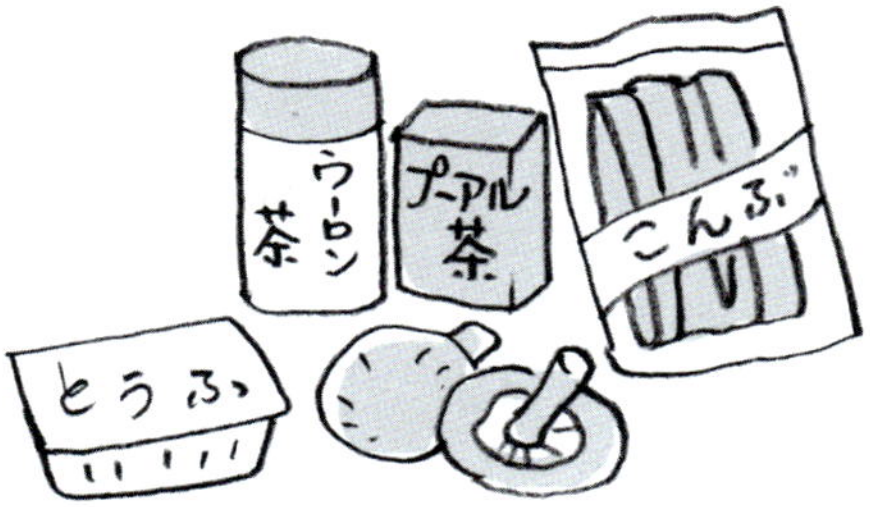

その他

高脂血症の改善には、ふだんの生活習慣も大切です。飲食面では全体の摂取エネルギーがオーバーしないことがもっとも大切です。また、大豆加工食品、椎茸、こんぶ、プーアル茶、ウーロン茶などを意識的にとることも重要です。

ウォーキングなどの運動を習慣とすることも必要です。

索引（ツボ名は色文字）

鵜沼《うぬま》 宏樹《ひろき》

鍼灸・指圧師。1962年鳥取県生まれ。中国・北京中医学院（現・北京中医薬大学）に留学、卒業後、北京教授講学団伝統医学治癱研究所勤務。日本で鍼灸・指圧師の資格取得の後、再び留学、天津、瀋陽、北京で気功医師、太極拳家、鍼灸医に師事。帰国後、帯津三敬病院中国室長として西洋医学と連携しつつ、末期がんをはじめ、主に難病患者の鍼灸、気功治療にあたる。帯津三敬塾クリニック勤務を経て、「統合針灸治療院 元気」を開設。著書に『医療気功』『一日の簡単気功レシピ』『症状を楽にする簡単気功レシピ』（いずれも春秋社刊）がある。世界医学気功学会理事。帯津三敬塾クリニック気功講師。

元気になれる　とっておきの　ツボ療法

2008年4月15日　第1刷発行
2021年2月15日　第8刷発行

著者　鵜沼宏樹
発行所　婦人之友社
〒171-8510 東京都豊島区西池袋 2-20-16
電話 03-3971-0101（代）
振替 00130-5-11600
印刷 大日本印刷株式会社・株式会社東京印書館
製本 大口製本印刷株式会社

ISBN978-4-8292-0541-9

表紙イラスト　あずみ虫
本文イラスト　松村達男
装幀・デザイン　川畑博哉